（ハッピーストレス）

HAPPY STRESS

ストレスがあなたの脳を進化させる

DAncing Einstein CEO／
神経科学者
青砥瑞人
MIZUTO AOTO

はじめに ――ストレスは「武器」になる。

ストレスと聞くと、どうもネガティブな印象ばかりが頭に浮かびます。

確かに、ストレスは私たちを苦しめることもあります。ところが、じつは私たちを守り、私たちを強くし、私たちを成長させてくれる大切な養分でもあるのです。

私たちの体内で、私たちのために働こうとするストレスをなくすことはできません。ストレス反応は、生物、人類にとっての自然摂理の一部だからです。

しかし、目に見えないストレスに私たちは不安を覚え、煙たがります。それも生物として自然の反応でしょう。私たちは太古の昔から、よくわからないものには警戒していくことで生存確率を高めてきたからです。

とはいえ、科学技術の発展に伴い、このストレスは必ずしも目に見えないものではなくなりました。**神経科学という自然科学が、このストレスのしくみを細胞や分子のレベルにまで目を向け、ひも解いています。**

本書では、そもそもなぜ生物、人類にストレスという反応が備わり、そしてどんな意義や役割があるのかということを、なるべくわかりやすく神経科学や心理学などの知見からひも解きつつ、日常生活との橋渡しをしていきたいと思います。

ストレスというものを、科学的な観点から知ることで、「あっ、ストレスさんも、私たちのために頑張ってくれているんだな」と、少し親近感をもっていただき、「ストレスさんとうまくつき合ってみようかな」と前向きになっていただけたらと思い、本書を書き上げました。

こうしていくことで、単にストレスが減り、気持ちが楽になるというだけではなく、ストレスの力を借りて私たちの成長を促すことも、幸せを見出すこともできるはずです。

ストレスは、ちょっと柄の悪い地元の〝あんちゃん〟のように、近寄り難いけれども、でも少し話してみると案外いいやつ、そんな感じの存在です。確かに、**深く心通わすまでは少し時間がかかるけれど、それでもストレスと心を通わし、自分の最高のバディにすることができたなら、とっても頼もしい心強い存在となる**のです。

ストレスは、厄介なだけのものではなく、魅力もたくさんあるのです。

ストレスには、ネガティブな側面にスポットライトが当たりやすいですから、ここではそのポジティブなサイドにも意識をもってもらえるように、「HAPPY STRESS」と、少し相反するようで、でもじつは理にかなったタイトルをつけさせていただきました。

ストレスをポジティブに捉えることは、じつはストレスとうまくつき合うための大きなコツでもあります。

ストレスのポジティブなサイドにもスポットライトが当たることで、少しでも多くの人の人生が豊かになることを願って、心を込めて本書を展開していきたいと思います。

本書は、科学の専門書ではありません。科学から見えてきたことを、いかに応用するかにフォーカスしています。ですから、

「もしかしたら、あのときのあれはこういうことだったのか！」

「なるほど、では次はこんなふうにしてみよう」

「これからこんな意識をもとう、習慣を身につけよう」

など、応用する仮説を立てながら、読み進めてみてください。「正しさ」に気を囚われないで、あなたがなんとなくそう感じたのなら、その感覚を大切にし実行に移して、あなたならではのストレスとの共存の道を探ってみてください。

科学の新しい発見は偉大です。しかし、万能ではありません。唯一解なんて存在しませんし、まだまだ未知なことだらけです。1人ひとりのDNAは異なり、育つ環境も異なるのですから当然のことです。本書の内容は、あくまでもあなたの探究のヒントであり補助ですから、肩肘張らずリラックスして、あなた自身をアップグレードする道の探索を、冒険を、ワクワクしながら読み進めていただけたらと思います。

とはいえ、少し小難しい科学的な内容もありますから、なるべく馴染んでいただけるように、編集者さん、イラストレーターさんにご協力いただき、ポイントをイラス

ト化してもらいました。イラストは非言語的情報ですが、そこには多くの情報が含まれています。ぜひ、イラストが出てくるたびに、その象徴的なイラストが何をいわんとしているのか、みなさん自身の学びと紐づけてみてください。そして、章の終わりや区切りのいいところで、本を閉じ、イラストを思い返し、そこに紐づく情報を気軽に思い返してみてください。とても効果的に学びが進むはずです。

また、巻末には、FOSTER HAPPY STRESSというストレスを武器に変える書き込み式のテンプレートを用意しました。こちらは、学生、学校の先生の研修、大企業の研修などで実際に使用しているものです。本書である程度の理論を学んだなら、ぜひこちらを有効活用し実践に移していただけたらと思います。

その実践を、思いを同じくする同志と共有するコミュニティをつくるとさらに効果的です。コミュニティ・ワークについても巻末に記載しています。ストレスを力に変える場をデザインするヒントになるはずです。このような有機的、多面的なHAPPY STRESSの探究が、きっとみなさまの新しい扉を開いてくれるはずです。

CONTENTS

第1章

ストレスを知る——なぜ私たちにストレスシステムが搭載されたのか

第2章

ダークストレスを和らげる
――脳や身体がもつ性質を科学的に利用する

EXERCISE 07 価値観を棚卸しする4つの方法

◯ ダークストレス対策の味方となるもの――脳や身体がもつ恒常性を利用する

第3章

ブライトストレスを味方につける
——ストレスエネルギーを最大限に活かし、成長を加速させる

第4章

ストレスを武器にした「進化し続ける脳」とは？
——ストレスを力に変えて成長する4つの脳

序章

ストレスと向き合うということ

——限られた人生、何を脳に刻み込んでいきたいのか

ストレスとつき合う第一歩は、「内側」の世界に注意を向けること

ストレスとうまくつき合っていくには、まずストレスのことからいったん離れて、私たちの意識の向け方を考察してみる必要があります。のちほど解説しますが、じつは意識をどこに向けるかが、ストレスと大きく関係しているからです。

まずは、自分が注意を向ける対象がどこにあるのかということを観察してみてください。いまこの瞬間はきっと本書に注意が向いていることでしょう。でも、もしかしたらこのあとのランチのことを考えてしまっているかもしれませんし、先ほどもらったクライアントからのクレームが気になっているかもしれません。

仕事の資料、勉強するための教科書、本、まわりにいる先生や親、上司や部下、お客さん、あるいは飲食物、そしてパソコンやスマートフォン、そんなところに注意を向けることが多いことにも気づくでしょう。

これらの人やものは、自分の「外側」にあるものです。**私たちは生活している時間の多くを「外側」の世界に費やしているのです。**

しかしながら、私たちの注意の対象は「外側」だけではなく、「内側」にも当然あります。お腹の減り具合から、眠気、いま考えていること、感じていること、過去に体験したことを思い出しているとき、未来を想像しているとき、私たちの注意は「内側」にあります。

ところが、1日を振り返ってみると、このように注意を「内側」に向けることよりも、「外側」に向けていることのほうが、圧倒的に多いのではないでしょうか。それは時代の流れによるところが大きいのかもしれません。

現代社会が、私たちを「内側」の世界から引き離し、「外側」の世界へ誘引する

科学技術など、さまざまな技術が発展し、私たち人類は多くの魅惑的な、そして刺激的なものを生み出してきました。それは、私たちを楽しませ、新たな学びを与え、人類の進展にきっと役立ってはいますが、その強い魅惑的な刺激物は、私たちを「内側」の世界から「外側」の世界へと強く誘引してしまっている可能性があるのです。

あなたの生活も、朝起きてから夜寝るまで、対人関係や仕事や勉強で「外側」の情報に触れ、そうでない時間もパソコンやスマートフォンなどの「外側」の刺激物に注意が向けられ、ついに寝るまで「外側」に注意の多くが独占されている、ということはありませんか。

もちろん、「外側」の刺激が悪いわけではありません。むしろ、「外側」の刺激を受けて「内側」にも注意を向け、それを感じ、思考することで、新たな学びやアイデアが生まれることもあります。それは大きな成長につながります。

一方で、単に「外側」の情報を浴びるだけで、感じることも思考もしない状態でいると、それはまさに「外側」の刺激物に、あなたの世界が独占されるということになるのです。「内側」に注意を向けずに「外側」の刺激をただ浴びている状態は、あなたの成長を止め、幸せを奪う可能性も秘めています。

なぜなら、私たちの学びは自分の「内側」に蓄えられるからです。そして、自分の「内側」に情報を蓄えるためには、自分の「内側」に注意を向けなければならないのです。内側に注意を向けないことには、それが私たちの学び、すなわち情報の一部にはなりえないからです。

「自分の内側・外側とうまくつき合っている人」vs
「ただ外側の刺激を浴びているゾンビ的な人」

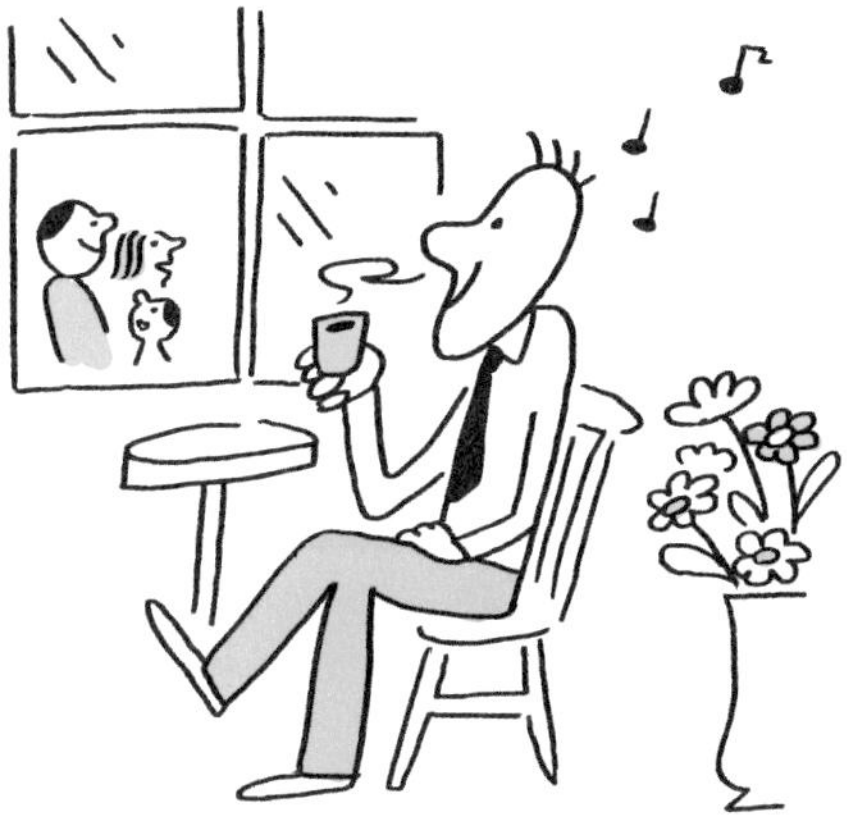

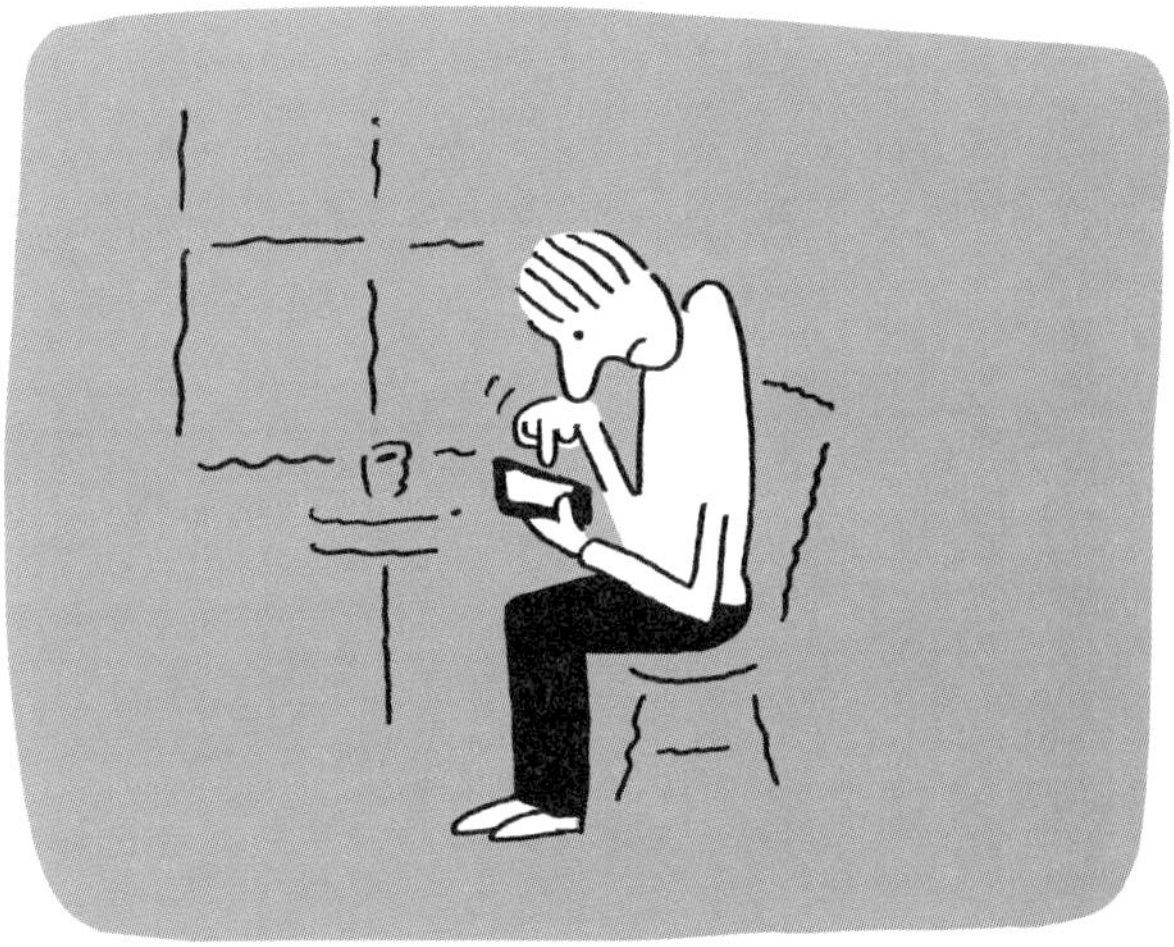

ただ講義を受けるだけで、すべて脳に記憶されるということはありません。講義を聴きながら**入ってきた「外側」の情報を、「内側」の情報に変換し、「内側」の情報として引き出すことで、その「外側」の情報は、学びとなる**のです。

学びや幸せは私たちの「内側」に蓄えられる

幸せはどこか「外側」の世界にあると、私たちは思い込みがちですが、幸せの反応は間違いなく、私たちの「内側」で起きています。そして、どんなに幸せな反応をしたとしても、そのことに気づくことができなければ、すなわち「内側」の自分の幸せ反応という情報に注意を向けることができなければ、幸せを感じることすらできません。

ですから、**魅惑的で刺激的な「外側」の世界にばかり囚われていると、私たちは成長も幸せの機会も削られてしまう可能性が高い**のです。

きっと太古の昔は、日が暮れると真っ暗になり、焚き火に月明かりというほのかな光だけが残され、自然と自分の「内側」の世界に誘ってくれたのでしょう。その「内側」の世界への誘いが、私たちの感覚や感性を研ぎ澄ませ、想像力を育んでくれたのでしょう。そして、その日起こったうれしいことを思い返しては味わい、幸せを噛みしめていくなかで、幸せな記憶が脳に刻まれていったことでしょう。

世の中が便利になることは止められませんし、そのことは歓迎すべきことです。しかし、忘れてはならないのは、大切な情報は、自分の「内側」に眠り、それがあなたの成長、幸せには欠かせないということです。

グーグルをはじめとする、「外側」の世界に魅惑的なものを生み出し続けている最先端の企業が、「内側」に注意を向けるマインドフルネスや瞑想をとり入れているのは、きっと現代の人類の注意対象のありよう、すなわち、内から外への強い誘いとも関係があるように思います。「内側」にも注意を向けるその大切さに気づいているのかもしれません。

本書のテーマであるストレスも、まさに私たちの「内側」で繰り広げられるものです。ストレスとうまくつき合っていくためには、当然、「外側」の世界だけに囚われるのではなく、「内側」の世界と対話する、すなわち自己と対話していく必要があるのです。

便利な「外側」の世界に触れつつも、もっと自己の「内側」の世界とも向き合うことで、私たち人類は、さらなる成長、そして幸せを感じやすくなるのです。

脳で処理できる情報は、1000分の1以下

なぜ本書の冒頭で、「外側」の世界だけでなく、「内側」の世界にも注意を向けることの大切さを強調したのかというと、私たちの脳は一度にたくさんの情報を処理できないからです。

私たちの脳の下側には、**RAS（Reticular Activating System：網様体賦活系）**という構造体があります。RASには、約100もの神経核が存在することが確認されています。すなわち、さまざまな情報が届けられる構造体の1つにこのRASがあるということです。

RASは自律神経系、行動、感覚、認知、情動など、さまざまな機能に貢献することで知られています。(※1) 文字通り、網のようにさまざまな情報を集約しています。

情報を認識するための過程とは？

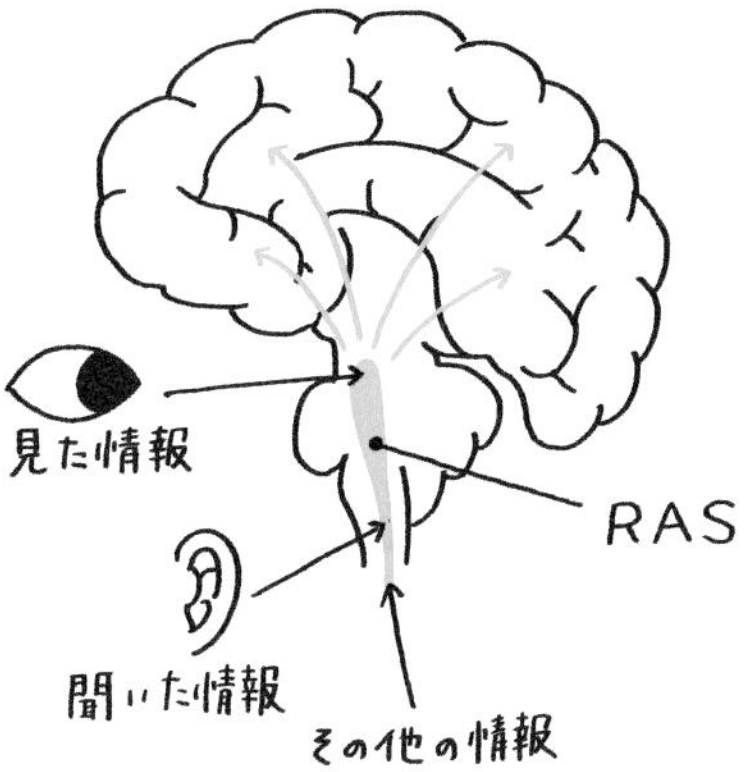

しかし、私たちの内外からやってくる情報のすべてが私たちの意識に上ったり、学習されたりするわけではありません。

私たちが何かを意識したり、あるいはその情報を学習したりするためには、脳の下部にあるＲＡＳに届けられた情報を、さらに上部の脳の構造体に届ける必要があります。たとえば大脳辺縁系と呼ばれる学習の中枢構造体であったり、私たちの思考などを司る前頭前皮質に届ける必要があるのです。

ある研究によると、このＲＡＳには１秒間に約２００万ビットの情報が届けられるそうです。しかしながら、そのうち、実際に脳の上部に届けられる、すなわち私たちの認識の対象となる情報は、1秒間に多くとも2000ビット、つまり、**約1000分の1程度しか情報を処理できない**といわれています。(※2)

私たちの脳に届けられる情報のうち、約1000分の1程度しか情報処理できていないというと、そんなわけはないと思いたくもなります。

たとえばいま、この本をあるカフェで読んでいるとしましょう。

本当は、目にはテーブル、おしぼり、コーヒーにコースター、まわりを行き来する店員さん、窓に映る人、窓の外を歩く人という視覚刺激が少なからず届いているはずです。まわりにいる人の声、店員さんの声、人の行き来する足音、お店に流れるBGM、コーヒー豆を挽く音、ミルクをスチームする音、赤ちゃんの泣き声という聴覚刺激もあるはずです。

それに、忘れてはならない、目の前のコーヒーから立ち上る豊かな香り。それだけではなく、いまこの瞬間まで意識に上ってこなかった、着ている衣服からの触覚刺激。確かに、着ている衣服。触覚刺激として認識されていてもいいはずの衣服。しかしそこに意識的に注意を向けない限り認識されなかった衣服。あるいはメガネ。

見渡して、感じてみると、私たちのまわりには無数の刺激や信号が存在しています。

それなのに、いまあなたの注意は、この本にほぼ独占されています。本当にありがたいことです。

きっと私たちには、刻一刻と計り知れない量の情報が届けられているはずです。しかし実際に私たちが関わりのもてる世界、情報、刺激というのは、そのうちの１０００分の１以下、ひょっとしたら１０００分の１でも大きい見積もりなのかもしれません。

大切なのは、あなたの貴重な注意の対象を、どんな情報に向かわせたいか

きっと多くの方が、それとなく私たちが注意を向ける対象は、かなり限定的であることに気づき始めていると思います。

それでもまだ実感が湧かない方は、ＹｏｕＴｕｂｅで「Test Your Awareness：Whodunnit?」と検索し、その動画を視聴してみてください。私たちの見えている世界の限定性を目《ま》の当たりにすることでしょう。実際に、私も大学で「人間の注意の限定性は入ってくる情報の約１０００分の１程度」と学んだときよりも、この動画を講

義中に観たことで、その限定性を深く認識し、かつ自分の注意の向け方に気をつけるようになりました。

私たちの向けることのできる注意の対象、すなわち脳の上部にまで届けられる情報というのは、非常に限られています。ということは、私たちは自分がどんな情報、どんな刺激、世界、人と関わっていきたいのか、ということをもっと真剣に考え、選択していく必要があるのです。

何も考えていないと、当然、強い刺激や誘惑的な情報に注意を引かれてしまうでしょう。なんとなくスマートフォンを眺める毎日になってしまいかねません。もちろん、スマートフォンが悪いというわけではありません。無意識に外側の刺激にただ浸る機会が増えることに注意が必要なのです。自分の意志として、その利便性やスペックを活用する、選択するならば、むしろ私たちの世界を拡張してくれることにもなるはずです。

ポイントは、瞬間瞬間で私たちの関わることのできる世界はあまりに限定的ですから、**自分の脳に処理させる情報は、ある程度自分の意志と思いをもって取捨選択し、自分の人生を自分でつくる必要がある**ということです。その作業を「外側」にばかりさせていてはもったいない。

なぜなら、**あなたが意志と思いをもたずにただ「外側」の情報を脳に通過させ続けたなら、その情報はあなたの脳の上部にまで届けられ、そして「記憶痕跡」という形で、あなたの脳に物理的な変化を伴って表現されてしまう**からです。あなたの脳が、あなたが関わり無意識に選択した「外側」の情報で占領されていくのです。

当たり前のようですが、あなたの向けている注意の対象が、あなたの脳に書き込まれていき、その書き込まれた情報は、紛れもなくあなたの一部となっていきます。毎日毎日、人の揚げ足をとるような、人の失敗をなじるようなニュースばかり見て、人を馬鹿にし、批判ばかりしていれば、あなたの脳のフィルターはそんな粗探しが得意になり、自分とは関係のない世界にまでストレスをためることになってしまいます。誰がそんな人生を望むでしょうか。

ですから、何度もいうようですが、**どんな情報を、あなたの貴重な注意の対象に向かわせたいのかということを、改めて見つめ直す機会があってもいい**と思うのです。

何も意識しなければ、魅惑的で刺激的な「外側」の情報に注意が独占されやすいのですが、じつはそれ以外にも人間の脳の傾向として、注意が向けられやすい情報、刺激というものがあります。その脳の傾向を知ったうえで、自分の限られた注意の対象をどこに向かわせたいのか、改めて再考していただけたらと思います。

ネガティブなものが
どうしても気になってしまう脳

私たちの脳は「外側」の世界に注意が注がれやすく、かつその注意の対象はかなり限定的であることをお話ししてきました。そんな**私たちの注意の向け方のもう1つの特徴が、ネガティブなものに注意が向きやすいということ**です。

このネガティブなものに注意を向ける傾向には、**ＡＣＣ（Anterior Cingulate Cortex）**という脳部位が大きな役割を果たしています。ＡＣＣは、エラー検知の脳部位としてよく知られており、間違い探し、粗探しなどに寄与しています（※3）。

これは人類が進化していくうえで、非常に大切な機能でした。自己の脳にない情報、たとえば**未知の動植物などは、下手すると死に直結する可能性があったため、エラーとして検知させ、脳から警戒アラートを出す必要があった**からです。

面白いことに、脳の解剖学などを学んでいくと、このACCのエラー検知機能は定義されているのに、ハッピー検知やいいこと検知という脳機能はとくに定義されていないことに気がつきます。

これは私たちの脳にいいことやハッピーを見出す脳機能がないというのではなく、そのことに特化した脳部位がないということです。**前頭前皮質の役割を借りて、意識的にトップダウンの注意を働かせること（トップダウン注意）**により、ポジティブなことも当然、見出すことはできます。

ここでのポイントは、ネガティブな情報に注意を仕向ける脳機能は、半自動的に、すなわち無意識に近い形で働いてくれるのですが、ポジティブな情報には、意識的な介入が必要になってくるということです。このことからいえる、**私たちの注意対象の特徴は、ポジティブなものよりもネガティブなものに優先的に注意を向けやすい**ということです。このような注意の特徴を、**ネガティビティバイアス**と呼んだりします。（※4）

しかしこのような脳の特徴は、太古の昔、つねに生死に影響するような環境が多かった時代に発達したものであり、現代においては少し過剰に反応していると考えられます。ニュースなども、ポジティブなものより、人の粗探しや事件など、ネガティブなものの割合が多いのは、そのほうが注意を引くからでしょう。

そんな特徴を知ったうえで、改めて問い直したいことは、限られた私たちの注意の対象をどこに向けたいのかということです。誰もが幸せになりたいと願うでしょうが、脳は生存のためにネガティブなものに注意を仕向けるという矛盾を孕《はら》んでいます。

「ネガティビティバイアス」の奴隷にならない方法

いまの時代も当然、エラー検知機能は大切です。課題を発見する能力は、成長を促してもくれます。しかし問題なのは、このエラー検知機能の暴走です。無意識的に、意図せずにネガティブな情報にばかり注意を向けてしまっている状態です。

意図してエラーや課題に向き合い、思考することは大切です。しかし、ただ不快な感情を導くだけの情報にばかり限られた注意のリソースを割いているのだとしたら、もったいないことです。

ネガティブなことが気になる脳

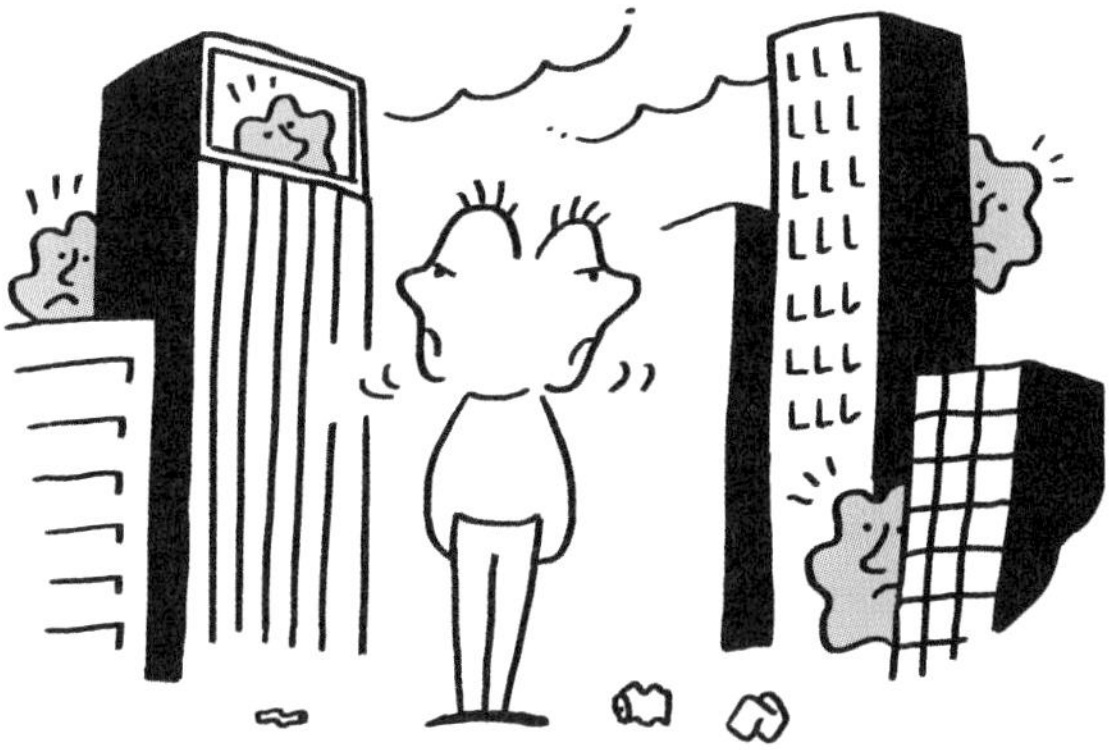

どうにもならないような問題や課題に注意を独占され、不快な感情だけを芽生えさせ、解決策を考えるでもなくただ文句をいう、そんな人生はやはりもったいない。

このネガティビティバイアスは、何万年もかけて進化させてきた脳機能の1つですから、なくすことはできませんし、現代においても大切な機能です。ただし、このネガティビティバイアスにばかり囚われていてはなりません。**ネガティビティバイアスを受け入れ、少し意識的にポジティブなサイドにも注意対象を傾ける心がけが必要に**なってきます。

私自身についていえば、たとえば何百人もの前で講演をし、その後にアンケートをしてもらうと、大変ありがたいことに、「95パーセント以上の方が満足しています」といったような喜びの声をいただいたりします。ホッとするとともにうれしい感情も芽生えますが、私の脳も例に漏れず、たとえ数人であってもネガティブな反応があると、そこが気になって仕方がありません。そして心がモヤモヤする感覚を覚えるのです。

まさにネガティビティバイアスです。確率からいったら、そのネガティブフィードバックは1パーセントにも満たない。それをわかっているにもかかわらず、その言葉が強く響くのです。それは確率の問題ではなく、脳の特徴なのです。至極当然の生物的反応です。

ですから、**ネガティビティバイアスがダメだなどと悲観する必要もなく、むしろそれが自然な反応であり、かつ自分を改善するための学び、成長の機会であると認識をする。**そしてネガティビティバイアスに囚われそうになる自分を、もう一度、意識的にポジティブな側面に引き戻す。そんな俯瞰的なもう1人の自分をもつことが、ネガティビティバイアスと共存、そしてともに成長していくためには必要となるのです。

私たちの住む世界には、無数の情報がありますが、そのすべてに注意を向けることはできません。かなり限定的な情報としか関わりをもつことができない。しかし、関わりをもった情報は、確かにあなたの脳の上部へ届けられ、脳にその情報を書き込み、記憶痕跡として、あなたの一部になっていきます。それだけではありません。あなたの一部となった記憶情報は、あなたの注意の対象、感じ方、考え方、振る舞いにも影響を与えます。

あなたは、どんな情報をあなた自身にとり込みたいでしょうか？　あなたをネガティブな情報で埋め尽くしたいでしょうか？　きっとそんな人はいないはずです。

ネガティブな情報ばかりをとり込むことで、自分自身が不快な状態になるだけではなく、ネガティブな情報ばかりをとり込む脳の情報プロセスが成熟していきますから、周囲に対しても、自分に対しても、ネガティブに振る舞う可能性を高めてしまいます。

大切なことは、このネガティビティバイアスの存在を認識し、そして自然な反応と受け入れたうえで、ネガティビティバイアスの奴隷にならないということです。

よって、そのためにできる「心がけ」を脳を鍛える〈エクササイズ1〉としてまず紹介したいと思います。この心がけは、ストレスとうまくつき合っていくうえでも、成長や幸せを高めるうえでも、とても重要になっていきます。

日常のささやかなポジティブを脳に刻み込む

次のポイントを意識して、日常や自然に現れる、ささやかなポジティブな側面を見出し、少し時間をとって味わってみましょう。

1. 自然とは、動植物、人、風景などのことです。
2. 旅行などの大きな環境変化のもとではなく、日常生活で行ってみてください。
3. 大きく心が揺れ動くようなポジティブな感情ではなく、ささやかな反応に注意を向けましょう。
4. 「間《ま》」をもちましょう。その瞬間の心地よさを感じている自分に意識を向け、その状態に気づくことが大切です。
5. ポジティブな感覚を、少し目を閉じて、すぐに脳で追体験します。

少しずつできることから始めることの効果

まず大切なことは、大変なことをしないということです。なぜなら、このネガティビティバイアスとうまくつき合っていくためには、今日からすぐ変わる、というような魔法は存在しないからです。**毎日の心がけや習慣が、ネガティビティバイアスとうまく共存、ともに成長していくためには必要**です。ですから、少しずつでも続けられることからスタートする必要があります。

毎日、何かポジティブなことを紙に書き出したり、人に話したりすることも、確かに効果がありますが、ときに環境と時間の制約を受けて、継続することができなくなってしまう可能性があります。ですから、最初は「日常や自然から、ささやかなポジティブな側面を見出し、少し時間をとって味わう」ことをしてみてください。

私たちの脳には、ネガティビティバイアスがありますから、その奴隷にならないために、少しでも意識的にポジティブな情報に注意を向けるクセづけをするのです。少しずつポジティブな情報をとり込む表面積を広げていきましょう。

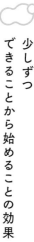

なぜ「日常」の「ささやか」なことが大切なのか

なぜ日常や自然に注意を向け、ささやかなポジティブな側面に注意を向けるのかというと、現代は、わかりやすく刺激的で魅力的な情報にあふれているからです。スマートフォンなどのわかりやすく強い刺激でしか、ポジティブな情動を感じることができないというのは、幸せの表面積を減らしていることと同じです。**「内側」の幸せの反応に気づきやすくするためには、一見見逃してしまいそうなささやかなポジティブな側面に注意を向ける脳の使い方が大切**です。

また、いわゆる日常や自然という、いつでもどこにでも（しかも無料で）アクセスできる存在を自分の幸せ情報の一部としてとり込むことができるのなら、ラッキーではないでしょうか？　そうなれるのかなれないかは、意識を使うという少しの努力が必要なだけです。日常や自然のポジティブな側面に注意を向けるとは、たとえば次のようなことです。

空は本当に面白い。晴れていれば、それだけで気持ちいいし、青空にもいろいろな濃さの青がある。青には見えない青空もある。どの雲1つとして同じでないその形状。そうかと思えば、うろこ雲みたいに一定の規則めいた模様を描いたり、ご機嫌斜めな雲は、真っ黒になり稲光と共存する。夜は、空というキャンバスに月や星を位置や形を変化させながらアートしてくれる。

植物も面白い。パンジー1つとってもどれも同じでない。花柄の個性、色合い、匂い、手触り、ほかのパンジーとのコントラスト。通勤通学で、いつも同じ場所に佇む木。いつの間にか色づいたかと思えば、地面に葉という絵具を散らし、景色を刻々と変化させ豊かにしてくれる。

動物も人も面白い。行きつけのカフェの定員さん、今日もいい笑顔。レシートに両手を添えて渡してくれて、何だかほっこり。いつもはテキパキしているのに、レジが故障して、慌てている様子が健気で微笑ましい——。

こんなふうに日常のなかには、少し意識を向ければ無数のポジティブな情報が埋もれています。しかし、少し過剰なネガティビティバイアスがそうさせてくれなかったり、少し怠け者の〝トップダウン注意〟（33ページ）が自動的にはポジティブな情報に注意を働かせてくれなかったりするのです。

「宝箱」は人によっては「宝箱」に見えない

動植物を含め日常に存在する自然は、つねに移ろい変化しています。それは楽しみが詰まった宝箱のようなものです。この宝箱が宝箱に見える人と、見えない人がいます。それは宝箱が宝箱として存在しているわけではないからです。宝箱を宝箱とフィルターする脳が、宝箱を宝箱にしているのです。

次ページの図を見てください。矢印で示されている四角は、どちらも同じ色です。しかし、私たちの脳は異なる色のように処理します。**私たちの脳は、決して目の前にあるものをあるようには認識していません。脳や身体が認識するように認識します。**

イギリスの著名な神経科学者、ボー・ロット氏は、著書『Deviate: The Science of Seeing Differently』（※5）において以下のようにいっています。

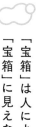

同じ色なのに違う色に見える

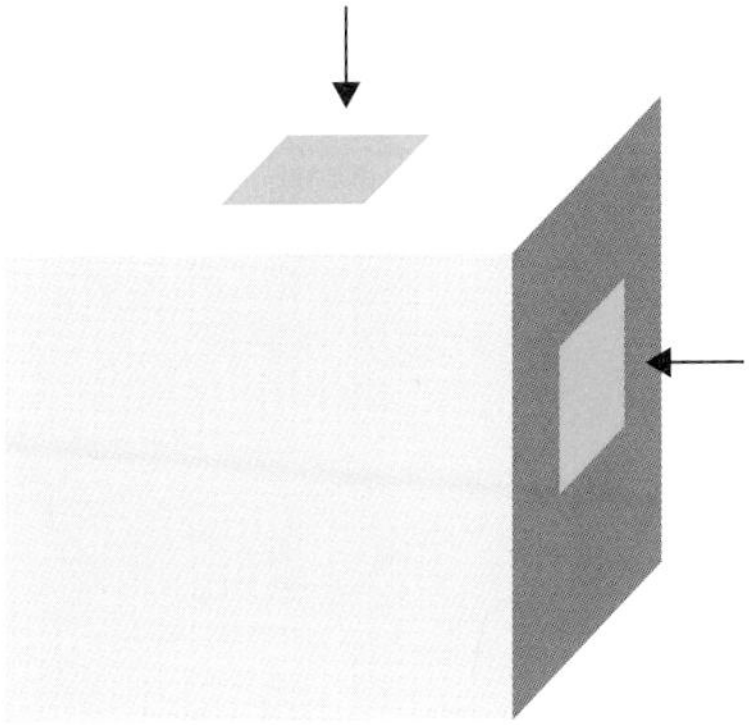

「情報の正体は、単なるエネルギーか分子でしかない。目に入った光子《こうし》、耳に入った空気の振動、皮膚の上で摩擦を生み出す分子の崩壊、舌に触れた科学物質、そして、鼻腔に入った化合物は、すべて化学エネルギーか電子であり、物質的な世界（つまり本当の現実）から放出された要素だ。私たちは、ただ、エネルギーの波や、エネルギーが生み出す化学物質を感知するだけだ」

あなたも、あなたの身のまわりにあるものもすべて、エネルギーと分子の集合体であると。まさにその通りでしょう。そんなふうにいうと、無味乾燥に感じてしまうかもしれませんが、私は真逆に考えています。

エネルギーと分子の集合体でしかないのに、音楽を嗜み、ゴーヤをおいしいと感じ、子孫を残し、自己の生命活動のしくみを解き明かそうとする機能をもっていること。生命の神秘性に心から畏敬の念を示さずにはいられません。

自然という私たちの身のまわりに存在してくれている環境を、楽しみや発見に満ちた宝箱のように感じられる人には、確かにそのように感じられるのです。それは突然降ってくるようなものではなく、自分から宝箱にしていく必要があるのです。

意識の力を少し借りて、自然に眠るささやかなポジティブに気づき始めると、自分の心のなか、脳のなかで発露する幸せのサインに気づきやすくなります。それだけではありません。私たちの学び、成長も加速してくれることは間違いないでしょう。

何かを習熟させていくためには、反復が必要です。反復は一見同じようなことの繰り返しに見えます。研究なども同じようなことの繰り返しに感じやすいでしょう。しかし、それを同じようなことと感じる人もいれば、一見同じようなだけで、つねに何か新しい発見を見出し、学びに変えていける人もいます。後者のような人が、**一見同じように見えるだけのことを、継続的にやり続け、大きな成長を遂げていく**のです。そうでないと、単調な作業の繰り返しになり、飽きて継続できず、結局挫折することもきっと多いはずです。

ですから、この自然に存在するその美しさや楽しさを味わえる人は、幸福感を高めるだけでなく、継続的な成長に必要な眼も養うことに通じるのです。

ここまで、なぜささやかなポジティブを自然や日常に見出すことが大切なのかを説明してきましたが、それに加え、そのポジティブの発見の瞬間、少しだけ「間《ま》」をとり、「味わう」ことも大切になってきます。

なぜ「間」をもって「味わう」ことが大切なのか

少し「間」をとるというのは、ほんの数秒のことです。ですが、その数秒が大切です。その**数秒の積み重ねが人生を変える**ともいえるでしょう。

たとえば、外に出て、「天気が気持ちいいなぁ」と感じたとします。いままでは、なんとなく気持ちいいなぁとは感じていても、それを意識したり、数秒そこに立ち止まったりすることがなかったかもしれません。

「天気が気持ちいいなぁ」と感じている
自分を俯瞰する

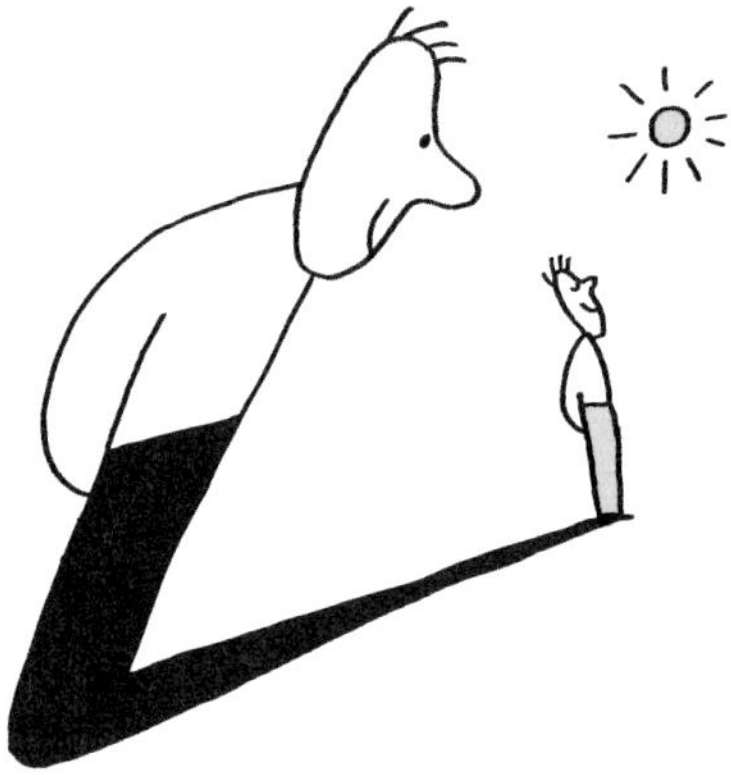

まず、「天気が気持ちいいなぁ」とそう感じている自分に気づくことが大切です。「あっ、いま自分は天気が気持ちいいなぁと感じているな」と。そうです、先ほど少し紹介した俯瞰的なもう1人の自分が、自分を見ているような状態になってみるのです。

私たちの脳には、この自分の内側での反応をモニタリングしている機能があり、その脳のネットワークを、サリエンスネットワークといいます。（※6）モヤモヤしているなぁ、気持ちいいと感じているなぁ、など自分の内側で起こる感覚や感情などに気づくためのネットワークです。

なぜこのことが重要なのかというと、

「外側」の情報に注意が向きやすい現代は、「内側」の情報に注意が向きづらいという話をしましたが、それは、「外側」への注意の過多が、このサリエンスネットワークを使わせない方向に仕向けてしまうからです。

「外側」の刺激に誘引されやすい現代は、「内側」に注意を向けるサリエンスネットワークが働きづらくなっている可能性があります。ゆえに、幸せも感じづらくなっている可能性があるのです。

そのため、次に説明する**「Use it or Lose it」の原則に従って、サリエンスネットワークを機能させるために、「間」をもって「味わう」ことが大切になる**のです。

「Use it or Lose it」——使えば機能し、使わなければ消えていく

神経科学の大事な原則の1つであり、有名な言葉に、「Use it or Lose it」という言葉があります。正確に訳すと、脳を構成する神経細胞と神経細胞の結び目であるシナプスという構造体は、その対象の神経細胞たちが使われれば結びつき、そうでなけれ

ば、そのままなのではなく、「Ｌｏｓｅ」すなわち「失われる」ということです。

これは生物にとってじつに理にかなった反応です。人間の脳は、全体重の約２パーセント程度（平均体重60キログラムに対し）の質量しかないにもかかわらず、グルコースというエネルギー消費は約25パーセントにも上るといわれています。とにかくエネルギー消費が多いというのが脳の特徴です。ですから、脳はなるべくエネルギーの無駄遣いをしないためのしくみをもっているのです。

シナプスという構造体を脳に存在させておくだけで、脳はエネルギーを消費します。ですから、使っていないシナプスがあれば、そこをなくしてエネルギーの浪費を減らそうとします。 たとえば、**プルーニング**（刈り込み）というしくみによって、シナプスをなくしていきます。

逆に、脳の回路を存続させていくためには、そのシナプスを「Ｕｓｅ」すなわち「使う」しかありません。あるいは、使うことによって新たにシナプスを構築していく必要があります。

脳に幸せの記憶を蓄積させていくしくみ

幸せになるためには、本質的にはお金も地位も名誉もいりません。ただ、自分の「内側」の幸せの反応に気づいてあげること、そしてその情報を脳に書き込んでいくことが必要です。自分自身の脳にどんな情報をとり込んでいきたいのか、とり込んだものは、脳の神経細胞の構造を変え、記憶痕跡という形であなたに宿ります。**幸せを感じ、その幸せを味わうことで、脳に幸せの記憶を蓄積させていく、これが「Well-being（ウェルビーイング）」**なのではないかと私は考えています。

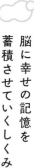

単に幸せの反応で終わるのではなく、その反応を、脳の一部として神経細胞の物理的構造変化をもたらした状態（being）。**Well-beingのためには、ポジティブな反応をしている自分に気づき、さらにそのことを頭で再度想起し、さらに味わうことで、脳への書き込み、記憶化を加速する必要がある**のです。

「天気が気持ちいいなぁ」と、なんとなく受け身で感じるだけではなく、「ああ、いま気持ちいいなぁと感じているな」と気づいて、さらに少し目も閉じてみて、能動的に意識的に、そして想像的にそのことを脳で再表現してみるのです。そうすることで、脳にポジティブな気持ちの情報が書き込まれていきます。

記憶に残すためのコツは、勉強と同じで、想起する（記憶を引き出す）ことです。記憶を引き出す行為をすると、その情報は自分にとって必要な情報なのだと脳が認識し、神経細胞が細胞や分子レベルでの構造変化をもたらし（※7）、記憶を定着させる方向にシステムを起動します。そのようにしてできあがる物理的変化によって神経細胞に刻まれた情報を、専門家たちは、**「Memory Trace（記憶痕跡）」**と呼んでいます。

もう1つのポイントは、感情を呼び覚ますことです。私たちの脳は感情に訴えたほうが強く記憶に残るからです。みなさんの思い出しやすい記憶のほとんどは、感情が動いていることのはずです。脳の観点からもそのことはじつに理にかなっています。

私たちの脳はあった出来事だけではなく、そのときどう感じたか、という情報も一緒に記憶化していきます。脳の**海馬**という構造体に、**エピソード記憶**（どんなことが起こったかという記憶）が保存され、そして、それに付随して解剖学的に海馬とつながっている**扁桃体**という脳部位で、**感情記憶**が保存されるのです。

感情を「味わって」くださいといっているのはそのためです。ポジティブな出来事を無味乾燥な状態で思い出すのではなく、「そのときどう感じたか」も脳で表現することで、感情記憶にそのポジティブな反応の記憶が形成されていくのです。（※8）

「ご機嫌な扁桃体」をつくる
――見える世界を「宝箱」に変えるために

神経科学者であるウィル・カニンガムは、このようなしくみを受け、うまい表現をしています。私たちの扁桃体は、ポジティブな感情の記憶もネガティブな感情の記憶も保存できます。しかし、**「私たちの多くは『不機嫌な扁桃体』をもち合わせている」**と。

どういうことかというと、ネガティビティバイアスにより、脳にとり込まれる情報がネガティブに偏ることで、扁桃体に書き込まれる記憶にネガティブなものが多くなり、結果「不機嫌な扁桃体」になってしまうということです。

しかしながら、**意識を少し変え、注意の対象を変え、とり込む情報を変える、すなわち世界の見え方をポジティブな情報に変えたなら、あなたの扁桃体に刻まれる情報は喜びや楽しさが増え、「ご機嫌な扁桃体」になっていく**でしょう。

ポジティブを脳に刻み込む

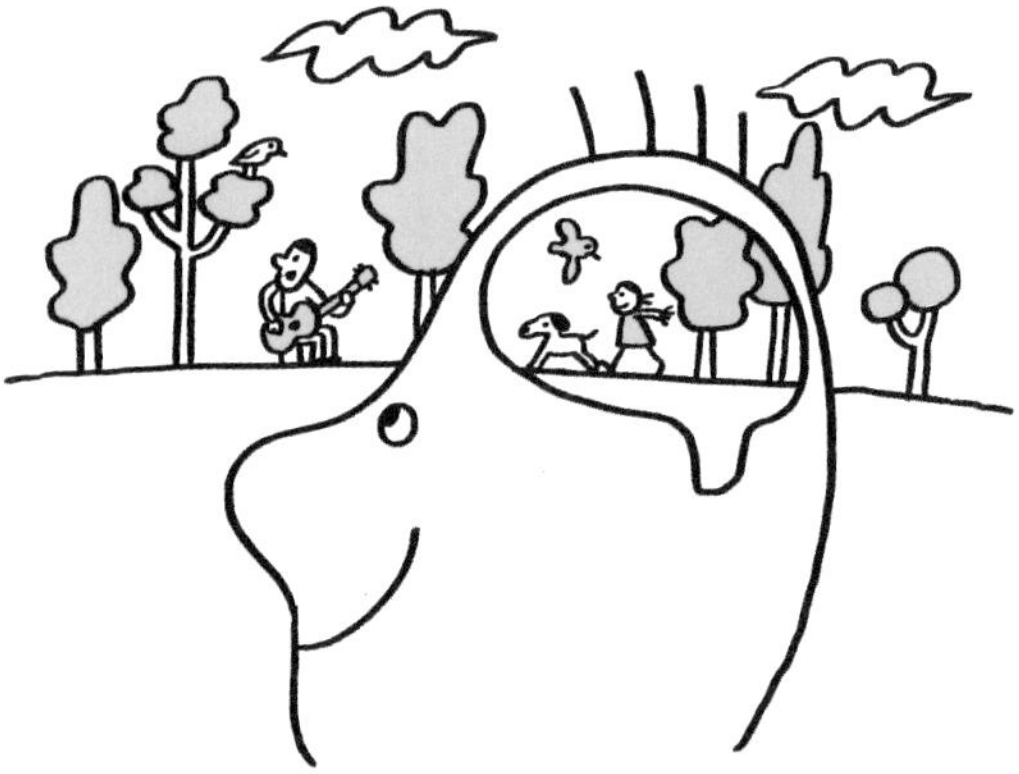

〈エクササイズ1〉で、「日常や自然にある、ささやかなポジティブな側面を見出し、少し間をとって味わってみてください」といいましたが、その背景には、このような意図があったのです。そのことを深く理解したうえで、心を込めて（楽しんで）日常や自然にある美しさを味わってみると、ますますその効果が高まるでしょう。

おすすめは、通勤や通学などの日常の時間を活用して、5分でもいいからスマートフォンを手放し、キョロキョロとまわりを見まわしてみることです。日常に潜む人や動植物を含めた自然や風景などの面白み、美しさの探検に出かけてみてください。見えている世界を宝箱に変えていくために。

第1章

ストレスを知る

――なぜ私たちにストレスシステムが
搭載されたのか

「ダークストレス」と「ブライトストレス」

私たちの住む世界には、ポジティブな面もあればネガティブな面もあります。しかし、ネガティビティバイアスにより、住む世界がネガティブに映ることは多いものです。同じように、ストレスにもポジティブな面もあればネガティブな面もあります。ストレスはその特性上、ネガティビティバイアスにさらに輪をかけて、ネガティブな側面にスポットライトを当て続けます。ストレスには、かなり強力なネガティビティバイアスが存在するといえるでしょう。

確かに、ストレスは私たちを悩ませ、苦しませ、そしてときにはうつ病などの原因となったり、ひどい場合には死をもたらす原因となったりします。本書では、そのようなストレスを**ダークストレス**と呼びます。

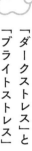

一方で、ストレスは私たちの成長や幸せにも貢献してくれます。そのようなストレスを**ブライトストレス**と本書では呼びます。

誰しもきっと経験があるはずです。テスト前に慌てて勉強し、何とか乗り越えたこと。締め切りが間近になり、生産性がグッと高まって、何とかやり切れたこと。「ああ、もっと早くにこれくらい気合いが入っていたらなあ」と感じたことがきっとあるのではないでしょうか。

時間という制約が、私たちのストレス状態を高め、苦しい感覚を覚えつつも、高まった集中力と脳の情報処理機構により、パフォーマンスが向上する典型的な状態です。

「ブライトストレス」が私たちを成長させる

忘れられない、大きな喜びの瞬間というのは、どんなときでしょうか？

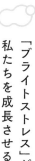

苦難に立ち向かい、挑戦し続け、挫折や失敗などを繰り返しながらも、前を向き、諦めずにやり遂げた、そんなときに、大きな感動が生まれます。

忘れてはならないのは、その過程において、多大なストレスがかかっているということです。**ストレスがかかっていたからこそ、大きな感動は生まれます。**逆に、ストレスなく成し遂げたことは、本質的な感動にはなりませんし、強くあなたの脳に刻まれることもありません。

さらに大きな感動を生むだけではなく、その過程で味わったストレスにより、学びが促進され、大きく成長し、強くなるのです。

大きな感動や成長、幸せには、苦難、困難などの「難」に起因するストレスが深く関わっています。その「難」が「有」ったからこそ、私たちは感謝することもできるのです。そして、「難」が「有」るからこそ、私たちは成長し、幸せをより感じられるのです。有り難いわけです。

ストレスは、間違いなく私たちを大きく成長させてくれます。むしろ私たちの脳や身体のシステムにストレス反応が備わっているのは、成長を促すためともいえます。単に害しかなく、意味のないものであるのなら、とっくに進化の過程で淘汰されているはずです。

とはいえ、ストレスを力に変え、成長につなげられる人もいれば、ストレスによりパフォーマンスを下げ、かつ憂うつに感じ、成長を鈍らせる人もいます。私たちの「内側」でストレスなるものを感じる以上、それを引き起こすための原理があるのです。

ストレスに関して、神経科学がすべてを解いているとはいえません。しかし、**脳と**

いうブラックボックスとされてきた機構と、全身との関係性、そしてストレスとの関係性の解明は、科学技術の発展によりかなり進みました。ストレスに関して、細胞や分子のレベルから多くの発見がなされ、その叡智は、きっと私たちの生きる力に役立ちます。

ようこそ、ストレスの神経科学の世界へ！

私たちの「内側」で起こるストレス反応という神秘を楽しみつつ、読み進めていただけたら幸いです。

ストレスとうまくつき合うための「3つの前提」

神経科学の観点から細かいストレスのメカニズムをひも解く前に、ストレスに対する認識として、どうしても押さえておきたい「3つの前提」があります。まずそのお話からさせていただきます。

前提1　**ストレスにはよい面もある。必要だから存在する**

1つ目は、これまで再三お話ししてきたことです。**ストレスには、悪い面、ダークストレスもあるけれど、よい面、ブライトストレスもあります。**ストレスそのものは私たちに必要だからこそ備わっている、重要なシステムなのです。

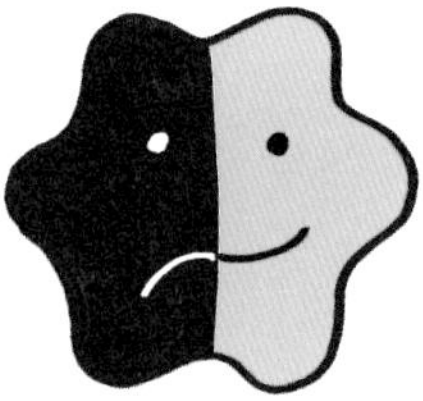

前提2　**自他のストレス反応を同一視しない**

2つ目は、自分と他人のストレス反応を同一視せずに、違いを受け入れるということです。一人ひとりのストレス反応のありようは異なります。ある人は、クモに異常なほどに恐怖を覚え、強いストレス反応を示します。しかし、クモを見てもまったく動じない人も当然います。

一人ひとりのストレス反応の違いは、生まれもったＤＮＡによるものと、生まれてからいままでの経験、どちらにも依存します。もともとストレス反応に関与する脳や身体内の化学物質の生産量が多かったり、ストレス反応を受けとるレセプターの発現頻度が高かったりすることも想定できますが、同時にそのような変化は環境によってももたらされます。

心身ともに危険な状況に置かれることが多ければ、それだけ瞬時に状況に対応しなければならないため、より環境に敏感にストレス反応を導くようになります。ストレス反応を高めても解決しないことがたびたび繰り返されると、今度は無気力状態となり、何もしないでじっとしてエネルギーを保存する方向に傾くこともあります。

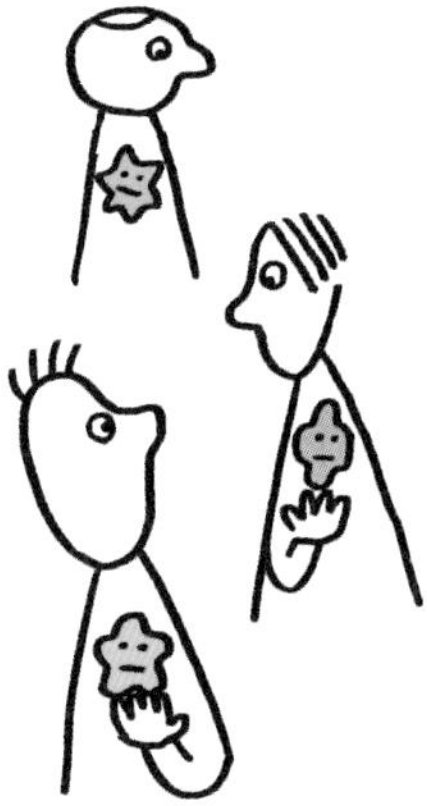

いずれにせよ、**ストレス反応のあり方は、生まれも育ちも影響し、一人ひとり異なった形で現れる**ため、自分のストレス反応のあり方が他人にも当てはまると考えてはいけません。

前提3　自分のストレス反応に寄り添う

一人ひとりのストレス反応は異なります。ですから、**ストレスを味方にし、ストレスを力に変えていき、成長、幸せを高めていくためには、自分で自分のストレス反応と向き合い、寄り添っていくことがもっともてっとり早い**のです。

神経科学は、どんな情報にどんなストレス反応を示しやすいかということや、ストレス反応をしているときの、脳や全身の反応の特徴を説明することはできますが、みなさん一人ひとりが、具体的に何にどれだけのストレス反応を示すのか、ということに関しては説明できません。

ですから、本書を通じて、ストレス反応の特徴を学びつつも、「自分の場合はどうだろう」と、自分の脳に眠る具体的な情報と紐づけながら、みなさん自身のストレスに関する理解を深めていただけたらと思います。誰かと友だちになってうまくつき合っていくためには、相手を知る必要があります。ストレスにも同じことがいえるのです。

知らない相手には、脳はどちらかというと否定的になりやすいものです。知ることで一歩、関係が縮まります。そして、神経科学の力でストレスを知ることができたなら、今度はみなさん自身で、自分自身の記憶、身体、ストレスと対話し、自分自身のストレス反応に寄り添ってみてください。

そうしていくうちに、一歩また一歩と、ストレスとの距離が縮まり、ストレス反応と苦楽をともにしていくなかで、**ストレス反応は、あなた自身を成長、幸せに導く最高のパートナーに進化していく**のです。

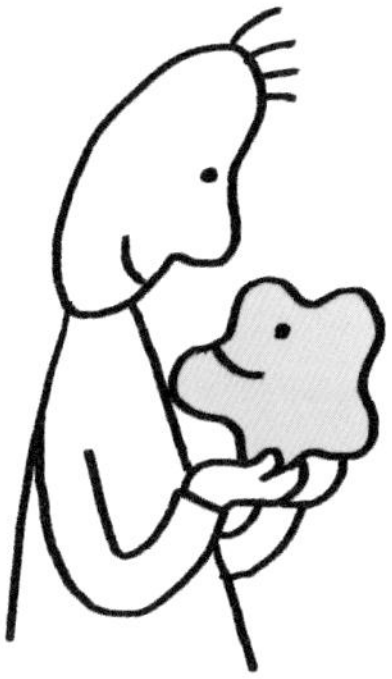

「ストレス世界」の構造とは？
――ストレス、ストレッサー、ストレスメディエーターの違い

ここからは、ストレスへの理解を深めるために、ストレス世界の構造を紹介していきたいと思います。そのために、まず次の3つの用語と関係性を解説します。

1 ストレッサー
2 ストレスメディエーター（ストレス反応）
3 ストレス

この3つは、どれもストレスに関わる専門用語ですが、ストレスとうまくつき合うための理解を促進するので、ぜひ覚えておいてください。（※9）

まずわかりやすいのは、ストレスです。**私たちがストレスと呼ぶものは、私たちがそれを認識して初めてストレスになります。**「ストレスを感じる」のは、体内での異変に気づき認識しているからこそ、ストレスを感じられているのです。

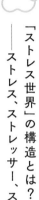

ストレッサー、ストレスメディエーター、ストレスの関係性

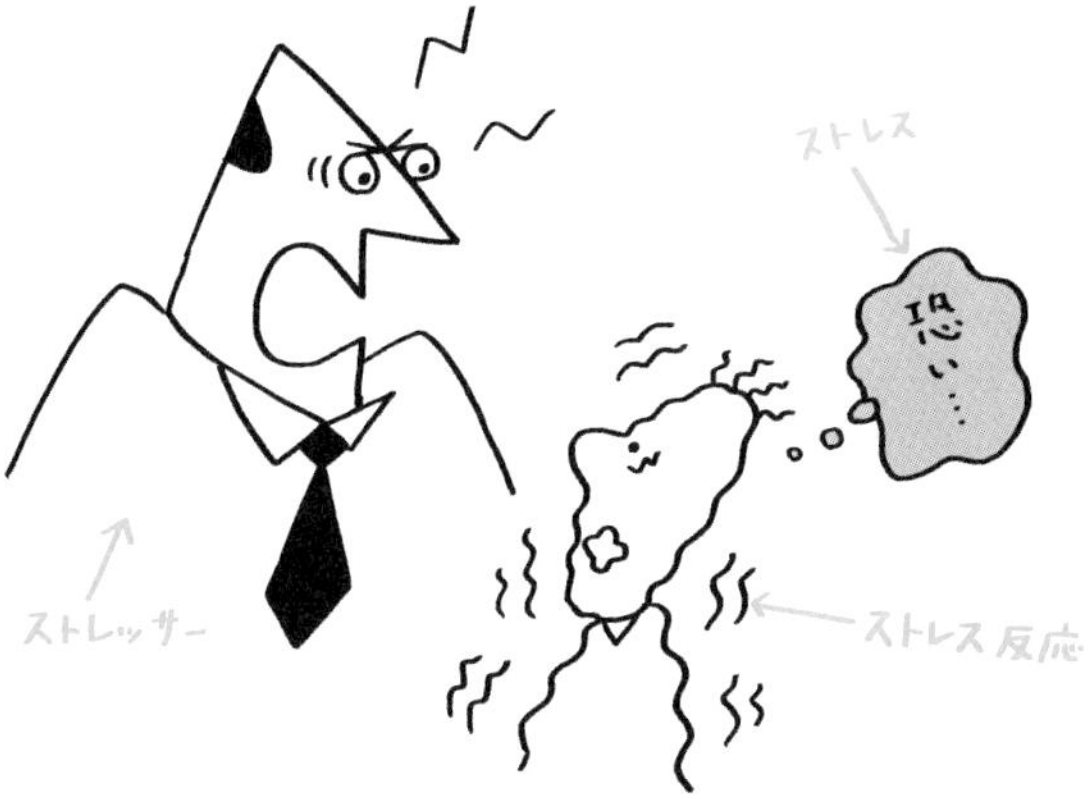

そして、この**体内での異変、つまり、体内、脳内における内部環境の変化に当たる部分が、「ストレスメディエーター」と呼ばれるもの**です。身体内でストレスメディエーターが合成されることで、私たちはストレスに気づく機会を得るのです。

逆にいうと、たとえストレスメディエーターが身体内で合成されていたとしても、その状態に気づくことができなければ、ストレスとしては認識されません。メディエーターには媒介するという意味がありますから、**ストレスとして認識されるためのシグナル**といえます。

しかし、ストレスメディエーターという言葉は少し馴染みがない人も多いでしょう

から、本書ではこのストレスメディエーターのことを、「ストレス反応」と呼びます。**私たちの脳や身体でストレス反応が起こると、この反応を認識して、私たちはそれをストレスと呼ぶ**という関係性です。ストレス反応は無意識に引き起こされ、ストレスはストレス反応を意識した状態ともいえます。

また、ストレスメディエーター（ストレス反応）が、ストレスの直接の原因ともいえます。ストレス反応が起こらなければ、当然ストレスを感じることもないからです。そう考えると、じつはストレスの原因は、外の世界にあるわけではなく、私たちの身体内にあるといえます。

「いやいや、私のストレスの原因は口うるさい上司ですよ」という方がいるかもしれませんが、科学的にはその上司がストレスの直接の原因だとはいえません。

あくまで、ストレスの直接の原因は、身体内で繰り広げられるストレス反応です。でも、やはり口うるさい上司は、ストレスに関与していることは否定できません。この上司のように**ストレス反応を導くような情報や刺激を「ストレッサー」と呼びます。**

ストレッサーは、ストレス反応を導く刺激であり、ストレスの間接的な要因といえるでしょう。ストレスを必ず導くわけではなく、ストレスを引き起こしうる情報や刺

外因性ストレッサーと
内因性ストレッサーの違い

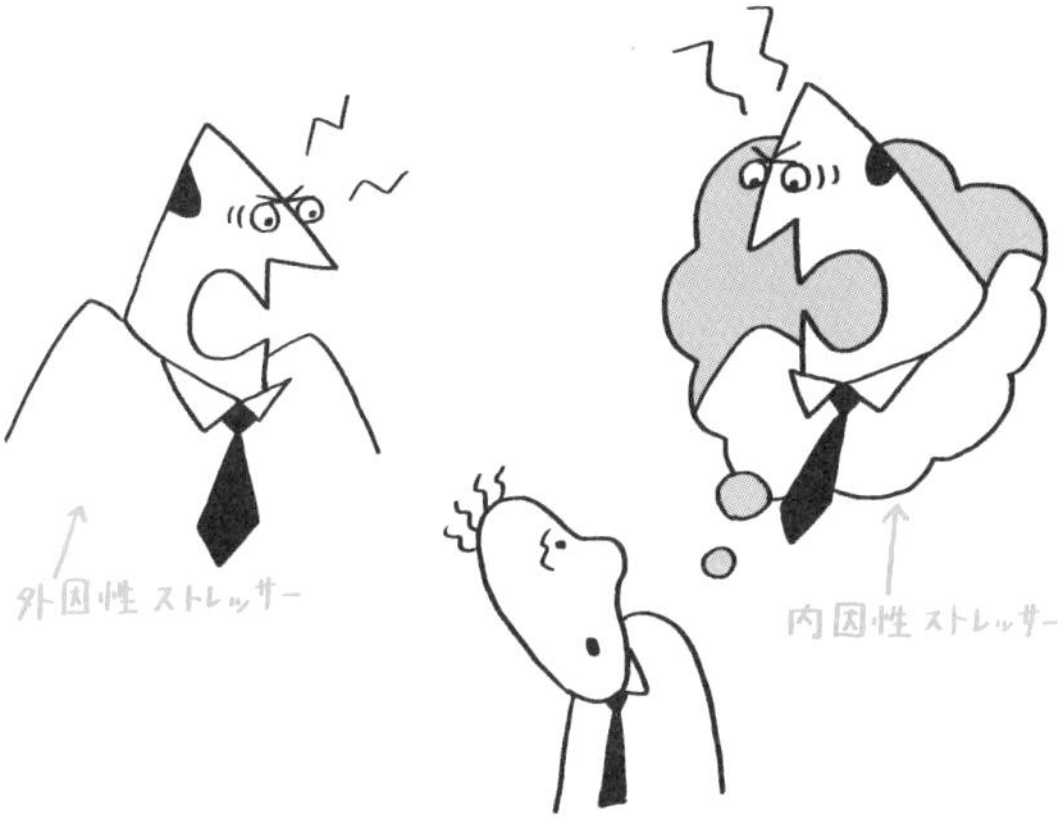

激のことです。

ストレッサーは大きく2つに分類されます。1つは**外因性ストレッサー**、もう1つは**内因性ストレッサー**です。

外因性ストレッサーは、先ほどの口うるさい上司や、けたたましい音などの「外側」からやってくるストレッサーです。一方の内因性ストレッサーは、たとえば、上司に怒鳴られたことを思い出すことで、ストレス反応が導かれるような「内側」起点のストレッサーです。

嫌な出来事を思い出すのは、嫌なことをしてきた人が原因なのではなく、その記憶を保持し、その記憶を引き出している自分自身の脳の仕業なのです。

「ダークストレス」の餌食になりやすい人とは？

最後に、もう一度簡単に「ストレッサー」「ストレスメディエーター（ストレス反応）」「ストレス」の違いを、具体例を通して説明したいと思います。

たとえば、いま突然近くで、大きな銃声が聞こえたとしましょう。すると、何も意識せずとも、みなさんの心臓はバクバクしだし、音がした方向に注意を向け、本書を読むどころではない状態になります。このように、無意識に心臓がバクバクしたりするのは、ストレス反応のおかげです。

具体的には、扁桃体と呼ばれる脳の部位が強く活性化し、不安や恐怖の情動を引き起こしたり、ストレスホルモンと呼ばれるコルチゾールやデヒドロエピアンドロステロン（DHEA）が合成され、全身にその情報を届けたり、交感神経と呼ばれる自律神経の1つが働き、まさに心臓の拍動などを高め、全身にエネルギーを供給し、すぐにでもその場から回避できるような状態にもっていってくれます。このような、**ストレスに関わる、種々の身体内での変化の総称が、ストレスメディエーター（ストレス**

反応）です。

そして、この例の場合、銃声が、外因性ストレッサーといえるでしょう。そして、もしそのような状況下で、少し冷静になることができ、「あぁ、いま自分は、すごい銃声にびっくりして、怯えているな」とその自分の状態を認識できたなら、それをストレスと呼ぶことができます。この、**ストレス反応の認識には、紛れもなくサリエンスネットワーク**（46ページ参照）**が寄与しています。**

自己の内部環境の変化を察知させるためのシグナルを発動させ、実際にその状態に気づかせるという役割です。その気づかせ、気づくための脳のしくみと、ストレス反応を引き起こす脳のしくみは異なるため、それぞれを分けて理解することは極めて重要です。

なぜなら、ストレスとうまくつき合っていくためには、自己のストレス反応に気づく必要があるからです。ダークストレスの餌食になり、つらい経験をするタイプの1つに、自己のストレス反応を認識できないということが挙げられます。すなわち、**ストレス反応は起きているのに、その反応に気づけない人が、ダークストレスの餌食になりやすい**のです。

気づきの力、サリエンスネットワークの育みが大切なのは、ささやかなストレス反応に耳を傾けられるようになり、その段階で対処できるようになれば、ストレスは私たちに悪さをすることは少ないからです。ストレス反応になかなか気づくことなく、対処することなく積もりに積もるとダークストレスの世界に囚われてしまいます。

ストレスの第4のキーワード「ホメオスタシス」

人は、多かれ少なかれ、自己のストレス反応に気づき、そのストレスを解消するための行動をとります。自己の内部環境の変化に気づいているから、そのような行動をとることができ、ダークストレスを解消できるわけです。

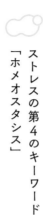

もちろん、自己のストレス反応に気づけるだけでは、ストレスとうまくつき合っているとはいえません。むしろ、気づいているだけ、注意を向けただけでは、余計ダークストレスを増長する可能性もあります。

ですから、ストレスとうまくつき合い、成長や幸せにつなげていくために、自己のストレス反応に気づくことは必要条件ではありますが、十分条件とはいえません。

ストレスを力に変えたり、ダークストレスを低減させたりするためには、やはり自己の身体内で起こるストレス反応のしくみに習うことが大変役に立ちます。そこで、ストレッサー、ストレス反応、ストレスに加えて、**恒常性（ホメオスタシス）**というしくみを紹介します。

私たちの身体には、確かに無意識に、自動的にストレス反応を引き起こすしくみがありますが、それと同じように、無意識に、自動的にストレス反応を緩和してくれるしくみも備わっています。

ストレス反応が起きている状態は、ちょうど身体内の随所の平衡状態が乱れた状態です。その**乱れた平衡状態を脳や身体の随所の働きによって、これまた無意識に、自動的に戻してくれる反応があり、このようなしくみを恒常性（ホメオスタシス）と呼びます。**

ですから、身体内で起こるストレス反応に対するこの恒常性のしくみを知ることで、私たちは意識的に自己のストレス反応へどう向き合えばいいかが見えてくるのです。

詳しくは、第2章で言及します。

なぜストレスシステムが私たちの身体に構築されたのか

なぜ私たちの身体内に、このようなストレスシステムが構築されているのでしょうか？　その役割と意義を考えていきたいと思います。**まず、ストレス反応が起こることで、そのストレッサーが自分にとってどういう存在なのか、ということを知らせてくれます。**

大きな銃声が近くで鳴っているのに、ストレス反応が引き起こされなければ、回避の行動が導かれず、その人の生存確率はグッと下がるでしょう。ストレス反応に伴って引き起こされる、恐怖や不安という情動にも意味があるのです。

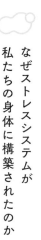

そして、ストレスシステムは、単にそれがどんな情報かを伝えるだけでなく、記憶システムにも影響を与えます。自己のストレス反応を導くような情報や刺激は、脳に記憶として保存しておいたほうが生存確率を高めます。ですから、**ストレス反応が引き起こされるような状態では、ある種の学習（記憶定着）が進みます。**

これが、思い出したくもないことを強く脳にこびりつかせ、ときに私たちを苦しめ

ストレスシステムが生命を守る

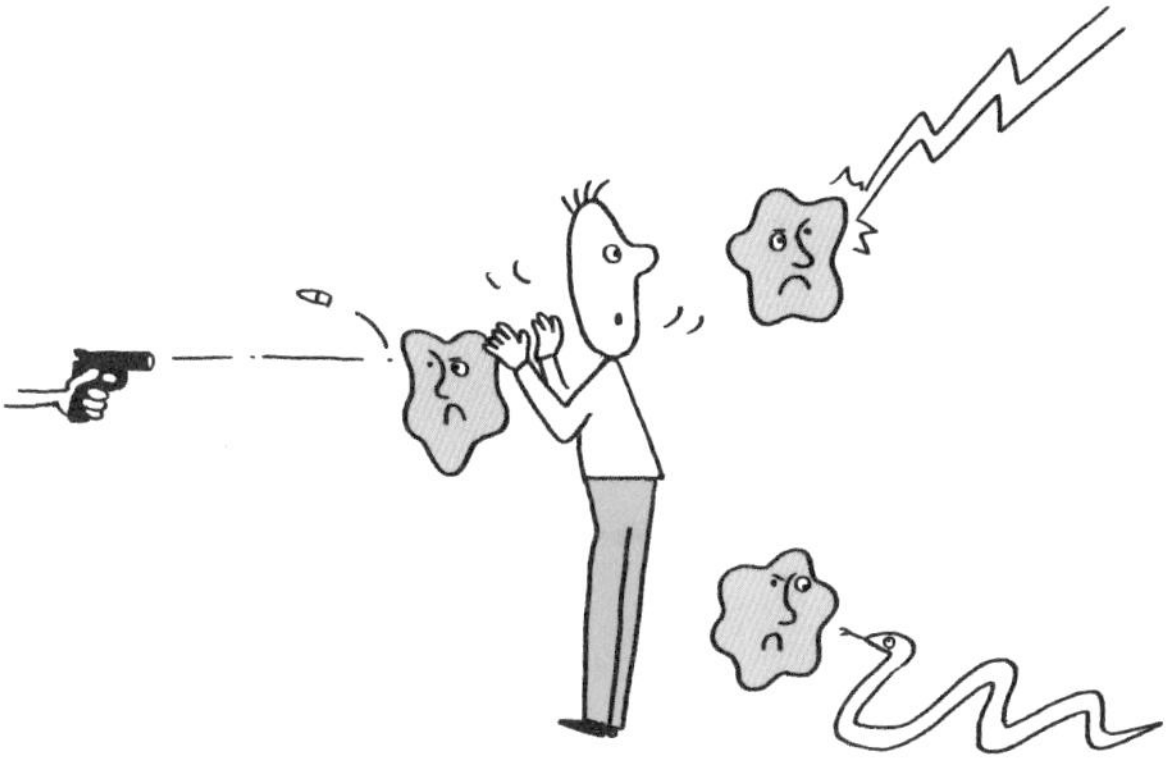

ることにもなるのですが、**生物としては、自己にストレス反応を導くようなことを脳に記憶として定着させておくのは、次に同じような情報や刺激が脳に入力されたとき、素早く対応できるように反応速度を高めるため**なのです。

そして人間の場合、この記憶をもとに予測や推測を立てることができます。未然にどう対処するのかということまでも予測することが可能となるのです。このようなリスクジャッジメントの脳機能も、ストレスシステムがあるからこそなしえる情報処理といえます。

それはすべて、私たちの生存確率を高めるために備わっています。生物がもち合わせるプログラムのなかでも、もっとも強く反映されるものが、生命維持のためのプログラムです。この**ストレスシステムは、基本的には私たち人間の生命を守るために存在しているといっても過言ではない**でしょう。

生命維持のために大切なストレスシステムが誤作動を起こしてしまうと、当然、私たちの生命を脅かすことにもつながります。だからこそ、この大切なストレスシステムをいま一度、科学的に理解し、うまくつき合っていく道を模索することは、生命、人生を豊かにしていくうえでの、重要な足掛かりとなるのです。

私たちの身のまわりにある「4つのストレッサー」

ストレッサーには、外因性と内因性があるというお話をしましたが、外因性は、物理的ストレッサーと化学的ストレッサー、内因性は、生物的ストレッサーと心理的ストレッサーに分類されることが一般的です。本書では、主に**「心理的ストレッサー」**について扱いますが、簡単にそのほかのストレッサーも紹介しておきます。

「物理的ストレッサー」とは、接触、寒冷刺激、痛み信号、光や音などの波長などによる触覚、視覚、聴覚に訴えるストレッサーのことを指します。**「化学的ストレッサー」**は、味覚や嗅覚に訴えかけるような化学分子によるストレッサーを指します。また**「生物的ストレッサー」**とは、炎症や感染などによるストレス反応、あるいは空腹などで生じるストレス反応もこの類になります。

物理的、化学的、生物的ストレッサーに関して、今回押さえていただきたいことは、これらのストレッサーがみなさんの身のまわりに存在していると、これらのストレッサーに私たちの注意が独占されてしまいやすいということです。これまで説明してきたように、私たちが注意を向けることのできる対象は限定的だからです。

まわりがうるさい、体調が悪い、そんな状態だと、当然それらのシグナルに私たちの注意が奪われ、本来向けたい情報に注意が向けにくいということを知っておく必要があります。すなわち集中しづらく、パフォーマンスが発揮されづらいということです。

ですから、心理的ストレッサーとうまくつき合い、成長、幸せを実現していくためには、その前提として、環境やコンディションを整え、物理的、化学的、生物的ストレッサーをうまくマネジメントする必要があります。

しかし一方で、**物理的、化学的、生物的ストレッサーなどはその刺激が過剰でなければ、ハビチュエーション（慣れる）するという特徴をもっています。**（※10）それは、信号の入力がある程度一定であり、それに生体が適応していくためと考えられています。

また、環境やコンディションが一定ではなく乱れたとしても、意識的なトップダウン注意（33ページ）、心がけのありようによっては、自己のやるべきことに集中することも可能です。

しかし、できることなら自己の環境やコンディションを自分自身で整えて、心理的ストレッサーと向き合い、ストレスを力に変えることに注意の対象を注ぎたいものです。

「心理的ストレッサー」に慣れはない、むしろ増幅する

体調や環境が乱れると、そちらに気をとられることによって、自己の心理的スト

レッサーにもうまく向き合えないため、心理的ストレス反応が増幅していく可能性があります。また、心理的ストレッサーは、体験により書き込まれる記憶がベースであり、単純な信号の入力というわけではないため、「慣れる」ことが難しいといわれています。

実際にマウスにおける実験では、物理的（電気）ストレッサーには慣れが見られ、繰り返しの刺激に伴い、ストレス反応（ノルアドレナリンの分泌）が低減することが確認されていますが、**心理的（恐怖や不安）ストレッサーの場合は、慣れるどころかストレス反応が増幅していくことが確認されています。**（※11）

心理的なストレスは、恐怖や不安の体験という多面的な情報が関与し、そのことが脳の神経細胞に書き込まれ記憶となります。強い心理的ストレス反応を示せば示すだけ、海馬におけるエピソード記憶と、扁桃体における感情記憶に強く書き込まれます。そうすると、そのストレス体験が終わったあとも、その出来事が気になり、思い返してしまいます。

まさに自分の限られた注意の対象が、その嫌な出来事に囚われる瞬間です。**そしてさらに悪いことに、その嫌な出来事を思い返すたびに、その記憶は強くなるのです。**

心理的ストレッサーが増幅するしくみ

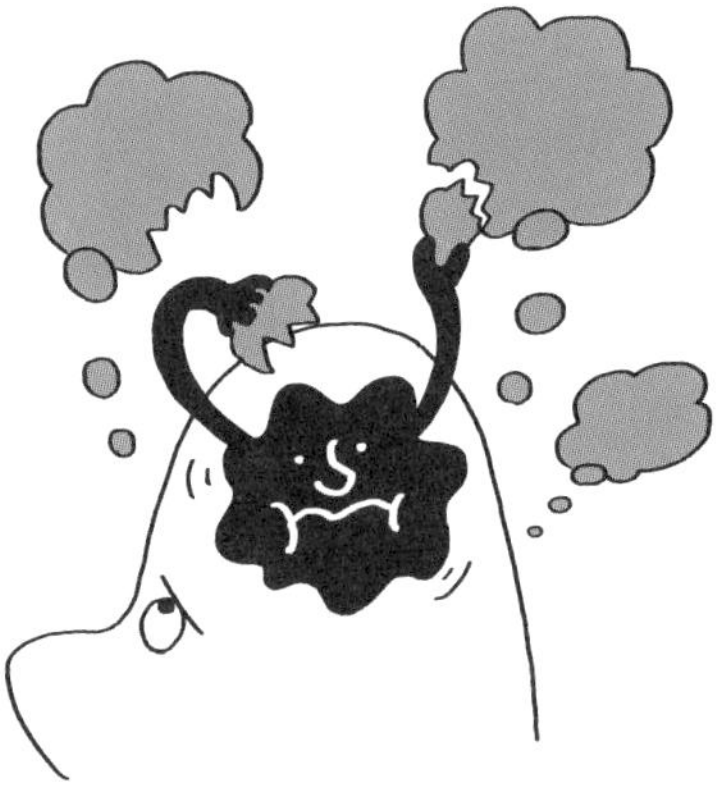

なぜなら、「Use it or Lose it」の原則が働くからです。

さらに、脳で思い返される記憶は必ずしも正確でありませんし、脳にはほかの情報も保存されていますから、その嫌な記憶を脚色したり、尾ひれをつけたりして、嫌な出来事の記憶をますます強固に増幅させる可能性があるのです。

このようなネガティビティバイアスにより、無意識に負のスパイラルに入ることはとても危険です。**自分の脳のなかに自分でネガティブな情景を表現しては、その情報を脳の記憶に書き込み、自分のなかにネガティブな存在を居座らせる**のです。

だからこそ、ストレス反応が起きたら、

その状態に気づき、何らかの対処をするか、早めにその記憶を手放すことが重要になってきます。

ダークストレスその1：「慢性的なストレス」にご用心

ダークストレスの1つに、「慢性的なストレス反応」というものがあります。必要なときに起こる必要なストレス反応は私たちのパフォーマンスを高め、学びを強固にしてくれますが、途切れない、慢性的なストレス反応は、私たちの心身を蝕む可能性が大いにあります。慢性的なストレスとは、たとえ過剰なストレスでなくても、つねにストレスを抱えているような状態です。

慢性的なストレス反応により、コルチゾールというストレスホルモンが海馬に作用し続けると、海馬が萎縮するという研究もあり、これがうつ病などに関与していることが疑われています。（※12）

会社で、自信をもって時間をかけて心を込めて準備した資料を、ある上司によって、多くの人の前で馬鹿にされ笑われたとします。そんな経験をしたとき、当然多くの場合、ストレスを感じるでしょう。そのときだけストレスを感じ、それを学び、成長の糧にできればいいのですが、多くの場合は、その後もその上司の態度に悶々とするはずです。

その出来事を帰りの電車でも思い返し、また腹を立て、「なんであんな言い方しかできないんだ」とか、「そういえばこの前もこんなこといわれた」などと、意識せずとも脳のなかで、そんな情報処理をやってしまう。それでも、「あーこんなこと考えてもしょうがない、もっとほかのこと考えよう」とすぐに切り替えられればいいのですが、そんな自分に気づかずに思い返しては嫌な気持ちになり、どんどん嫌な体験の記憶を強固にし、増幅させることもあるはずです。

そして、家に帰りパートナーに慰めてもらおうとしても、ちょうど機嫌の悪かったパートナーに、「なんでそんな暗い話をするの、気分悪いわね」とむしろ蔑《ないがし》ろにされ、ますますストレスがたまり、ベッドについてもその出来事が回想され、目が冴えて眠れない。それがまたストレスとなり、そのまま出社。十分に睡眠がとれずにパフォーマンスが下がることもストレスになるし、出社すればあの悪魔のような上司がおり、見ただけで怒りが込み上げてストレスが高まる……。

　こんなことが繰り返されていくと、慢性的なストレスとなり、非常に危険です。だからこそ、そんな自分にまず気づくことが大切です。いまこの瞬間、冷静であるいまは、そうなってしまっても、なんとなくそんな自分に気づけそうだと思うかもしれませんが、**過剰なストレス反応を伴っている場合は、そのような自分に気づきづらい脳の状態**に入ってしまいます。

　ですから、**日ごろから、ストレス反応があまり高くない冷静なときにこそ、サリエンスネットワークを活用した自分の内部環境との対話や、軽微なストレス反応に注意を向けて、ストレス反応に気づくことが重要**となるのです。

　早めに気づくことができれば、早めにその記憶を手放すことができ、脳に強くこびりつきにくいですし、何かしらの対策を講じることができ、ダークストレスに蝕まれる可能性が低くなるからです。

「ストレス＝悪」という固定観念がストレスを増幅させる

面白い心理学の研究があります。

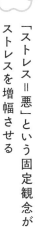

スタンフォード大学のアリア・クラム博士は、プラシーボ効果やマインドセットの研究を盛んに行っています。興味深い研究はいくつもあるのですが、そのなかでも**「ストレス＝悪」と考えることによって、実際にストレスレベルが高まる**という研究をしています。また、**「ストレス＝学び」というマインドセットをもつことによってストレスレベルが低下する**ことも同時に報告されています。（※13）

この実験により、ストレスをポジティブに捉えることの重要性が認識されるようになりました。ただし重要なのは、実験環境と現実を照らし合わせて考察することです。実験では「ストレス＝学び」ということをビデオで学習したあとに実験を行ったため、「ストレス＝学び」という情報が脳に残っており、その情報がストレスレベルを低下させたと考えられるからです。

日常生活において、わざわざ「ストレス＝学び」ということを実験室のように教え

「ストレス＝学び」というマインドセット

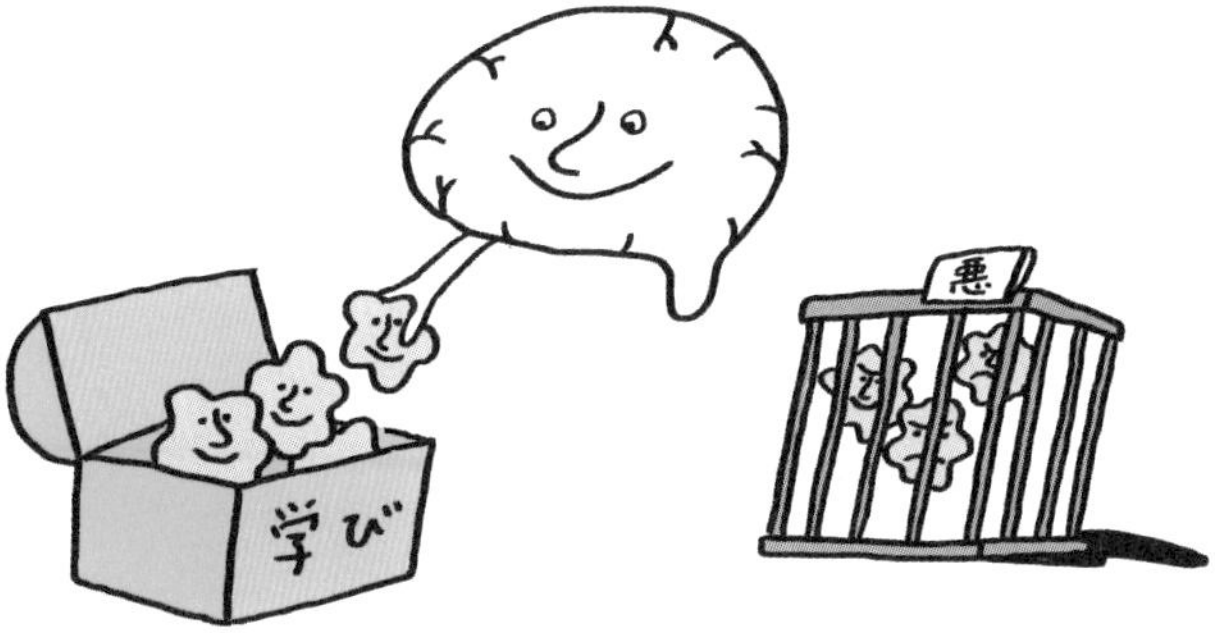

てくれる環境は、ほぼありません。すなわち脳に「ストレス＝学び」という情報が残っていない状態であることがほとんどです。むしろ、「ストレス＝悪」という情報のほうが強く脳には眠っているはずです。

さらに、ストレス反応は突然やってきますから、そんなとき脳の多くは「ストレス＝悪」、つまりストレスを煙たいものとして反応してしまうことでしょう。「ストレス＝学び」という情報はすぐには引き出されません。

「ストレス＝悪」という固定観念を覆すには「反復」しかない

アリア・クラム博士の実験は、本当に重要なことを教えてくれています。脳に「ストレス＝学び」という情報があれば、ストレスレベルが低減し、さらに成長に向かうということを教えてくれるからです。

その知恵を日常生活で本当に活用するには、ただ単に「ストレス＝学び」と思うことが大事なのだという簡単な理解ではなく、「ストレス＝学び」ということを、自分の脳に強い記憶として保持させておく必要があります。その強い記憶を脳にもっていない限り、実際の反応にはなかなか現れません。すなわち、浅い理解だけでは、机上の空論となり、実践されないのです。

少なくとも、心から「ストレス＝学び」という記憶が強く脳に刻まれていなくてはなりません。そのため、**日ごろから、自己のストレスと向き合い、いかにそれが自己の学びになっているのか、成長やパフォーマンスにポジティブに作用しているのか、その繰り返しの自己内省による「ストレス＝学び」の記憶を強く育んでいく必要があ**

ります。

そのためには、85ページで紹介する〈エクササイズ2〉のような振り返りを、日々のなかで時間をとって実践することが重要です。私たちの思考や行動は、繰り返し行われ、強い記憶になったものが優先的に使われ、振る舞いに現れます。表面的に知るだけでは、人は変わりません。深い、強い体験と紐づいた記憶が、私たちの言動、ありようを変えてくれるのです。

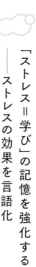

「ストレス＝学び」の記憶を強化する
――ストレスの効果を言語化

きっと誰しもが、ストレスの恩恵を受け、パフォーマンスを高めたり、何かを成し遂げ、喜びや幸せを感じたりした経験があるはずです。そのことを、「ストレス＝学び」として、しっかりと脳に認識、学習（記憶化）させていくことが、ストレスとうまくつき合っていくうえでは欠かせません。

ここでまずストレスの恩恵を、言語化してみましょう。「私のストレスの恩恵といえば、これ！」という少し具体的な物語を、まず1つ〈エクササイズ2〉の問いを参考にしながら書いてみてください。

主人公は、当然みなさん自身です。そして、その物語をより客観的に脳に認識させるために、「私は」と一人称で書くのではなく、自分の名前に「さん」や「くん」「ちゃん」などをつけて書いてみてください。

苦難や挑戦の度合いは、気にする必要はありません。他人と比較する必要もまったくありません。大それたストーリーにする必要もありません。自分が苦難と感じたことに挑戦し、それを乗り越えたというエピソードを思い返し、「ストレスもじつは、これまでの人生で自分を支えてくれていた」ということを脳に学習してもらうことが目的です。

書くときのポイントは、「心を込めて」書くことです。「陳腐な」と思われるかも知れませんが、本当に心を込めて書くことが重要です。心を込めて書くとは、間違いのない正しいことを書くことではなく、感情を込めて書くことです。

誤字脱字などの体裁は気にせず、書いているエピソードを脳内でありありと思い出し、加えてそのときどのように感じていたのか、その**感情記憶も引き出しながら書く**

EXERCISE 02

ストレスの効果を言語化するステップ

次のポイントを意識して、物語をつくってみましょう。

1 これまでの人生で、大きなストレスやプレッシャーのなか成し遂げられたこと、達成できたことはどんなことですか？
2 それをやり遂げた瞬間、どんな感情が芽生えましたか？
3 その過程で、どんな苦難、挑戦、ストレスがありましたか？
4 その苦難、挑戦、ストレスの過程で、どんな感情が芽生えましたか？
5 そのようなストレスのなか、どうやって自分を前に向かせることができたのでしょうか？　誰かの支えもありましたか？
6 最後に、この一連の苦難、挑戦、ストレス、前を向いた自分、支えてくれた人に、「ありがとう」を伝えて締めくくってみてください。

ことがポイントです。

感情を込めて書くことで、ストレスと歩んできたエピソードは、単に苦しいものではなく、ポジティブな側面もあったということが、脳の情報、脳の記憶として書き込まれていきます。

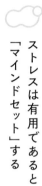

ストレスは有用であると「マインドセット」する

これまでもアリア・クラム博士をはじめとする、多くの心理学者が、ストレスは必ずしも悪いものではなく、成長のためにとても大切な要素であること、そして、そのことをマインドセットにもつことがストレスを力に変えるために大切であることを教えてくれています。

しかし、マインドセットを「もつ」というよりも、マインドセットに「する」という表現のほうが正確かもしれません。なぜなら、マインドセットをもつというと、ある瞬間に、こんなふうに考えよう、と意識をもたせるようなニュアンスがありますが、

「マインドセットをもつ」とは？

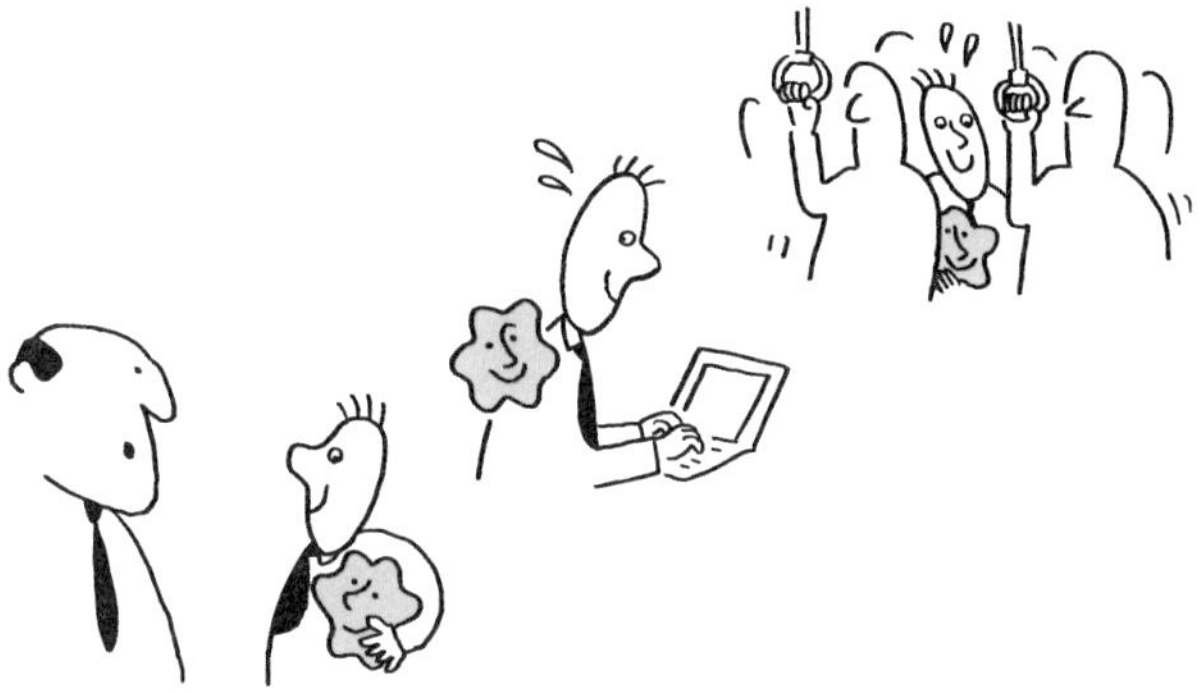

実際ストレス反応が起きたときは、このような意識的な介入というのが難しいからです。

ではどうしたらいいかというと、ストレスが自分の役に立つということを、脳が無意識レベルでも認識した状態にする必要があります。だからこそ、ストレスは有用であるというマインドセットをもつよりも、そういうマインドセットにするほうが重要なのです。

実際に、ストレスが有用であると心がけている状態と、ストレスが有用であるとマインドセットになった状態では、脳の情報処理の仕方が異なります。

「セントラルエグゼクティブネットワーク」vs「デフォルトモードネットワーク」

ストレスが私たちの成長に役立つと意識している状態、あるいはそう心がけている状態は、脳のセントラルエグゼクティブネットワークという部分を活用した状態です。**「セントラルエグゼクティブネットワーク」は、エグゼクティブとつくぐらいですから、脳の司令塔に当たります。私たちが意識的に注意を向けたり、意図したことを考えたりするときに活用される脳のネットワークです。**（※14）

ですから、ストレスは有用である、と意識しようとしている状態は、まさにこのセントラルエグゼクティブネットワークによって、その情報を引き出そうとしている状態に当たるわけです。

このセントラルエグゼクティブネットワークと対照的に活用されるネットワークがデフォルトモードネットワークというネットワークです。デフォルトと名前につくくらいですから、もとからもち合わせている意味合いが感じとれるはずです。

「デフォルトモードネットワーク」は、脳に染みついている長期記憶によってドライ

ブする（導かれる）ネットワークです。強く自分の記憶として残っているものが、無意識に近い状態で、自分の思考や行動を導いてくれるときに働きます。

たとえば、私には行きつけのカフェがあります。そのカフェに何気なく入って、コーヒーをオーダーすると、とくに意識せずともいつも同じ席に向かっています。きっとみなさんにも似たような経験があると思いますが、不思議ではありませんか？

これはデフォルトモードネットワークによる私たちの行動に当たります。

最初のうちは、「どこがいいかな」なんて考えながら、「あっちの席にしてみよう」と思ったりして、セントラルエグゼクティブネットワークを活用していたはずですが、何回か通っているうちに、「この席が落ち着けて心地いいな」ということが、脳に記憶として刻まれていきます。すると、その記憶ベースの行動・意思決定が行われ、セントラルエグゼクティブネットワークではなく、デフォルトモードネットワークが情報処理をしてくれて、知らず知らずのうちにいつもの席に導いてくれるのです。

通勤・通学も最初のころは「ここで曲がるのかな？」というように意識的に注意を払っていたでしょうが、何回か通えば、もう意識せずとも記憶が自分を誘導してくれるようになるはずです。これが、記憶ベースに落ちた状態、すなわち考え方や言動のあり方が自分のものになっている状態です。

ストレスは有用であるというこの考え方を、このデフォルトモードネットワークで処理してもらうことが、ストレスを力に変え、成長のワンピースにし、幸せに気づきやすくするためには重要です。なぜなら、第2章で詳しくお話ししますが、過剰にストレス反応したときは、「ストレス＝学び」を活用したくても、セントラルエグゼクティブネットワークが機能しないことが多いからです。

だからこそ、ストレスが私たちの成長に有用であることを日々脳に届けて、強い記憶痕跡にしていく必要があります。その日々の積み重ねが、たとえ強いストレス反応があったとしても、無意識に近い形で「ストレス＝学び」と処理し、自然と前を向かせてくれる、そんな脳を育むのです。その**準備は、ストレスが起こったときではなく、ストレスが起きていないときに、繰り返し行う必要がある**のです。

ストレスに苦しめられてからストレスと向き合うのではなく、ストレスに苦しめられていないうちから、ストレスと仲良くしておくことが、いざ大きなストレスと向き合ったときに役に立つのです。

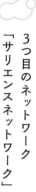

3つ目のネットワーク「サリエンスネットワーク」

「ストレスが私たちを成長させてくれる」というような新しい学びを脳に導入してくれるのは、司令塔であるセントラルエグゼクティブネットワークの役割です。新しい学びの導き手であり、脳に強い記憶として定着するまで見張ってくれるのです。その導きと監視がなければ、人はいままでと同じ、すなわち「ストレス＝悪」という脳の情報処理を優先します。使い慣れたぶんだけ、その脳回路のほうが神経細胞として成熟しており、エネルギー的に楽なのです。

慣れない考え方や行動は、その神経回路が未熟であり、エネルギー効率が悪く、脳がモヤモヤとしてしまいます。そうすると、楽ないつもの考え方に戻ってしまいます。楽な考え方というのは、使い慣れた強い記憶、デフォルトモードネットワークによるものです。**デフォルトモードネットワークが無意識的で、自然な反応に近いのは、使い込まれているから**です。

もちろん、デフォルトモードがいいとかセントラルエグゼクティブがいいという話

3つのネットワークの違い

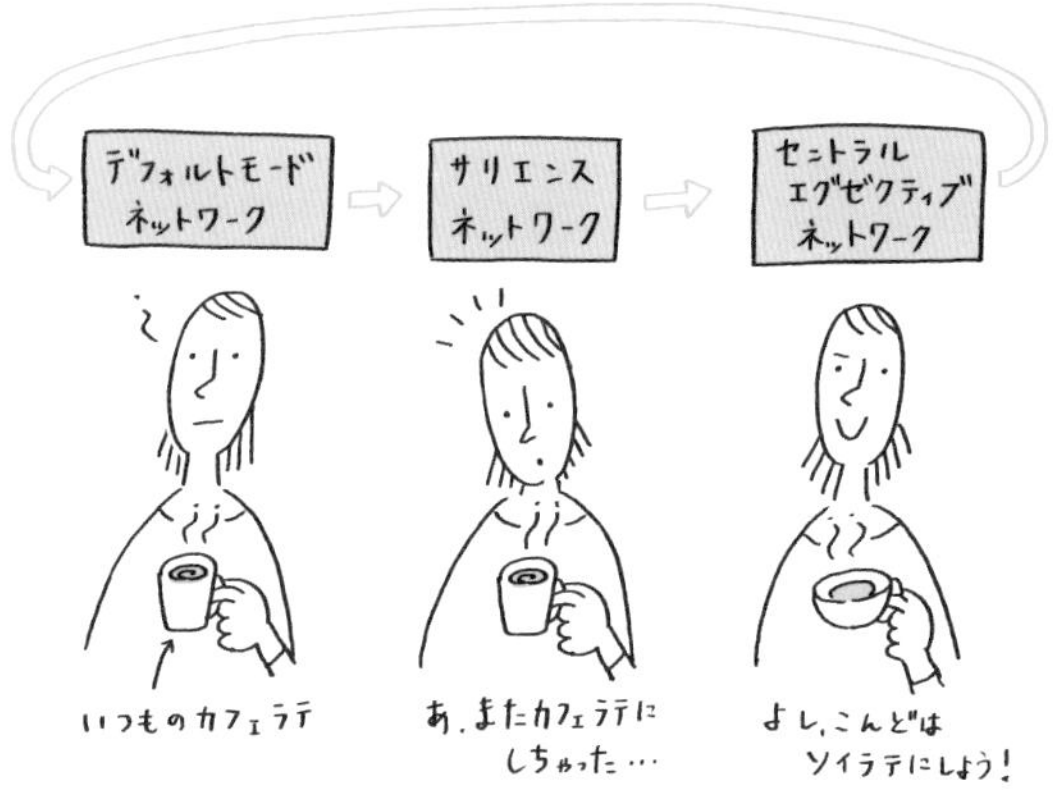
デフォルトモードネットワーク
サリエンスネットワーク
セントラルエグゼクティブネットワーク
いつものカフェラテ
あ、またカフェラテにしちゃった…
よし、こんどはソイラテにしよう！

ではありません。それぞれの役割を認識し、どんな情報を選択し、どんな情報をどんなふうに処理してもらいたいのかを選択するのは私たち自身です。

ストレス反応に関しては、ストレスは私たちを苦しめるものという記憶が圧倒的に強く形成されているでしょう。デフォルトモードネットワークによって自然と、ストレスはネガティブなものとして反応しています。

ストレスはよくないものとラベリングし、無意識に反応してしまっている自分に気づかせてくれるのが、このセントラルエグゼクティブネットワークとデフォルトモードネットワークの間に位置し、それぞ

れのネットワークを切り替える役割を果たす「サリエンスネットワーク」なのです。

序章の冒頭から、自己の内部環境の反応に気づくことがいかに大切かということをお話ししてきました。

それは、ストレスがネガティブなものであるという強い記憶によるデフォルトモードネットワークの反応にサリエンスネットワークで気づき、「ああ、ストレスは役に立つのだ」とセントラルエグゼクティブネットワークによって意識的にトップダウンの注意を介在させ、その繰り返しによって、徐々に、ストレスが有用であるという情報が脳に蓄積（記憶痕跡化）され、やがてデフォルトモードネットワークで優先的にストレスが私たちを成長させてくれるという情報処理がなされるようにするためです。これが本当の意味での、「ストレス＝学び」という学びが定着した状態といえるのです。

「身体的ルーティン」でストレスを味方につける

第1章では、細かいストレス反応のしくみではなく、大きな視点でそのネットワークからストレスの理解を深めていただきました。最後に、**自分自身がストレス反応を示したときに、「ストレスは有用である」ということを、脳により強固に学習させ、かつストレス反応を適度に保つためのコツ**をお伝えしたいと思います。

「ルーティン」という言葉を聞いたことがある人も多いと思います。日本語訳では、「決まり切った仕事」という無味乾燥な言葉になりますが、**毎回毎回同じようなことをしていくルーティンによって、デフォルトモードネットワークで処理できるようになる効果がある**のです。

ルーティンは準備です。毎日、決まったことを心を込めて実行していると、その行為を拠りどころとして、自己の状態を一定に、ありたい状態に導いてくれる確率を高めます。ストレスを力に変えていくための、自分ならではのルーティンを形成していくことはじつに有意義です。

ルーティンといえば、まず多くの人がイチロー選手を思い浮かべるのではないでしょうか。ネクストバッターズサークルから投手に立ち向かうまで、一糸乱れぬ、彼ならではのルーティン。そしてイチロー選手の場合は、球場入りしていない毎日にも多くのルーティンがあると聞いたことがあります。

いずれにせよ、**有用なルーティンをもつことは、それだけ有用な多くの情報をデフォルトモードネットワークで処理させることにつながります。その処理速度は速くて効率的であり、かつそれゆえに、セントラルエグゼクティブネットワークは新しい学びに脳のリソースを割くことができる**わけです。

ポイントは、ストレス反応のない日常で、そのルーティンが脳に染み込むまで繰り返すことです。そうでないと、いざというときに脳で作動することはありません。

「同時発火された神経細胞は結びつく」原則を利用する

ここでは、自分がストレス反応をしていることに気づいたときに、ストレスを味方につけるためのルーティンを自分自身でつくってみましょう。

ルーティンをつくるうえで重要なポイントは、ユニークbutイージーです。必ずしも簡単な動作でなくてもいいのですが、ルーティンの習得には時間がかかるため、最初は簡単な行動を伴うルーティンがおすすめです。

しかし必ず守っていただきたいのは、独創性、ユニーク性です。イチロー選手の振る舞い、ラグビーの五郎丸選手のルーティン、どれもかなり独特です。独特、ユニーク性とは、ふだんはあまりやらない、行動、身体的な動きのことを指しています。

なぜこれが重要かというと、これからその独特な動きと「ストレスは私たちの成長に役立つ」という情報を脳のなかにワイヤリングして学習（記憶化）してもらうからです。いつもどこかほかのところでやるような身体的な動きだと、脳はその動作が何のための動作であるのかがわからず、ルーティンの効果が発揮されないのです。

神経科学の大原則に「Neurons that fire together wire together」という言葉があります。「同時発火された神経細胞は結びつく」というような訳になります。**脳のなかで同時に発動された情報は、その該当する神経細胞同士が結びつく**ということです。これは神経科学でも細胞と分子レベルで確認されています。

しかし、このことは古くから心理学で有名なパブロフの犬の実験でも説明されていました。ワンちゃんにお肉を見せるとよだれを垂らします。鈴の音を聞かせても当然よだれを垂らしません。しかし、お肉を見せながら「同時に」鈴の音を聞かせることを繰り返すと、そのうち、そのワンちゃんは鈴の音だけでよだれを垂らすようになり

同時発火された神経細胞は結びつく

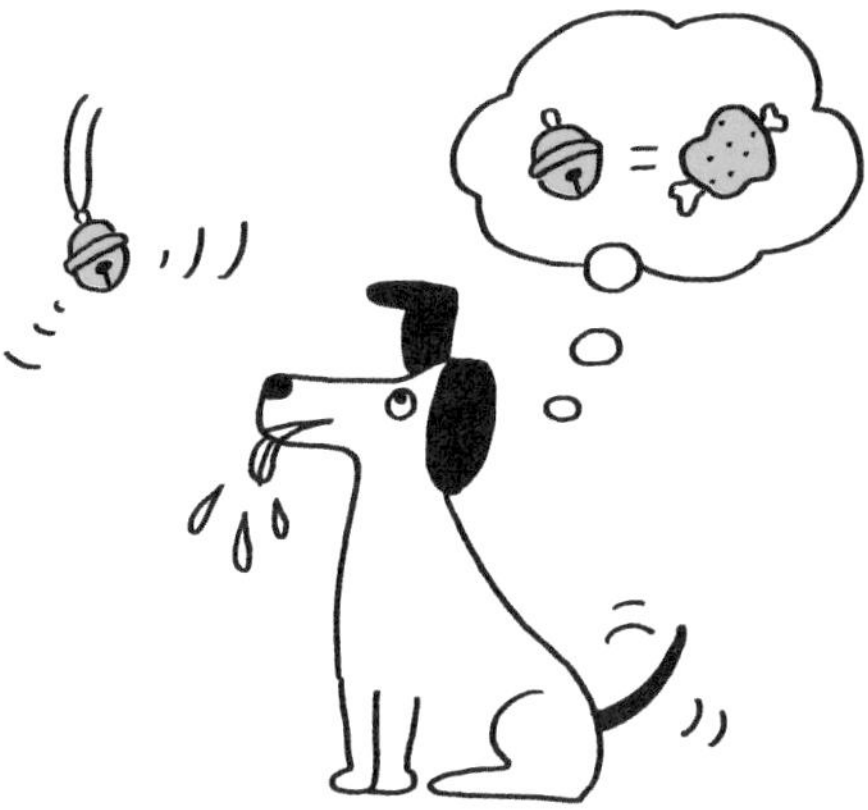

ます。

　これは鈴の音を聞く神経回路と、肉のビジュアルを見る神経回路が「同時に(together)」活性化されているため、お肉からよだれという回路に、鈴の音からよだれという回路も形成されたのです。

　この原理を応用し、自分自身がストレス反応をしたときに、適度なストレスに保つために、どんな身体的なユニークな行動をしたらいいのか、ということを考えてみてください。そして、その身体的な行動を表現する際に、「ストレスは私たちを大きく成長させてくれる。ありがとう」と心から唱えることを忘れずにやってみてください。

　この通りの文言でなくてもかまいません

が、自分自身が、ストレスに前向きになれる言葉、心からそう思える言葉を選択してください。そして、その言葉と身体的な所作が整ったなら、それを毎日10秒程度でいいですから、繰り返してみてください。

クリスチャンの方などがする、神様へ感謝を述べるようなクロスを切る動きは、ふだんはやらない所作の1つなので、そのような動きと連動させてもいいかもしれません。もしくは、たとえば右手を胸に当てて目を閉じ、少し上を向いて軽く息を吸って長く息を吐く、といった動作でもふだんこのような一連の動作はないでしょうから、これもいいでしょう。

自分がストレス反応したときに、それを適度に保つためのルーティンをつくり、ご自身の一部になるまで、すなわちデフォルトモードネットワークで処理されるようになるまで、繰り返し楽しみながら、ストレスのよい面も味わいながらやってみてください。

少し脱線しますが、こう考えてみると、三三七拍子、二礼二拍手一礼、手のひらに人と書く、おまじない、ジンクス、お茶の作法などなど、独特な動きのなかには、神聖な奥深い意味があるように思えます。しかし、重要なことは、そのときの脳の使い方です。

　どんな自己の状態、どんな情報と紐づけてこのような独特な身体的な運動をするのか、そこにポイントがあります。その価値がわからないと、表面的な所作だけ導入し、形骸化したものになってしまいます。すると、本来の効果は引き出せません。だからこそ思いをもって、心を込めて、その所作を導入し、繰り返すことがいかに大切なのかということにも、理解を深めていただけたなら幸いです。

EXERCISE 03

ストレス反応に気づいたときの「身体的ルーティン」をつくる

次のポイントを意識して、自分なりのルーティンをつくり、繰り返し行ってみましょう。

1. 独創性のあるユニークな動作であること。
2. 最初は習得にあまり時間のかからない簡単な動作がおすすめ。
3. その動作をする際、「ストレスは私たちを大きく成長させてくれる。ありがとう」というようなストレスに前向きになれる言葉を心から唱えること。
4. 毎日10秒でもいいから繰り返し行うこと。
5. 心を込めて行うこと。
6. ストレスを感じたらこのルーティンを行うことを続けること。

第2章

ダークストレスを和らげる

——脳や身体がもつ性質を科学的に利用する

ダークストレスとのつき合い方
――ダークストレスの芽を摘む、すばやく対処する

ストレスと「心理的安全性」の関係

第1章において、ダークストレスの1つとして慢性的なストレス反応を紹介しましたが、もう1つ、避けたほうが賢明なダークストレスがあります。それは、「過剰なストレス反応」です。

慢性的なストレス反応とは、時間的に長く継続するストレス反応ですが、**過剰なストレス反応とは、ある一時点において、脳内、身体内の平衡状態が大きく乱れた状態**を指します。

過剰なストレス反応自体も、生物的には意味のある反応ではありますが、現代社会

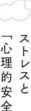

では不必要に反応してしまっているケースも多いため、うまくつき合っていく必要があるのです。

過剰なストレス状態は、私たちを心理的危険状態に追いやります。使われる脳のシステムが心理的安全状態とはガラッと変わってしまうのです。だからこそ、世界を代表する企業、グーグルなどにおいても、チームにおける**「心理的安全性」**の形成を重要視しているのでしょう。

105ページの図は、2009年と少し古いですが、『ネイチャー誌』から発表されたよく引用されるストレスに関する論文から、少しわかりやすいように噛み砕いてイラスト化したものです。(※15)

上の図はストレス反応が過剰な状態、下の図はストレス反応が適度に作用している状態を表しています。ぱっと見でもおわかりいただけるように、使われる脳のシステムがだいぶ異なるのです。

ここでいう、**ストレス反応が過剰というのは、ストレスホルモンの一種であるコルチゾールという化学物質の合成量が1つの目安**になっています。このコルチゾールは、脳の指令を経由して副腎皮質と呼ばれる、脇腹あたりにある場所から合成され、また血液に乗って、脳にフィードバックされます。

このとき、扁桃体という脳の部位にもこのコルチゾールがフィードバックされるのですが、あるAというタイプの受容体のみに受けとられている程度のときには、ストレスフィードバックが適度な状態です。ところが、Aという受容体が埋め尽くされ、Aより受容しづらいBという受容体にまでコルチゾールが受けとられ始めると、いよいよコルチゾールレベル、すなわちストレス反応レベルが過剰であると扁桃体が受けとり、扁桃体が強く反応して強い恐怖や不安の状態を引き起こし、その場から回避するための反応を誘導するのです。

その際の脳の特徴は、『ネイチャー誌』の言葉を借りれば、「Loss of Prefrontal Regulation」、すなわち**「前頭前皮質の統制機能を失う」**ということです。前頭前皮質は、セントラルエグゼクティブネットワークなどを含み、意識的なトップダウンの思考などの役割を担っています。要するに**ストレス反応が過剰なときは、「考えている場合じゃない、とにかく逃げろ（場合によっては戦え）」というのが、私たちの脳の選択**となります。

本当に逃げなければいけないような、生死を分かつ場面においては、このような反

ストレス反応が過剰な状態の脳と
ストレス反応が適切な状態の脳の違い

心理的危険状態
ストレス反応が過剰な状態

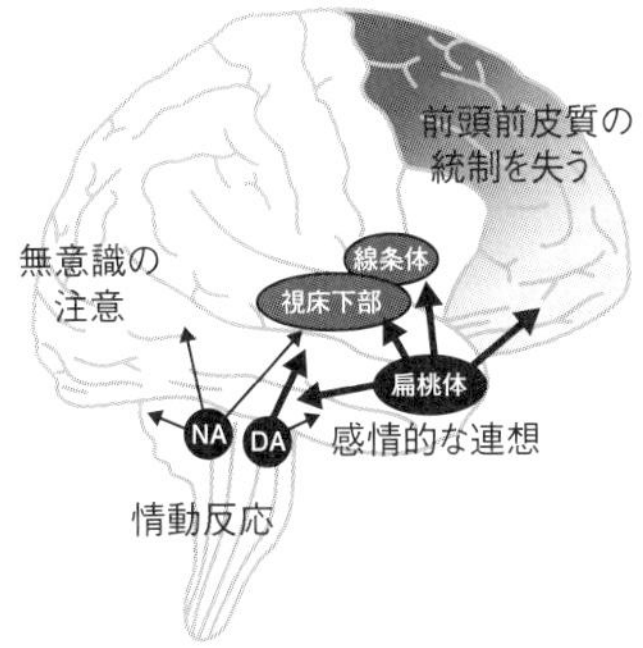

心理的安全状態
ストレス反応が適度な状態

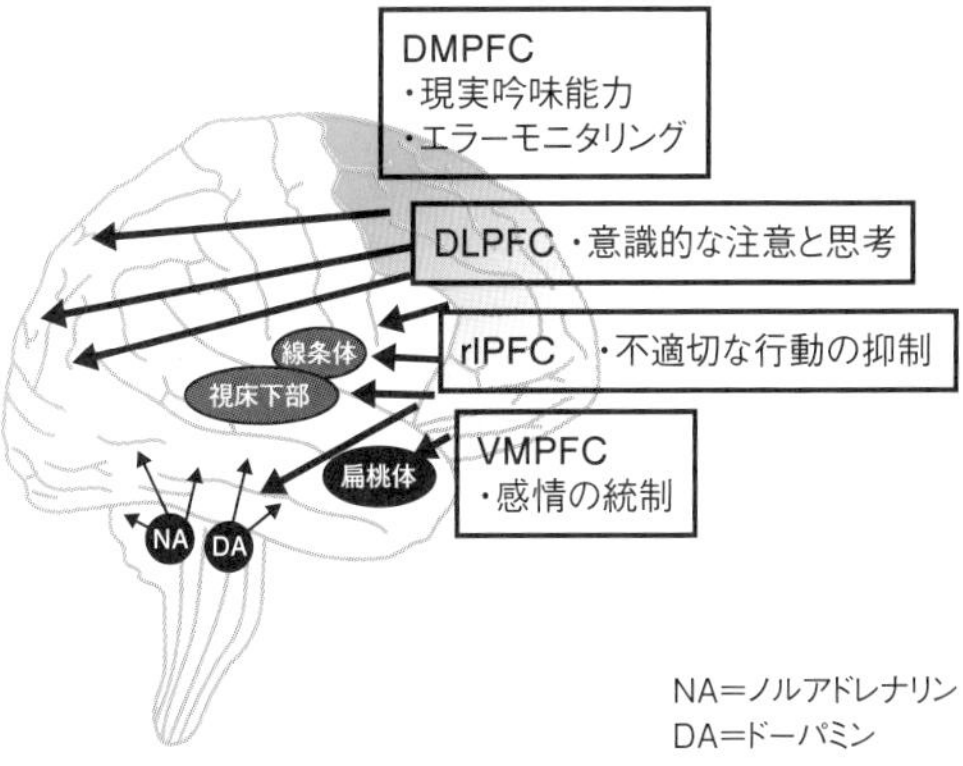

出典：Arnsten AFT. Stress signaling pathways that impair prefrontal cortex structure and function. *Nat Rev Neurosci.* 2009; 10(6):410-422. doi:10.1038/nrn2648

応はとても大切で、それが私たちの生存確率を高めてくれます。

しかし、このような反応が、たとえば大事な試験や大事なプレゼンの際にも引き起こされてしまい、私たちのパフォーマンスを下げてしまうこともよくあるのです。だからこそ、現代社会において少し過剰に反応しがちなこのストレス反応とうまくつき合っていくことが重要なのです。

ちなみに、この『ネイチャー誌』が引用している前頭前皮質の機能は、そのすべてではありませんが、過剰なストレス反応によってどのような機能を失いうるのか、ということの参考のために紹介しておきます。

前頭前皮質（Prefrontal Cortex）は、たいてい**ＰＦＣ**と略されます。図中に**ＤＬＰＦＣ**とか**ｒｌＰＦＣ**と書かれているのは、どれもＰＦＣ、つまり前頭前皮質です。ＤＬやｒｌというのは、さらに前頭前皮質の細かい部位を説明しています。たとえば、ｒはrostoro、前側の意味があり、ｌはlateral、側面の意味があります。細かいことを覚える必要はないので、前頭前皮質にもいろいろなパーツがあって、それぞれ機能が違うということさえご理解いただければ十分です。

たとえば、このＤＬＰＦＣという脳部位は、「top-down guidance of attention and

thought」と説明されています。**トップダウンの意識的な注意や思考（トップダウン注意）を司る部位**です。私たちが意図したものに注意を向け、見ることができるのは、DLPFCがあるからです。そして、考えようと思ったことを考えられるのも、このDLPFCのおかげなのです。

しかしながら過剰なストレス反応を引き起こすと、このDLPFCの機能が失われるわけですから、自分が意図したところに注意が向きませんし、意図した思考ができなくなるのです。

過剰なストレス反応はたとえ一瞬でも脳で増幅する

では、どんなところに注意が向くのか？　当然、ストレス反応が過剰になるくらいですから、ますますネガティビティバイアスが強く作用し、ネガティブな情報に注意の焦点が独占されてしまいます。

ネガティブなインパクトが大きければ大きいほど、たとえその出来事が一瞬であったとしても、私たちの脳に大きな影響を与えてしまうのは、それだけ過剰なストレス反応を導き、その出来事が脳に記憶として強く形成されやすいからです。たとえ、**実現象としての出来事は一瞬でも、脳のなかで、何度もそのシーンを蘇らせ、記憶を引き出すたびに、その記憶はどんどん強固なものになっていく**のです。

記憶が強固になる原則は、その記憶が引き出される（使われる）か否かでしかありません。「Use it or Lose it」の原則です。こうしてネガティブインパクトの強い出来事は、私たちをネガティブな世界に投獄し、それが結果的に慢性的なストレス状態と化して、ときに私たちを危険な状態に導いてしまうのです。

このようにして、インパクトの大きいネガティブな体験は、トラウマなどを引き起こします。その医療現場での実態や科学的説明は、トラウマ研究の世界的第一人者、ベッセル・ヴァン・デア・コーク氏の『身体はトラウマを記録する』という本に懇切丁寧に記載されています。ご興味のある方にはおすすめです。

きつく怒鳴りつけても相手に届かない科学的な理由

また、過剰なストレス状態は、注意の方向性を乱れさせるだけでなく、意図した思考も停止させます。極度な緊張下で、頭が真っ白になった経験や、頭が回らない感覚になったことはないでしょうか？　これは正しくは、ＤＬＰＦＣの機能を活用できず、思考が停止してしまっているような状態です。**過剰なストレス反応は、思考停止を導く**のです。

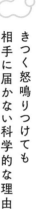

職場で上司が部下に、学校で先生が生徒に、家庭で親が子どもに、きつく怒鳴りつける場面があります。両者の関係性が不明瞭な状態ですから、一概に、怒鳴りつけること自体がダメと決めつけることはできませんが、多くの場合、このような状況では負のスパイラルが形成されます。

基本的には、上司も先生も親も、部下や生徒や子どものために、怒鳴りつけています。その人の学びのために怒鳴りつけているという人がほとんどです。怒るほうも、かなりのエネルギーを使ってさぞかし大変なことでしょう。思いがあるからこそ怒ることができるともいえます。

しかしながら、もしその**怒鳴りつけによって聞き手が過剰なストレス反応状態に誘導されていたとするならば、残念なことに、話し手、すなわち怒鳴っている人が話している内容は、まったく聞き手の脳には学習されない**でしょう。怒られている人のDLPFCが働かず、思考できないわけですから、いっている内容を理解し、脳に記憶定着させることなどできるわけがありません。

そうすると、せっかく怒っているほうも大変なエネルギーを使って怒っているのにもかかわらず、相手には何も伝わらず、残らず、だからこそまた同じようなミスを繰り返すという悪循環をもたらすのです。「なんでまた同じミスを！」と感じることがある方は、もしかすると自分の相手への伝え方を考えてみる必要があるでしょう。多くの場合、相手を思考停止状態にさせるため、相手の脳にはその中身がインストールされず、同じミスを導くのです。

じつは、怒られている人の脳に何も残らないわけではないのです。脳は大切な学びをしています。**怒鳴りつけている人は、自分に過剰なストレスを与える、危険な存在（情報）だということに注力して学習が進みます。**次からはなるべくその存在を避け

怒鳴っている人が話している内容は、聞き手の脳に学習されない

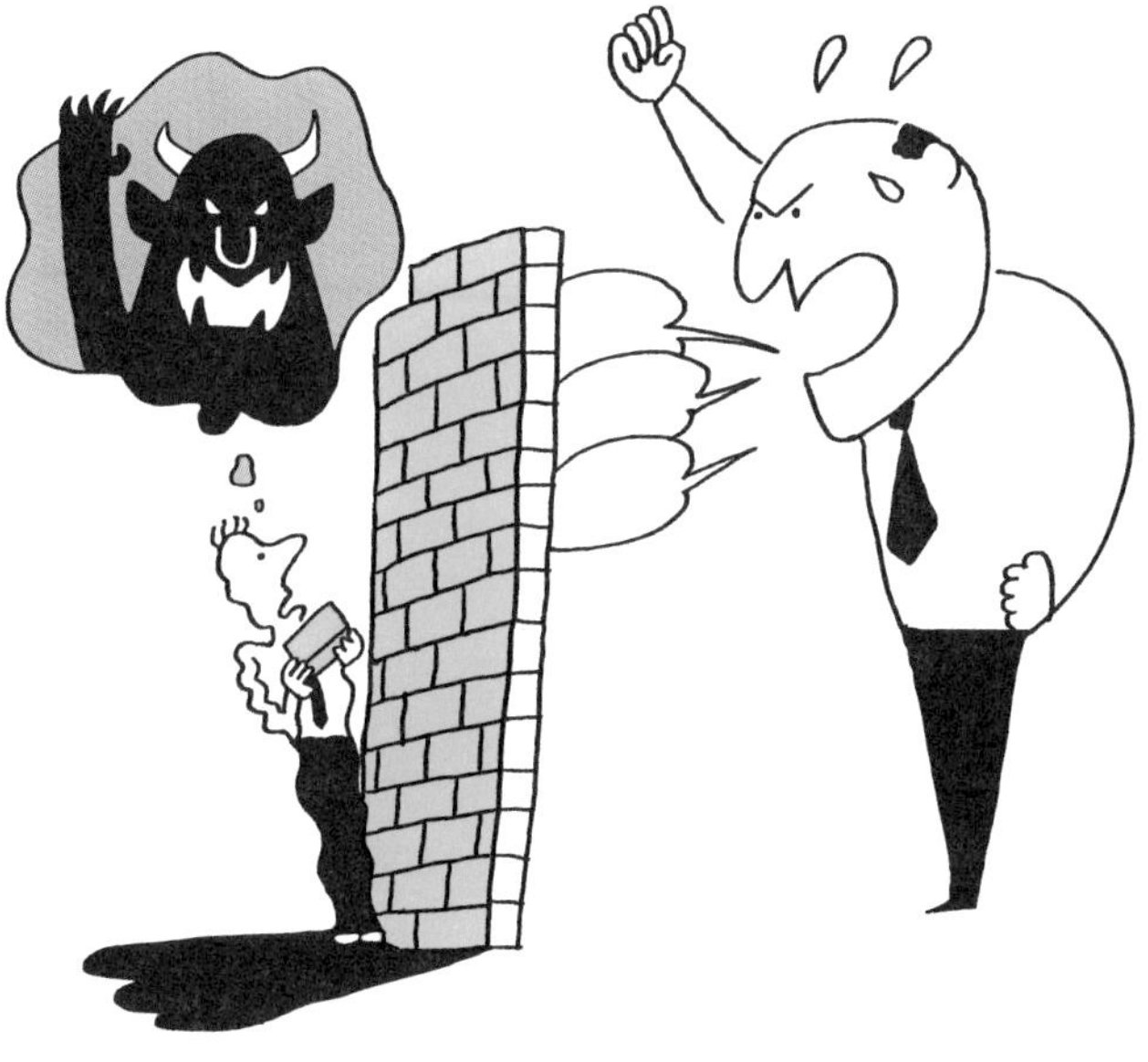

ようとするための学習が進むのです。

誰も自分が怖い存在であることを知らせたくて怒っているわけではないでしょう。本当は相手に学んでほしくて怒っていると思います。そうだとするならば、伝え方はやはり考えなくてはなりません。

怒りの反応も、必ずしも悪いわけではありません。ある行為が本当に生命の危機をもたらす可能性があり、その行為をやめさせるために、恐怖を与えることも生物の学習としては重要です。

しかし本当に相手のためを思い、**相手に何かを学んでもらいたいならば、脳を心理的安全状態にしない限りは、その学びの効率は非常に悪くなる**ことを知ることが大切です。相手があなたの話している内容に思考を巡らし、理解を深め学習するためには、思考できる脳の状態である必要があるのです。

人間ですから、怒りを排除することはできませんし、怒りを排除する必要もありません。それも受け入れ、しかし、怒りが込み上げたとしても、本来の目的が相手のためであるならば、少し間を置くなり、お互いの脳が文字通りクールダウンしてから伝えないと、本来の目的は達せられないのです。

じつは怒っているほうも、間違いなくその人自身が心理的危険状態、ストレス過剰な状態にいます。つまり、あなたが、あなたの意図を発動できる脳の状態でないと、あなたの意図したコミュニケーションは成立せず、あなたの意図したように話は伝わらないのです。

なぜ思いもよらない不適切な行動をしてしまうのか

ほかにもrlPFCは、「inhibition of inappropriate action」の脳機能として役立ちます。すなわち不適切な行動を抑制するために働くわけですが、過剰なストレス反応状態では、この脳機能が働きません。すなわち不適切な行動を誘発する確率が高まるのです。

誰だって経験しているはずです。「なんであんなことといってしまったのかな」「なんであんなことしたのだろう」そうやって後悔したことは誰だってあると思います。**冷静に考えてみれば不適切であっても、そのときそのように振る舞ってしまっているあ**

なたは、思考することもままならず、そして不適切な行動を抑制することもままならないのですから、当然思いもよらない、考えてもみないような言動をしてしまうのです。

ご自身の後悔するような言動の場面を振り返ってみると、過剰なストレスがかかっていたことが多いのではないでしょうか？　家族にはなんの罪もないのに、自分自身に仕事などの過剰なストレスがあったせいで、家族にひどい振る舞いをしてしまったということはないでしょうか。

過剰なストレスは、しばしば私たちを思いもよらない方向に導きます。しかし、そんなとき私たちの行動がどのように現れるかは、ランダムなのではなく結局はふだんの考え方、振る舞い方です。よくやるパターン、強く記憶に残っている情報処理なのです。そうです、デフォルトモードネットワークによって処理されるのです。

ですから、ふだんからの考え方、振る舞い、ありようが、しっかりと訓練されたり、習慣化されたりして、身に染みついている（脳に長期記憶として保存されている）と、たとえストレスが過剰に反応していても、いつも通りの振る舞いとして現れます。

しかし、多くの場合は、その自己の軸となるものを強くもつことができない（脳に学習させることが少ない）ために、脳のもともともっている、回避的、あるいは戦闘的な反応を導いてしまうことが多く、後悔する言動となることが多いのです。

よく人は窮地に立たされると本性が出る、といいますが、よくいったものです。窮地に立たされ、過剰なストレス反応の状態になっていると、セントラルエグゼクティブネットワークが機能しづらくなりますから、ふだんからの振る舞いの蓄積である、デフォルトモードネットワーク主体の情報処理がなされるのです。

ストレスと向き合うということは、ふだんの自分と向き合うということ

私たちはストレス反応と向き合うとき、ストレス反応があったそのときどう向き合うのかを検討するだけでなく、ふだんの行い、あり方を見直す必要があるのです。

ふだんストレスがかからないときから、自分はどんな人間でありたいのか、どんな振る舞いをしたいのか、繰り返し行っていれば、**たとえ過剰なストレス反応が引き起こされたとしても、あなたの振る舞いやありさまは、あなたがこれまで存在してきた**

心から唱えてありたい自分になる

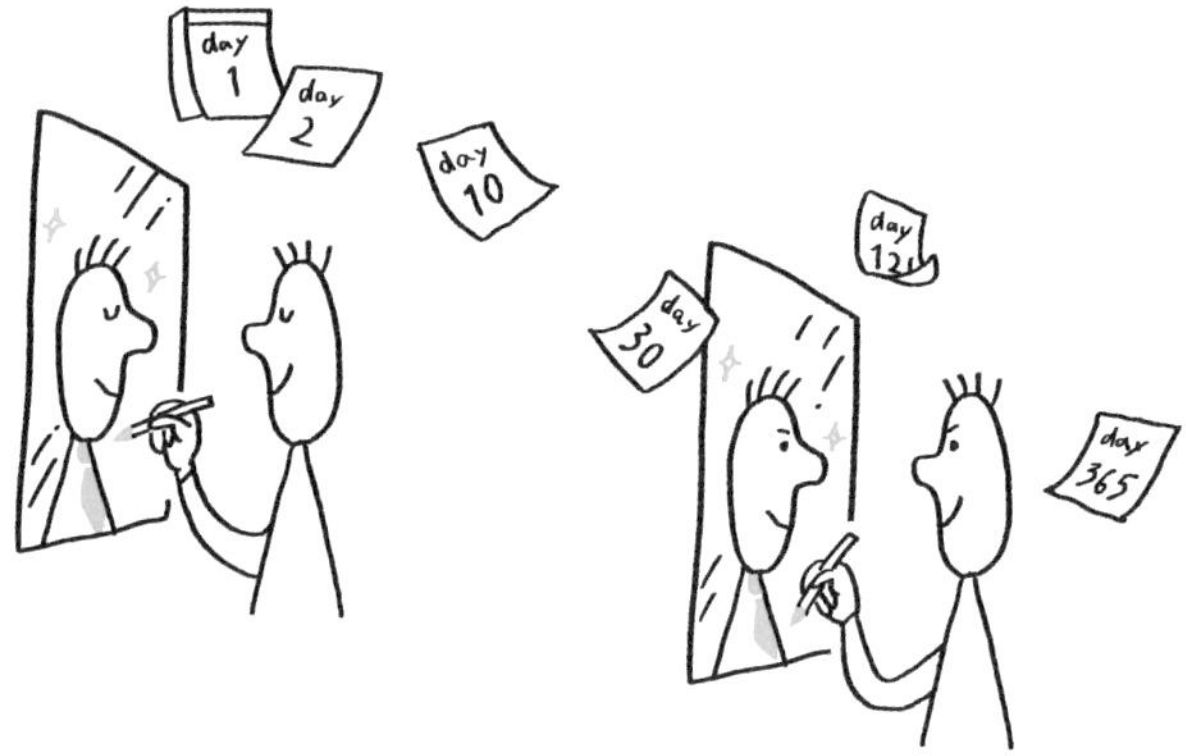

ように表現されるだけなのです。

なぜ自分の軸をもつことが大切といわれるのでしょうか？　信念をもつことが大切といわれるのでしょうか？　あなたのあり方は、誰かがつくるものではありません。世にある崇高な思想や理念などは、「なるほど」「確かに」で終わっては意味がないのです。何度も脳で反芻し、強く強固にしていくことで、初めて意味のある反応に結びつきます。自分のありたい姿を、自分でつくっていく必要があるのです。

頭でっかちに、こうありたいと思っているだけでは強い記憶になりません。心からそう思い行動することで、感情の誘発と感情記憶にまで作用し、より強い記憶になります。また、経験するだけでも強い記憶にはなりません。経験は思い返されて、すなわち振り返ることで強い記憶になるのです。

強い記憶、すなわち思いを込めて実行し、振り返りをしてきた実績が、あなたのありようと言動に結びつきます。どんな人間でありたいのか、それを深く考え、行動し、振り返り続けていくことで、一歩ずつ自己のありたい姿に成長していくのです。

「心理的安全性」の確保が、ダークストレスと向き合う第一歩

1 心理的危険に陥ってしまったら、心理的安全性に導けるような力が重要。

2 たとえ心理的安全状態が崩れたとしても、ありたい自分の反応を導きやすくしていく。そのためにふだんからのあり方が大切。

3 ストレスにはいい面もあり、私たちの成長に役立つということをふだんから意識し、体験と照らし合わせて強い記憶にしていく。

「心理的安全地帯」を再認識する

次のポイントを意識して、あなたを心理的安全性に導いてくれる存在を言語化し、脳内でありありと表現してみましょう。

1 「①人」「②場所」「③～をしているとき」の3つのカテゴリから、心理的安全性を導く存在を選び出し書き出してください。これまで、あまり意識してこなかった方は、心理的安全性に導くポテンシャルをもっていそうなものでもいいですし、こんな存在をこれからは自分の心理的安全性の場にしようと、新たに創造しても結構です。

2 「①」「②」「③」にどんな心地よさを感じているのかを書き出してみましょう。

3 「①」「②」「③」への感謝を言語化してみてください。

ここまでで、117ページの3つがつながって理解され始めていることと思います。

第一に重要なのは、自己の心理的安全性を導いてくれる存在を、強く自分の脳に記憶としてもっておくことです。すると、いざ心理的危険状態になったときも、自然とその存在にアクセスする行動がとれるようになります。そこで、〈エクササイズ4〉で、自分にとって心理的安全性に導いてくれるもの、つまり、心安らぐ、頼りになる、心の拠りどころとなる存在を改めて言語化し、脳内に表現してみましょう。

ストレッサーに気づいてあげて、ダークストレスの芽を摘む

ダークストレスとのつき合い方には、大きく2つあります。

1つは、ダークストレスを導いているものとの向き合い方。そしてもう1つは、ダークストレスにしない予防的な向き合い方です。後者はとりわけ重要です。なぜなら、ダークストレスの多くは、自分の脳でそのストレス反応を育てているからです。

すなわち、ささやかなストレッサーであったのに、いつの間にか膨らんでしまうよ

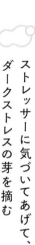

うなイメージです。**ささやかなストレス反応のうちに対処できると、ダークストレスにならず、苦しむ可能性を低減できます。**よって、まずいくつか、軽微なストレッサーへの対処法を考察してみようと思います。

古くからいわれていますが、ストレスがたまっていると感じる（気づく）ことができたなら、そのストレスの間接的な原因となっているストレッサーが何であるのかを具体的に観察し、紙に書き出してみることはとても有効です。

とりわけ、認識できる明確なストレッサーではなく、何だかわからないけれど、漠然とストレスを感じているというときにはとくに有効といえます。なぜなら、脳は曖昧な状態、不確かな状態を嫌うからです。脳はさまざまなところからストレス反応を導く可能性があります。

脳でのストレス反応のしくみはある程度決まっていますが、そのストレス反応の起点であるストレッサーは多岐にわたっています。それぞれ**1つずつのストレッサー自体は、大したことがなかったとしても、それらが組み合わされることで、身体内でストレス反応を慢性化したり、過剰にさせたりする恐れがある**のです。

いまこの瞬間、自分の内側で反応しているストレスはどこからきているのだろう？

ストレッサーに気づいて手放す

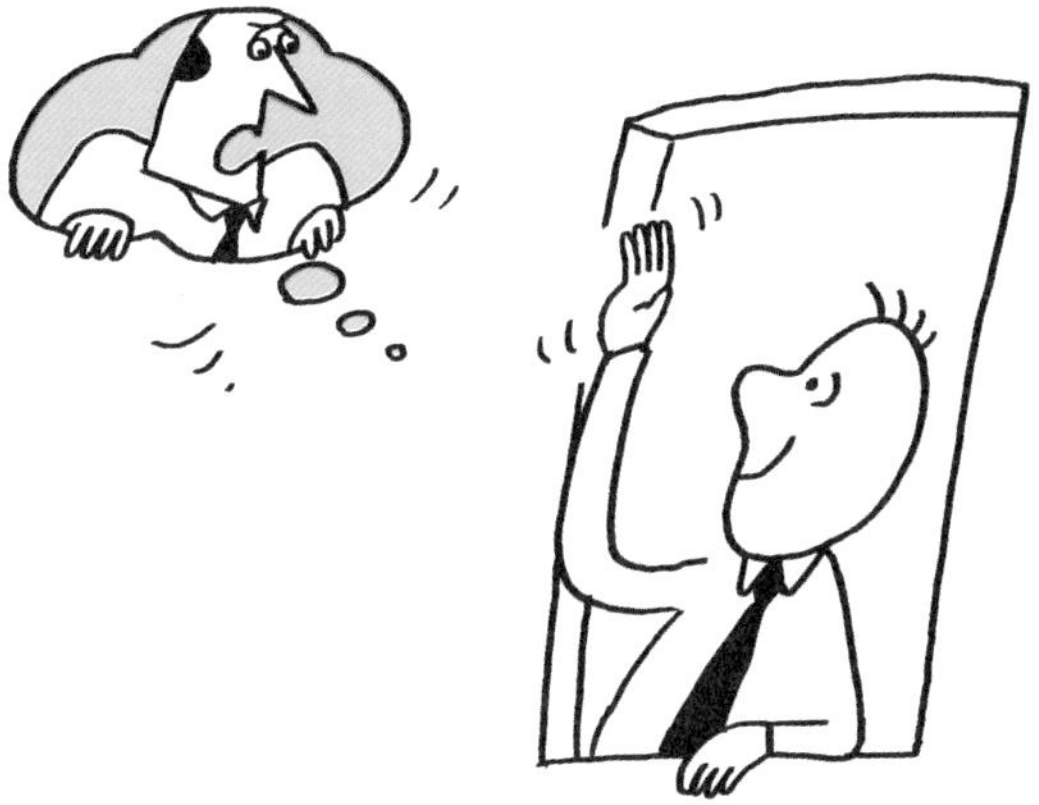

そんな自己との対話をしてみてください。身体内の心の声を聞いてあげて、そして書き出してみると、きっと気づくはずです。もうその瞬間に落ち着き始めていることを。

軽微なストレッサーの1つずつは、軽微なストレス反応しか起こしません。しかし、ちょっとした仕事のミス、まわりの騒がしさ、誰かのちょっとした言葉、Ｗｉ‐Ｆｉの速度の遅さ、少しのタイムプレッシャー、上司のプレッシャー、やりたいことがあるのにできていないなど、一つのひとつのストレスはそれほどでもないけれど、それぞれがストレス反応を導くことで、ある瞬間、何ともいえない大きなストレスとして感じられてくるのです。

その軽微なストレッサーは、それに気づいてあげると、たいていは大したことのないストレスだと認識できます。そうラベリングすることでストレスが解消できたりします。

また、「ああ、こうすればいいんだ」とすぐにどうしたらいいか対処法が明確になることもあります。もしくは、「そんなことでストレス反応していてもしょうがない」と、そのストレス反応を意識的に手放すことで、ストレス反応を低減できてしまったりします。

このように軽微なストレス反応の積み重ねの場合は、気づいてあげ、手放す、すなわち「こんにちは」して「さよなら」することでたいてい解決します。

脳に曖昧に存在していたストレッサーを明確化することで、ダークストレスへの成長を止められると考えられますから、紙に書き出すと落ち着くと経験的にいわれていることは、神経科学的にも有効といえるでしょう。

ところで、ストレッサーを認識すると、その課題を解決しようというモードになる人が多くいます。簡単に解決できることはしてしまえばいいのですが、解決の方法を探すことがストレス反応を和らげるわけではありません。

ストレス反応を導く情報が、脳や身体内をフローしなければ、そもそもストレス反

ストレッサーに気づき、さよならするステップ

次の手順で、あなたが感じているストレスを言語化し、ラベリングしたり対処法を考えたりして、ストレスを手放す練習をしてみましょう。

1. あなたがいま感じているストレスはどこからくるのか、小さなことでもいいので全部、書き出してみてください。
2. それらを1つずつ眺め、「大したことない」とラベリングしたり、「こうすればいい」と対処法を明確にしたり、「悩んでもしょうがない」と手放したりしてみましょう。ここでは手放すことが重要ですから、無理に問題解決しようとはしないでください。
3. ストレッサーに気づき、それを手放したことで、落ち着いたという感覚を味わいましょう。

応は引き起こされません。ストレス反応は、記憶由来のものもあります。ある嫌な体験をし、それを思い返したり、そこから嫌なことを予想してみたり。よって、脳に嫌な体験の記憶を残さなければ、そもそものようなストレス反応は導かれないのです。

そのため、**軽微なストレッサーは、解決をしようとそのストレッサーに焦点を当てるのではなく、そのストレッサーを手放す、すなわち脳の記憶に残さないと意識することが有効**です。すなわち下手に解決しようとしてストレスの種にフォーカスすることで、脳のなかでダークストレスを育むことになってしまうのです。

すべてのストレッサーを解決しようとすると苦しくなるだけですし、私たちの時間は有限ですから、そんな暇はありません。無用なストレッサーは気づいて手放す、そんなスキルはストレスとつき合ううえでとても重要です。

能動的な脳の使い方にフォーカスして、ストレッサーを手放す

ストレッサーを紙に書いてみるということはあくまで1つの手段であり、ときに有

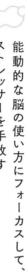

効ですが、それだけが方法ではありません。ほかの例も少し見てみましょう。

有効な方法の1つが、何か能動的なことをすることです。軽微なストレッサーであっても、そのことを思い出せば思い出すほど、その神経回路が使われて、ストレス反応を高める方向に導く可能性があります。

人によっては、思い返すなかで、どんどんほかの記憶と連結させ、尾ひれをつけ、ありもしないことまでも想像し、ダークストレスへと進化させてしまいます。**軽微なストレッサーだと認識できたら、脳に定着させないために、脳にほかのことをしてもらうというのが、ささいなストレッサーをダークストレスに育まない1つの方法**です。

ポイントは、能動的な何かをすることです。

嫌なことがあった際に、その記憶を探るのは、脳の能動的な記憶検索です。脳は一度にいくつもの能動的な脳の使い方はなかなかできませんから、能動的な何か別のことをすることで、脳が能動的にダークストレスのもととなる記憶を検索するのをやめさせるのです。ポイントは、受動的な何かをするのではなく、能動的な脳の使い方をする何かをすることです。

たとえば、ただ気晴らしになんとなくテレビを観よう、映画を観よう、音楽を聴こうというだけでは受動の要素が強くなります。本当にささいなストレッサーなら、好きな番組や映画に集中することでも十分注意がシフトされて効果的ですが、何気なくテレビや音楽を見聞きしている状態では、ふとしたときにストレッサーに注意がいく可能性もあります。すると効果がなくなってしまいます。

運動する、絵を描く、文章を書く…に脳のリソースを割く

では、能動的に脳を使うとはどういうことか。もちろん意識的に、何かほかのことに思考を巡らすという方法もありますが、ストレスの種が記憶の引き出しやネガティブ思考にあるとすると、難易度が高いでしょう。そこでおすすめなのが、身体的行動を伴うことです。

その代表例が、運動です。しかし、ただ漠然と散歩に行く、ランニングする、というだけでは、その運動にフォーカスしきれないこともあります。**慣れてしまいすぎている運動、あるいは負荷が軽すぎる運動は、運動していても、嫌なことを思い出せる**

運動に集中して、ささいなストレッサーから意識を反らせる

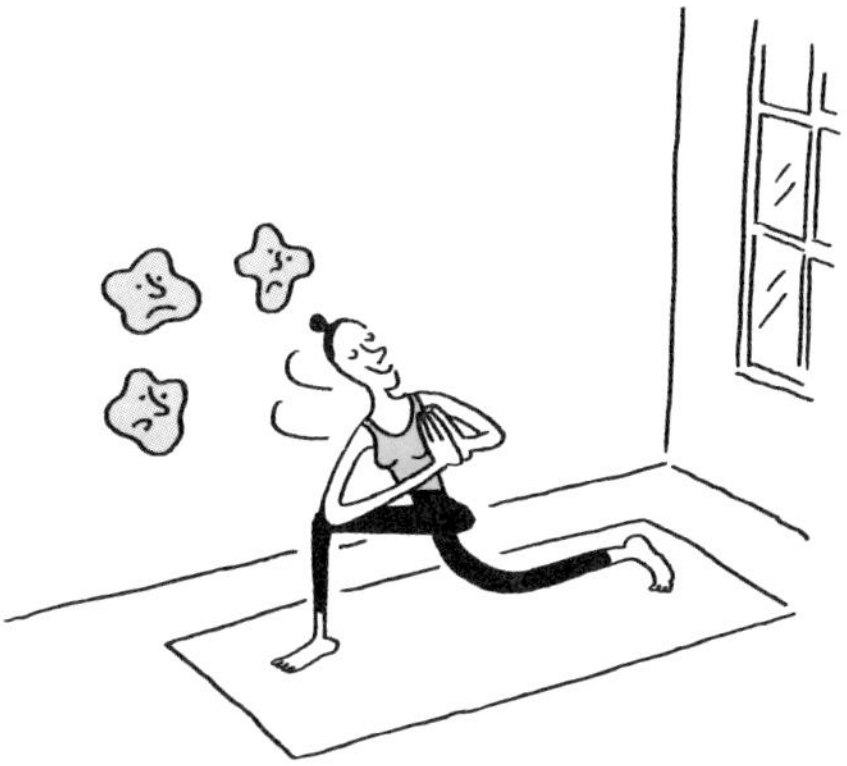

脳のキャパシティを残してしまいます。

単純な例でいえば、結構なハイペースで走っていれば、嫌なことに真剣に向き合う脳のリソースは足りませんが、ゆったりだと、十分に嫌なことにも向き合えてしまうということです。

運動には、それ以外にもストレス低減の期待効果があるのでおすすめですが、少し負荷は意識したほうがいいでしょう。あるいは、少し複雑な運動をするというのもおすすめです。

ヨガなど、ふだんあまりやらない方向に体を動かしたりするものは、自己の身体にかなりの注意を必要とします。ですから、少し複雑性のある運動だったり、単調で

あっても組み合わせて複雑にするなどして、注意のシフトを意図的に設計することで、無用な心理的ストレスと向き合わない時間を捻出できるのです。

運動だけではありません。絵を描いたり、文章を書いたり、楽器を演奏したり、プラモデルをつくったり、レゴをしたり、「あーかな、こーかな、あーしよう、こーしよう」と考える脳の使い方が能動的な脳の使い方です。

要は、**ストレス反応してしまうのは、ストレス反応するための脳から全身に延びたその配線を使うから**ストレス反応を示すのです。**ほかの配線を十分に使っていれば、ストレス反応がしづらい**というのは、難しい話ではないでしょう。軽微なストレッサーは、脳に定着させないために、ほかの能動的な脳の使い方にフォーカスする、ということを意識できるといいでしょう。

目的にフォーカスして、ストレッサーを手放す

空港や海外旅行のシーンで、ふだんは喧嘩しないカップルが喧嘩したり、空港のカ

ウンターで怒鳴っている人がいるのを見かけたことがあるかもしれません。海外旅行が不慣れな人は知らないことが多く、ささやかなストレッサーが積み重なって、せっかくの楽しい時間もストレスを感じてしまいがちです。

そんな自分を客観的に認識できたら、**目的を意識的に思い出すことも効果的**です。あなたの身体を漠然ととり巻くストレッサーや脳をフローする種々のストレス反応によって、その目的に注意が向けられていない、忘れ去られてしまっている可能性があります。

「この旅行は、この人と一緒に素敵な時間を過ごそうとしてたんだ」と思い出された瞬間、無意識に向いていたストレッサーへの注意が解除され、無用なダークストレスは解放に向かっていくでしょう。

もちろん、旅行に限った話ではなく、仕事や勉強の場面においても効果的です。漠然と曖昧にストレッサーを受けていると、自分の仕事や勉強の目的にフォーカスすることができなくなります。すると、自己の仕事のモチベーションも低減してしまい、生産的でなくなります。

ですから、ささやかなストレッサーに気づき、そして大したことはないとラベリングして手放したあと、目的に意識を向けることで、適切なストレッサーにフォーカスできるようになり、生産性が高まるのです。詳しくは第3章のブライトストレスでお話しします。

「心理的ストレス反応」はなぜ起こるのか？

心理的ストレッサーは、物理的ストレッサー、化学的ストレッサー、生物的ストレッサーと比べて、少し複雑なため、慣れることが少なく、むしろ増幅しやすい特徴があることを第1章で説明しました。

ところでなぜ心理的ストレス反応が起こるのでしょうか？

ここでは、心理的ストレス反応が生じるしくみをひも解いていきます。

心理的ストレス反応に大きな影響を与えているのは、過去の体験や知識に紐づく記憶です。逆にいうと、過去に体験した記憶や知識がなければ、心理的なストレス反応は導かれません。

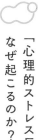

たとえば、目の前の人が、苦しそうにお腹を押さえてうずくまり、その両手が真っ赤な血で染められているのを見てゾッとする感覚をもつのは、そのような状況は誰かに刺されたか、あるいは銃で撃たれた可能性があることを推測できるからです。そして、その推測が可能なのは、過去に脳に書き込まれた知識や体験の記憶があるからです。

逆にいうと、どんなに記憶があったとしても、推測する機能がなければ心理的ストレス反応が導かれる確率はグッと下がります。

すなわち、**心理的ストレス反応を引き起こす原因は、脳に刻まれた記憶と、それに基づく推測機能**だといえるのです。

私たちは、とくにストレスのかかっていない状況下においては、それまでの情報から、「きっとこうなるだろう」「きっとこれくらいできるだろう」「きっとこれくらいやってくれるだろう」「きっとこれくらい得られるだろう」というような無意識の期待や報酬予測を立てます。もちろん、その無意識の期待や予測を認識し、意識的な期待や報酬予測を立てることもできます。

期待するから、手をかけるから、ストレス反応が生まれる

意識的にせよ無意識にせよ、過去の記憶からつくられる期待や報酬予測が、心理的なストレス反応の起点になることが非常に多いのです。このため、心理的ストレス反応のストレッサーは、**予測値差分**、**期待値差分**と呼ばれたりします。

期待や報酬の予測をするから、それに反したときに、予測値差分、期待値差分として、ストレス反応のシグナルを脳や身体内に巡らせるのです。

人間は基本的には、予想外、想定外のことが苦手です。過去の記憶情報にないことには、ネガティビティバイアスが働き、警戒しやすくなっています（もちろん、環境やふだんの心がけにより、予想外、想定外を受け入れ、むしろ楽しむように反応する脳にも成長できます）。この反応は、確かに古代においてはとても重要であったはずですが、やはりこれは現代においては少し過剰です。

そして手をかければかけるほど、誰かと関わりをもてばもつほど、その記憶が強く脳に蓄積されるわけですから、当然相手に求めること、期待も膨らんでいくのです。

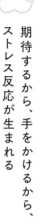

他者との関係だけではなく、自分の行動にも同じことがいえます。あることに時間をかけてこだわりをもってやればやるほど、そこに対する自分への期待値が高まっていくのです。

手をかけること、期待値が高まること自体が、必ずしもダメだというわけではなく、そうすることで、**無意識につくられる期待が、期待値差分、予測値差分の増大をもたらし、大きなストレス反応を導きうる**ということを認識する必要があるのです。

むしろ、手をかけたり、思いをもって臨むことは、素晴らしいことです。それだけ献身的に、精力的に臨めることは大切にしなくてはなりません。しかし、期待を過剰にもつことで、それが本来の目的を見失うほどに、大きなストレスを生み、怒りや挫折を生んでいるのならば、せっかくの思いが空回りしてしまいもったいないといえます。

ですから、この期待値差分や予測値差分の特性を認識したうえで、うまく自他と向き合っていく。それにより、過剰に振り切れてしまいがちな期待値差分に基づく過剰なダークストレスと、うまくつき合うことができるのです。

「期待値」を調整すれば、ダークストレスに育たない

無意識のうちに誰かに期待してしまうと、それがストレス反応の原因になりますから、**あえて期待をしない練習も効果的です。**

たとえば、あなたが部下に何か大切なタスクをお願いしたとしましょう。するとその瞬間から、その部下はきっとこれくらいやってくれるだろう、そんな期待があなたの脳のなかにつくられます。想定通り、もしくはそれを上回る出来であればいいのですが、そうでないとき、すなわち、あなたの期待値を下回るとき、あなたの脳を起点に、全身にストレス反応が駆け巡ります。

これはあなたにとって不意打ちの出来事です。想定外のことであるため、ストレス反応が導かれるのです。だから、無意識につくられるあなたの期待をうまく自己の内側で調整する能力を身につけると、不意打ち性がなくなり過剰にストレス反応せずにすむのです。誰かに何かをお願いして、イライラしたり怒りっぽくなる人にはとくに有効です。

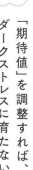

部下が自分の思い通りのものを上げてこなかった、その予測値差分をそのまま受けとり、大きなストレス反応により怒りが発露している状態は、まずあなた自身の前頭前皮質の活動を低減させます。的を射《い》たことを伝えることは難しいでしょうし、その怒りは相手にも伝播し、相手にも多大なストレスを与え、思考停止状態を導く可能性もあります。

そのような状態だと、たとえあなたが的を射た話をしていても相手の脳にその内容が定着せず、同じようなミスを繰り返させるという悪循環を導くだけです。

ですから、誰かに何かお願いして怒りっぽくなりやすい人は、**まずは意図的にその期待値を下げる練習をすると、だいぶストレス反応を抑えられる**はずです。そして気づくはずです。そのストレス反応を導いているのは、相手の力量を含め見通す力のない、自己の責任であると。

また、相手が期待通りにうまくことを運んでくれないとすると、それは互いの期待値調整のすり合わせができていない結果でもあるので、お互いに責任があることに気づくはずです。仲間が期待通りでないものばかり上げてくると感じている人は、期待値をすり合わせるコミュニケーションが不足していることを疑わなくてはなりません。

よって、まず誰かに何かをお願いするときは期待が発生することを認識する。そして、互いのうちに感じている期待値を、なるべく細やかに調整するクセをつけてみる。さらに、結果を受けるときに、少し期待値を下げて対話をする。これらによって、過剰なストレス反応をしない確率が高まります。

ここで注意していただきたいのは、あくまで自己の内側における期待値を調整するということであり、他者に期待してはダメだとか、相手に対して期待していない態度を示せということでは決してないという点です。相手に期待していない素振りを見せることは、ほとんどの場合、相手のモチベーションを奪うでしょう（なかには、見返そうとモチベーションを高める場合もあるので、一概にはいえませんが）。

あくまで、自己の想定外に伴う過剰なストレス反応を避けるための1つのスキルとして、自己の内側にある期待に注意を向け、うまくマネジメントしてみてください。

あなたが誰かと初めて仕事をするとき、互いの前提や当たり前と思っていることなど知らないわけです。あなたにとっての当たり前は、他者にとってはまったく当たり前でないということもよくあります。だからこそ、はじめは互いを知ること、互いの期待値を少し細かすぎるくらい、感覚的なことも踏まえてすり合わせていくことが大

期待値を調整する

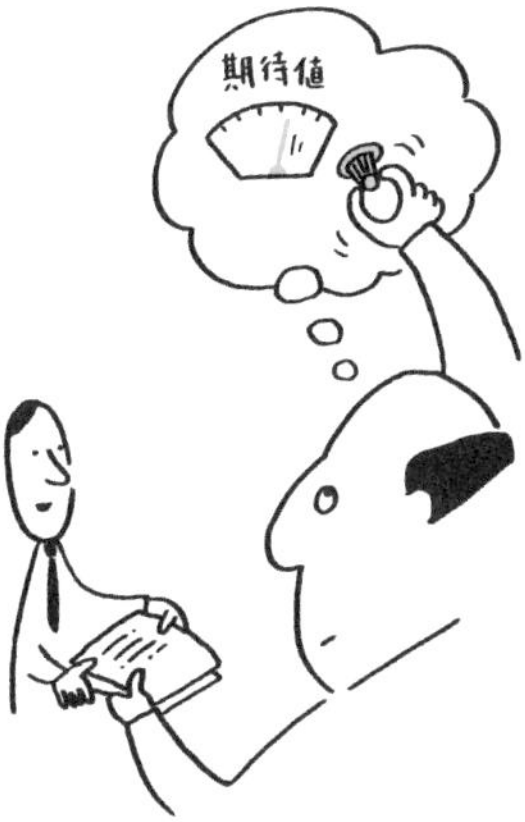

です。

そうして**何回もやりとりしていくうちに、その人に対して精度の高い期待値を脳でつくり出すことができ、無用にストレス反応を示さずにすむ**のです。

そして、互いの期待値調整のすり合わせを綿密にしていくなかで、信頼関係もできあがっていきます。互いに興味をもち、知る努力をしてきた関係なら、言語を超えた、非言語的なコミュニケーションも可能となり、語らずともわかり合える強固なパートナーシップも獲得できるはずです。

無意識の期待をして、ストレス反応を引き起こしていないか

相手への無意識の期待が、多くの心理的ストレスの原因となります。そのことを実際のみなさんの経験と紐づけて理解を深めておくことはとても有意義です。

最近、誰かと話をするなかで、頭にきたことや、イラッとしたことはありましたか？　嫌なことを思い出すのは、つらいかもしれませんが、簡単な練習だと思い、気軽に書き出してみましょう。そして、その人にどんなことを期待していたのか、どんな思いがあったから、そんな状態になったのかを認識してみてください。

きっと自分のなかの相手への期待、それと現実とのギャップからストレス反応がきており、ストレスの原点が、そんな期待をしている自己にもあるという認識につながるでしょう。

もしかしたら、イラッとするほどでもない、ささいなことかもしれないですし、あるいは両者の期待値調整の問題かもしれません。いずれにせよ、自己の他者への期待値がストレス反応に関与していることを確認できた方は、次に誰かに何かをお願いす

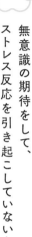

EXERCISE 06

無意識の期待に気づくステップ

次のステップで最近の日常のなかから、無意識の期待を導き出してみましょう。

1 最近誰かとコミュニケーションをするなかで、頭にきたことやイラッとしたことは何ですか？　紙に書き出してください。

2 その人にどんなことを期待していましたか？　どんな思いがあったから、そんな状態になったのでしょうか？　書き出してみてください。

3 書き出したものを客観的に見てみましょう。ささいなことだと気づいたならば、ラベリングして手放し、コミュニケーション不足が原因だと気づいたならば、どんな期待値の調整が必要そうか書いてみましょう。

るときは、そのことを踏まえて、少し客観的にコミュニケーションを観察してみるといいでしょう。

価値観が「期待値差分」を生み出し、ストレス反応を招く

ところで、なぜ期待値差分が生まれるのでしょうか？　それはすでにお話ししてきたように記憶の影響です。ではどんな記憶が私たちの期待値差分を生じさせるのでしょうか？

それは、私たちの「自分にとっては当たり前である」という認識を導くような記憶です。紛れもなくふだんの自分の考え方、感じ方、言動を含めた振る舞い方、**よく使われる神経回路の情報が、自分にとっての当たり前を導く記憶**となります。

人間の記憶は、さまざまな体験を通して脳に情報を蓄積していきます。ある体験をすると、左のイラストが示すように、海馬と呼ばれる部位にそのエピソードの記憶が保存されていきます。しかし、人間の脳は単にそのときの情景を保持するだけではな

海馬にエピソード記憶が、
扁桃体に感情記憶が保存される

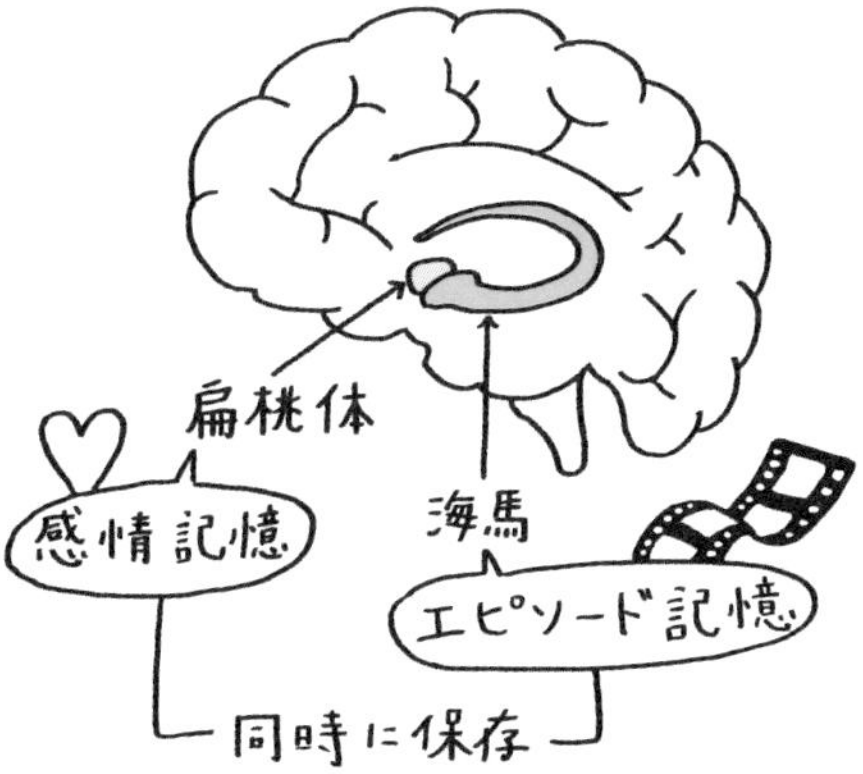

く、そのときどう感じたのかという、情動反応記憶、すなわち感情記憶を扁桃体という脳部位に保存します。

さらに、私たちの記憶のしくみはそれだけにとどまらず、その体験の記憶がいくつも積み重なると、海馬の後ろ側から前側あるいは外側にかけて、情報（記憶）のパターン化、一般化が行われていくことがわかってきています。（※16）

海馬の前側にいけばいくほど、後ろから似たような情報のインプットがあり、強く刺激される可能性をもつため、その神経細胞は強固になりやすく、長期記憶として保持されるようになります。

そのような**感覚と感情を伴った強くパ**

ターン化された記憶が、価値記憶と呼ばれ、いわゆる私たちの価値観のようなものを生み出します。いわれると当然のように感じるかもしれませんが、私たち一人ひとりの価値観は、実際に私たちが歩んできた道のりと、その道のりに対する解釈のありよう、そして感じ方によって形成されていきます。

価値観の形成は脳にとって重要です。なぜなら、ふだんの自分自身のあり方の脳的なパターン化・効率化を図るためです。よく使う考え方、感じ方、振る舞い方は、パターン化されると、情報処理のエネルギー効率が高まります。

しかし、この自己にとっては効率的な脳のパターン学習は、そのパターンから外れると、脳には違和感としてＡＣＣ（32ページ）にシグナリングされ、また扁桃体からも不安の情報が伝えられ、それらの情報が島皮質に統合されて、リスク感を導きます。それが大きなストレス反応となり、身体内にコルチゾールというストレスホルモンを巡らせることによって、前頭前皮質の機能を低減させる可能性があるのです。

価値観を棚卸しして、自分が何に期待しやすいかを知る

だからこそ、自己の価値観の棚卸しは重要です。なぜなら、**価値観が期待値差分を生み出し、過剰なストレス反応を導き、冷静なあなたでいられなくさせるポイントになる**からです。そのことを客観的に認識していれば、うまく対処できる確率は高まります。

自己の価値観を認識し大切にするのはいいことですが、それを他者に期待したり、押しつけてしまうと、自己のストレス反応となって返ってくる可能性があります。

まずは、あなたの価値観はあなた自身の人生体験から脳に築き上げられていった価値観であるのと同じように、ほかの人もまったく異なる人生体験からその価値観を脳に築き上げていったということを認識する必要があります。

育った環境や生活環境が似ていれば、似たような価値観にはなりやすいですが、それでも誰一人として同じ体験や人生を歩んでいるわけではありません。**一人ひとりの考え方、感じ方、ありようは、異なることを強く意識すると、価値観のギャップによ**

EXERCISE 07

価値観を棚卸しする4つの方法

次の4つを思い出して考察し、あなたの価値観を確認しておきましょう。

1 怒りの経験

最近、強く怒りを覚えたことは何でしたか？　そのとき、その相手にどんなことを求めて（期待して）いましたか？　なぜ、そのような期待をしたのでしょうか？　その理由は、きっとあなたの大切な価値観に通じているはずです。何をあなたが大切に思っていたから、そのような怒りに通じたのか振り返ってみましょう。

2 感動した作品

あなたが感動した作品（映画や本など）はどんなものでしょうか？　家族愛？　兄弟愛？　友情？　正義？　きっと、その作品のなかには、あなたの心を揺さぶる出来事が登場するはずです。その出来事は、自分のなかで大切にしていることにタッチしているはずです。それは何か考えてみましょう。

③お気に入りの名言

あなたのお気に入りの名言は何でしょうか？　パッと思い出せない方は、インターネットでいろいろな名言を見てみてください。あなたの脳に、心にビビッとくる名言はどれでしょうか？　なぜビビッときたのでしょうか？　きっと、その名言には、あなたの大切にしてきた何か、あるいは体験と重なるところがあるのでしょう。

④尊敬する人

あなたの尊敬する人は誰ですか？　その人のどんなところに憧れを抱いていますか？　きっとそこには、あなたのそうありたいという願望があるはずです。そして、その願望は、あなたの大切にしている価値観にも通じるはずです。

るストレス反応は緩和されます。

それでも、自己の価値観というものは、脳に大きな影響をもたらしますから、いくら客観視できても受け入れがたい場合はあるでしょう。そこで、あらかじめ自己の価値観を棚卸しし、受け入れ難いことは何かを認識しておきます。

その価値観のギャップを埋め合わせすることに意欲があれば、そうすればいいですし、なければ手放すことも選択肢に入れておきましょう。

私たちの注意の対象は限定的で、当然つき合える人にも限りがあります。すべての人がそれぞれの価値観をもつことを知ることは大切ですが、すべての人とうまくやっていこうなどと思う必要はありません。

違いは違いとして受け入れ尊重し、しかしあなたの人生への関わりをどうしていきたいのかは、あなた自身の価値観を尊重し、自分自身で選択していく必要があります。

価値観のズレがあまりに大きく自己のやりたいことにフォーカスできないのならば、手放す選択があるかもしれない。価値観が大きくズレていても、自己の世界、視野を広げたり、自己の学び、成長のためにつき合っていくという選択もあるかもしれません。

さて、価値観を棚卸しする方法は、すでに世の中で多くの方法がとられています。

すでにお気に入りの価値観の棚卸し方法がある方は、それを活用してもいいですし、ここでもいくつかおすすめの方法を紹介しておきたいと思います〈エクササイズ7〉144〜145ページ)。やりやすいものを選んで書き出してみてください。

貢献心の罠：「見返りバイアス」によるストレス反応

誰かのために何かをしてあげるということが貢献であり、そんな心を貢献心と一般的には呼んでいます。

誰かのために何かをする。とても大切なことですし、聞こえもいい。多くの教育現場でも、そのようにあれと指導されることが多いでしょう。しかし、**指導された、強制された貢献心は、ストレス反応の種になりやすいのです。**いや、自発的に貢献していたとしても、それでもストレス反応を導く可能性があります。

なぜかというと、私たちの教育や環境のほとんどが、フェアな状態が正しい、という価値記憶を形成しているからです。誰かに何かをしてもらったら、当然お返しをする。何か欲しいのなら、それに見合う報酬を渡す。当たり前のように、ギブアンドテイクのフェアな関係を、至るところで私たちの脳は体験します。

ですから、フェアでないことに対して私たちは強く反応するのです。それと同じように、この染みついたフェア精神、脳のパターン化された情報処理は、貢献心に対しても大きく2つの反応を生み出すのです。

どんなに自分から相手に貢献しようと臨んだことであったとしても、自分がやってあげているという感覚が強くなると、脳にそのようなエピソードと感情の記憶が蓄積していき、これまでのフェア精神を導く価値観が強く反応して、**与えているのだから見返りをくれ、と自然と反応してしまうのです。これを「見返りバイアス」と呼びます。**

見返りバイアスは、社会や環境によってかなり強固につくり上げられているので、完全になくすことは難しく、そしてなくす必要もないでしょう。多くの場合は、お互いのフェアトレードを元に成り立たせていく必要がありますから、1つの重要な感覚であり、現代社会においては必要なものでもあります。

ですから、見返りバイアスが反応することを、卑下する必要はありません。むしろ生物的に健全な反応ともいえます。しかし、これが貢献心をもつこと、もち続け貢献し続けることの足かせにもなるのです。

相手のために何かをするということは、脳的には、与えたら、返ってくるという価値記憶とのギャップを生みやすく、大いにストレス反応を導く可能性があります。そのため、単発で貢献することは難しくないかもしれませんが、何かを継続して貢献し続けることは、かなり脳にとっては負荷がかかるのです。そんな負荷を軽減するためには、どうしたらいいのかを、次に挙げたいと思います。

「誰かのためは自分のため」の循環を強く脳に刻む

貢献心をもち続けて貢献し続けるためには、見返りバイアスをなくすのではなく、新たな見返りバイアスを脳につくることが重要です。

すなわち、相手のためにやっていることが、じつは自分にも返ってきている、しかしその返ってきているものに気づけていないだけ。つまり、自発的に相手への貢献を始めたのなら、何かお返しをしてもらおうとするのではなく、自分に返ってきているものを俯瞰的に探してみるのです。もしかしたら誰かに何かをすることで、感謝をもらっているかもしれないですし、それに関わる人から安らぎをもらっているかもしれません。**わかりやすい報酬以外に、きっと得ているものがあるはずで、そこに注意を向けること、それを探る能力が重要です。**

しかし、その一方で、感謝や安らぎを相手に期待してしまうことも、また期待値差分の原因となります。大切なのは、自分がその相手への貢献を通して、どう感じ、考え、そして成長するのか、自分の内側にそれを探ること。それはすなわち、**自分自身で自分の振る舞いの目的や意味や意義を自分の内にもつこと**にほかなりません。「自分はこういう人間でありたいから、このように行動する、誰かに貢献する」。それはいかに誰かのためとはいえ、利己的でもあります。

そう、貢献心というと、どうも相手のためということがあまりに強く押し出され、自分のためという観点が抜け落ちることが多いのです。そうすると、脳の見返りバイアスによりストレス反応を導き、結局は長続きしません。

世の中では自己犠牲が大切だといわれますが、**自己犠牲しながら他者へ貢献しよう**

としても、よほど神様や仏様のような心をもっていない限り、生物的にかなり難しいのです。ストレスを慢性化する恐れもあるので、おすすめできません。

世の中の偉人は、自己を犠牲にして他者のために貢献した、そんな美談が語られるから、自己犠牲がよしとされるのかもしれませんが、そんな偉人たちの多くは、自分が自己犠牲して何かに貢献し続けたなどとは思ってもいないことでしょう。

まわりが勝手に自己犠牲といっているにすぎません。誰かのために、自己の身を削り、時間を削り他者へ貢献する。確かに一見自己犠牲的のように見えますが、きっとそれをやり続けているのは、それがその人の生きがいであり、ありたい姿であるからです。苦しいこともあるかもしれませんが、自分のやりたいことでもあるはずです。すなわち、利己的であり、自分への自分なりの見返りを認識できているのでしょう。

脳には見返りバイアスが強く存在する以上、本当に自分のためにならないことを継続することは非常に難しいはずです。しかし、人が社会で生きていくためには、他者への貢献は有利です。他者への貢献は、他者に必要とされるからです。ただし、他者への貢献だけに盲目的になり、自己への貢献が疎かになっては続きません。よって、**いかに「誰かのためが自分のため」になることを見出すのか、あるいはそのサイクル**

が回るような自己の成長を見出すのかが重要になります。

生物的に見て、利己的であることを否定しても仕方がありません。食べたり、性欲をもったり、寝たり、どれも自己の生命、種の保存に必要な欲求で、利己的にプログラムされており、自然の摂理の一部です。同じように、自分の振る舞いや言動が、利己的であることを問題視するのは、自然ではないのです。**自己の欲求や願望に基づく利己的な反応が、いかに他者のためになるのか、そこに集中する**必要があります。そうすることで、他者の利益ばかりにフォーカスして自分を大切にしていないことによるストレスは、いくらか和らぐはずです。

自己を大切にできない人は、きっと他者を大切にすることなどできないはずです。よって、本質的な貢献心は、利他的であり、かつ利己的です。ですから、誰かに「やってあげている」という感覚をもっているのなら、考え直す必要、心がけを変える必要があります。

自分のためにもなっているはずですから、たとえボランティアであったとしても、「させていただいている」そんな、むしろ感謝の心をもって相手と接する心がけが、貢献心を育んでいくと考えられます。そもそも、ボランティアという言葉は、ボラン

「してあげる」ではなく「させていただいている」

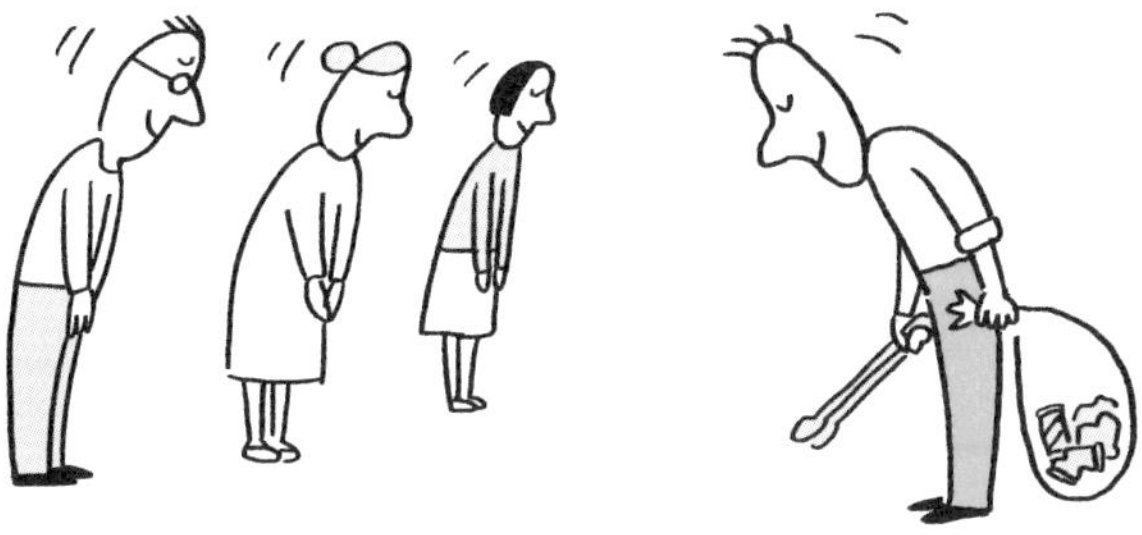

タリー、自発的に、という言葉からきており、自分の意思で自分がやりたいからやる、そういうスタンスのはずです。

誰かのためが自分のためになる、そんなサイクル探しは、私たちの心を癒やすだけでなく、心を大きく育むことにもつながるでしょう。

ダークストレス対策の味方となるもの
——脳や身体がもつ恒常性を利用する

笑う門には福来たる
——ベータエンドルフィンの効果

ここからは、脳や身体がもつ恒常性のしくみからダークストレスとの向き合い方の幅を広げていきます。私たちの身体には、ストレス反応を示したときに、自然とそのストレス状態を緩和させてくれるしくみが備わっています。そこを学んでいきたいと思います。

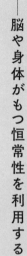

ぜひみなさん一人ひとりが、自分の環境においては、どんな存在が恒常性を導きうるのか、ということを想像しながらお読みいただけたらと思います。

まず1つ目は、**ベータエンドルフィンという神経伝達物質**です。これは脳内アヘンともいわれ、脳で自然とつくられる快楽性の物質です。**脳でベータエンドルフィンがつくられると、痛みの緩和や安らぎを感じやすくなる**のです。

そして**腹の底から笑えるようなときには、このベータエンドルフィンがつくられやすい**ともいわれています。笑うことは、私たちの内なる状態を整えてくれるのです。

有名な例ですが、アメリカの編集者をしていたノーマン・カズンズ氏は、50歳になったくらいのときに、膠原病《こうげんびょう》という病にかかりました。この病気は、彼の言葉を借りるならば、「トラックが自分の上を走っているような痛み」をつねに感じるような病でした。（※17）そんななか彼は、毎日コメディ番組を観ることを心がけました。

理由は、病に倒れ、明確な治療法もなく、ただでさえ絶望的なときに、さらに何もしていないと、ネガティブなことばかり考えてしまい、それがますます身体に悪影響を及ぼすと考えたからです。そうして、彼はコメディを観ていてあることに気づくのです。腹の底から笑えると、その後数分は痛みが和らぐ感覚があることを。

当時は、そんなわけはないといわれていましたが、いまとなっては、きっとその笑いによって主にベータエンドルフィンが放出され、痛みの緩和とともに、免疫系にもポジティブな効果をもたらしたと考えられています。（※18）

そして、彼は不治の病とされていた膠原病を克服してしまうのです。もちろん、笑いだけがすべてではなかったのかもしれませんが、それでも笑いに大きな効果があったことは間違いないでしょう。

心理的ストレスの怖いところは、知らず知らずのうちにストレス反応を高め、それが単に気分をうつうつとさせるだけでなく、免疫機構の低下も招いてしまうことです。さらにうつうつとすればするほど、ネガティブなことにばかり注意が向き、ネガティブなループに陥りやすくなるのです。

ですから、**自分のなかに腹の底から笑える、そんな存在をもっておくことは、きっとダークストレスに囚われずに、脱する準備を整えてくれる大切な存在になる**でしょう。

多くの文明や文化に、喜劇やコメディ、お笑いが存在し、人々に親しまれてきたのは、人間が生物種として、この笑いというものを通じて、種々のストレス反応とうまくつき合ってきたからでしょう。

もちろん、育った環境によって脳に蓄積された記憶が違いますから、一人ひとりの笑いのツボは当然異なります。ですから、自分にとっての笑いのツボを押してくれる人、ものなどを改めて再認識し、うまく生活にとり入れることは、きっと人生を豊かにしてくれるはずです。

なぜあらゆる文明に音楽とダンスが存在するのか——セロトニンの効果

喜劇やコメディが多くの文明や文化に存在するように、音楽やダンスもあらゆる文明や文化に存在しています。これは偶然でしょうか？　音に合わせて楽しむ、身体を動かす。なぜ人は音楽を生み出したのでしょうか？

そのヒントは、貧乏ゆすりにあります。貧乏ゆすりとダンスを同一視するとさすがに語弊を生みそうですが、私たちはストレス反応をしたときやイライラしたときに、貧乏ゆすりをしたり、指をカタカタ動かしたりします。なぜでしょうか？

じつは、このような**単調なリズムを刻む運動をしたときに、脳ではセロトニンと呼ばれる化学物質がつくられやすい**ことが知られています。そう、貧乏ゆすりは、その当人のストレスに対する適応的な反応なのです。ストレスが過剰にならないように、何とか調整しようとして単調なリズムの運動を引き起こしているのです。

貧乏ゆすりについては、多くの人はネガティブなイメージをもつかもしれませんが、音楽に合わせてリズムをとったり、身体を動かすこと、これも脳でセロトニンを合成するものと考えられます。ダンスをしたり、音を感じて身体がリズムを刻んでいるとき、どこか心地よい感覚を覚えた経験がある人もいるでしょう。（※19）それは、このセロトニンの作用も一因と考えられるのです。

そう考えてみると、私たちは案外いろいろなところで、この単調なリズムの運動を目撃しています。なぜ、子どもを寝かしつけるときに、子どもをポンポンとするのでしょう？　むしろポンポンしないと落ち着かない気すらします。きっと、ケアする側もされる側もこのポンポンによる単調なリズムは、落ち着くのです。

音楽やダンス、ポンポンだけでなく、咀嚼やウォーキング、木魚などのリズムにも意味があるように思われます。大リーガーがなぜベンチでガムを噛むのか、ガムを噛むとなんとなく落ち着くのかもしれません。

大切なのは、自分に合う単調なリズムを見出すことです。そして、それを自己の落ち着きのワンピースとして認識して行うことです。

なぜなら、単に単調な作業としてこなすと、むしろ「なぜ、こんなことやらなくてはならないのか」という**思考ドリブン**によるストレスを招きかねないからです。しかし、意識的に、その単調なリズムが自己にとっての落ち着きの作業であると認識できたならば、それに伴いセロトニンが分泌されるのです。

なんでこんなことやっているのだろう、そう考えると、そう考えるための脳機能が使われ、当然セロトニンを誘導するための脳機能は使われづらくなってしまいます。

ですから、自己の落ち着きスポット、行為、ルーティンとして認識したうえで、単調な作業をしてみるといいでしょう。

有名な経営者の方は、お皿洗いが落ち着くといってルーティンにしていますし、ある女性経営者の方は、「仕事でイライラすると、キャベツを3玉買って帰るの。そして千切りするの。そうすると落ち着くのよ」そんなふうにおっしゃっていました。

いろんな人がいろんな自己の単調なリズムの動作をもっています。自己の体毛をピンセットで抜く作業で落ち着く人、段ボールなどに入っている緩衝材のプチプチをプチプチと潰すことで落ち着く人、両手のそれぞれの指先を合わせて、一対の指ずつクルクルと回すことで落ち着く人。

みなさんの落ち着く単調なリズムの運動には、どんなものがあるでしょうか？　自分自身で改めて再認識し、意識的にとり入れてみたり、つくってみるといいでしょう。

ちょっと疲れる運動をしよう
——ベータエンドルフィンとセロトニンの効果

運動の重要性はもう至るところで語り尽くされていますが、ダークストレスと向き合ううえでも運動は有効といえるでしょう。それは運動をすることで、脳や身体内で種々の反応が引き起こされ、結果的にストレス反応を低減させる方向に働くことが多いからです。

ここでは簡単に運動をする際のポイントだけ説明しておきます。**ダークストレスから解放されることを目的とするならば、ちょっとタフな運動がおすすめ**です。すごくタフでもいいのですが、運動習慣がない人の場合、そのストレスが大きいと継続できないので、多少タフな程度の運動がいいでしょう。ただし、まったくきつくない運動はあまり効果が期待できません。

その運動が多少タフと感じるか否かは、みなさん一人ひとり異なりますが、運動は多少疲れる、多少きつい程度がストレスを解放に向かわせるためには有効です。

理由はいくつかありますが、のんびりウォーキングやランニング、あるいはトレーニングをしていると、負荷がなさすぎてその運動に集中しきれません。集中しなくてもできてしまうのです。そうすると、嫌なことがあったならば、そのことを想起させるキャパシティが脳に残っている状態になります。結局、その嫌なことを考えてしまって、あまり落ち着けないことにもなります。

一方で、**結構タフな運動をしていると、脳にはあまり何かを考えたり思い出したりする余地が残りません。忙《せわ》しなく運動するための脳の回路が使われますから、心理的ストレス反応のための回路が使われない**のです。激しめの運動か、あるいはヨガやダンスなどの複雑な動きを伴うものも、その運動に対しての注意が多く割かれるために、効果的といえるでしょう。

とはいえ、一見どんなに複雑そうであっても、繰り返せば慣れてくるはずです。そうなるとまたネガティブな記憶を想起する状態にもなりえます。そこで、つねに運動にフォーカスして意識を向けるか、強度の調節、あるいは新鮮な運動を交えるなどの工夫をすることで、運動をダークストレスと向き合うための有効な一助とすることができるはずです。

また、ちょっと疲れる運動をするということは、心理的なストレスではなく、筋肉などに身体的なストレスを与えている状態ともいえます。そうすると、**脳や身体は、それらのストレスを緩和させるために、ベータエンドルフィンやセロトニンなどの化学物質を合成してくれる**のです。（※20）

理由が何であろうと、脳や身体でつくられたベータエンドルフィンやセロトニンは、ベータエンドルフィンであり、セロトニンであり、同じ分子構造をもっています。

心理的ストレスと身体的ストレスは、基本的には似たような脳のしくみで働きます。しかし、身体的ストレスをかけたときは、ストレスホルモンであるコルチゾールをコルチゾンという物質に変え、不活性化するしくみが働きやすいことが知られています。（※21）

よって、運動することで、そのしくみを起動させ、仕事や勉強に臨むと、**たとえ運動起因でそれが合成されたとしても、精神的な、心理的なストレスの緩和にも効果がある**のです。

ランナーズハイという言葉を聞いたことがあるかもしれません。かなり身体を苛《いじ》め抜いた状態、本当はかなり身体も痛みとストレスを感じているはずにもかかわらず、むしろ調子よく感じて、心地よささえ感じてしまうのは、それは脳や身体が、多大なストレス反応に対して、その緩和のための恒常性機能により、いくつもの快楽性、解放性の化学物質を放出しているからと考えられています。

きっと「ああ、いい運動をした」とすっきりするのは、体に汗が滲み、いい疲労感を感じているような状態のときでしょう。そんな運動を、自分に合った形で見出し、日常のなかにとり入れることは、自分のストレスをリセットするいい習慣となります。

また、運動後は心理的ストレスを感じづらくなっており、高い集中力と記憶力を導きやすい脳の状態といえます。

ですから、仕事や勉強をする前、午前中に適度な運動をすることはとてもおすすめです。運動による恒常性反応に加えて、朝日は、私たちの脳にセロトニン合成を促すことでも知られていますから、これらによって1日を心地よく過ごせるでしょう。

忙しいときほど、ストレス反応がかかりやすいときほど、15分でもいいですからちょっと疲れるレベルの運動をとり入れてみてください。

脳の自動スイッチを意識的に操る
――副交感神経の効果

脳には、自律的に私たちの行動を整えてくれるシステムがあります。そんな神経系を自律神経といいます。自律神経は大きく2つに分かれています。1つが交感神経、もう1つが副交感神経です。次のページの図に示すように、交感神経と副交感神経はルートは違えど、脳や脊髄といった中枢神経から、全身の臓器や器官などに伸びて作用しています。

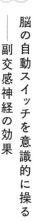

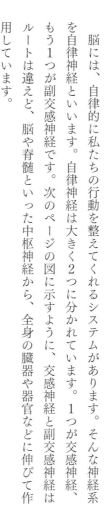

交感神経と副交感神経が違うルートで同じところに作用しあっているのは、それぞれが拮抗的な役割を担っているからです。**一般的に、交感神経は、Fight or Flightの神経系といわれます。すなわち、「Fight（闘争）」または「Flight（逃走）」のための神経系**というわけです。

戦ったり、逃げたりすることは、生存確率を高めるうえでとても重要です。ですから、自律的に私たちの神経系が統制してくれるわけです。心臓へ作用して拍動を活発化させ、全身に血液を巡らせ、エネルギー源であるグルコースなどを全身へ届けやす

交感神経と副交感神経は違うルートで同じ臓器に作用する

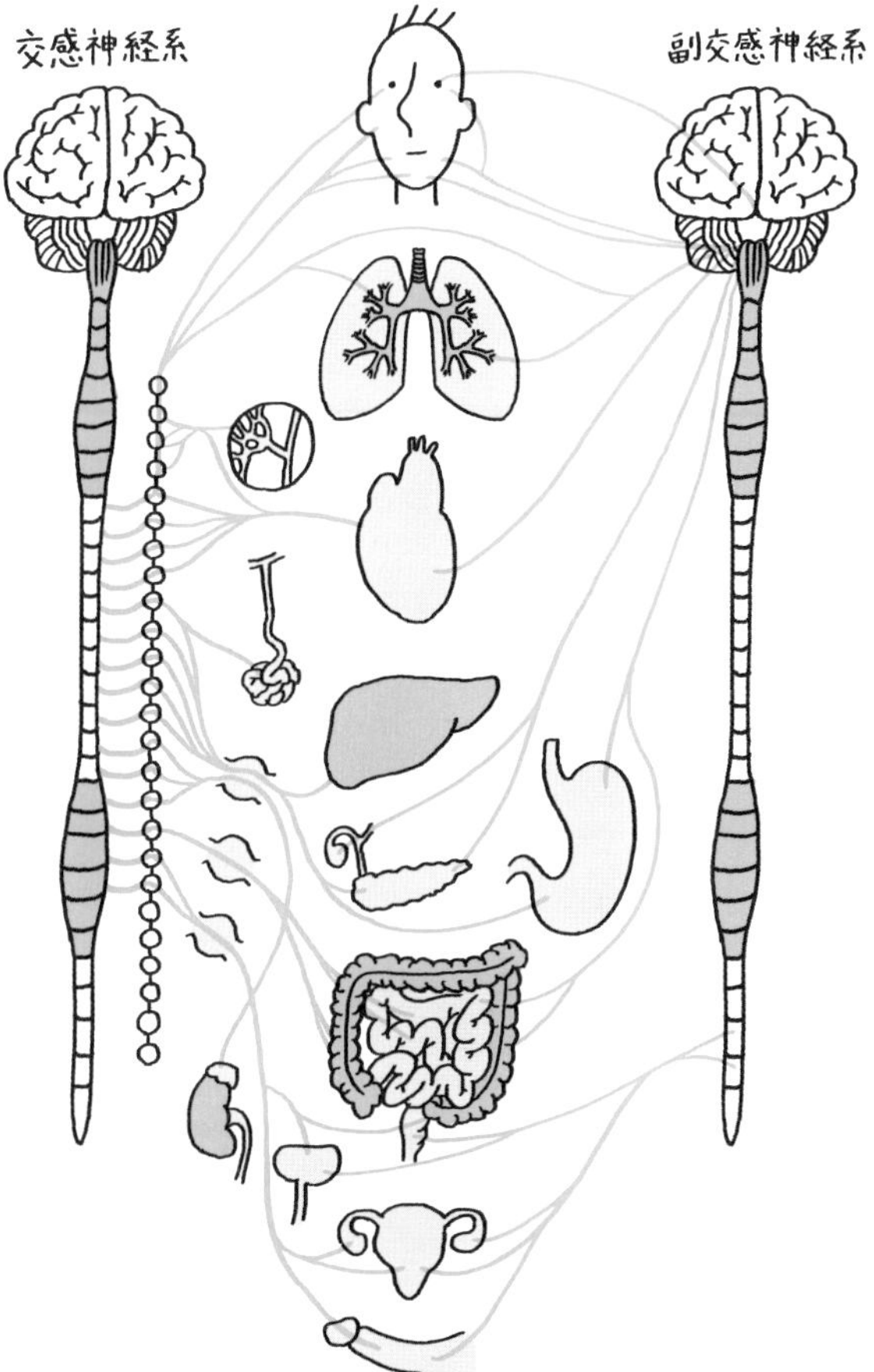

くしたり、膀胱が拡張して、おしっこが出づらいようにしたりします。戦ったり逃げたりするときに排尿している場合ではないですからね。

一方で、**副交感神経は、Rest or Digest の神経系といわれます。すなわち、「Rest（休息）」「Digest（消化活動）」を促す際に優位に働きます。**副交感神経は、私たちがエネルギーを蓄えるために重要な神経系といえるでしょう。そしてこの副交感神経があるからこそ、「やるぞっ」とやる気になっているときに交感神経がうまく活動してくれるのです。

よって、この交感神経と副交感神経のバランスが重要で、それが乱れると、自律神経失調症になることもあります。私たちがストレスを多大に受けると、交感神経が優位になります。ですから、意識的に副交感神経を働かせるように導くことで、交感神経の活動を和らげることができるのです。

いくつもの方法がありますが、本書では簡単なものをいくつか紹介します。ぜひご自身のやりやすいものを日常生活のなかにとり入れてみてください。

副交感神経を働かせる❶
長く息を吐く呼吸法

まずは、昔からよくいわれる深呼吸です。

誰でも呼吸を整えるだけで落ち着く感覚があるはずです。

ただし、少し神経科学の観点から深呼吸に対して補足しておくと、リズムをもって、吸うのを短めに、吐くのを長めにすることをおすすめします。

なぜなら、リズム性のある動作はセロトニンを分泌しますし、じつは**吸っているときは交感神経、息を吐いているときは副交感神経が優位になりやすい**からです。

みなさんも怒りを感じたり、ストレスがたまっていると、吸うことに忙しく、深く息を吐くことができないのではないでしょうか？　あるいは、心が詰まるようなストレスを感じていると、ゆったりと息を吐くことが難しいはずです。

心地よく空気を吸ったら、ゆったりと苦しくない程度まで息を吐く。そうすることで副交感神経が優位になります。たとえ1分程度でも、呼吸に集中するだけでだいぶ落ち着くはずです。

短く吸って長く吐く呼吸法

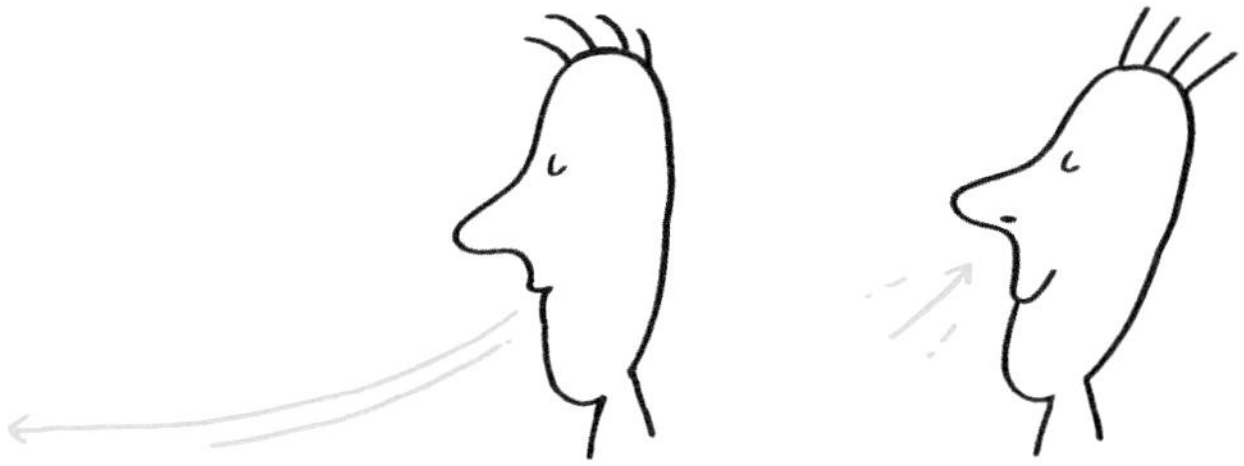

しかし、本当にあたふたしているときは、なかなかそれも難しい。ですから、ふだんから呼吸法は少し練習しておいて、いざというときに落ち着くための方法として使えるようにしておくことが重要です。

いろいろな修行などで呼吸法があるのは、それだけ私たちの内側の調整に長《た》けていることを経験的に感じているからなのでしょう。

たかが呼吸、されど呼吸。あまり難しく考えずに、心地よく呼吸をする。軽く吸って、長く息を吐く。ぜひ試してみてください。

副交感神経を働かせる❷
食事に集中する

食事をうまく活用する手もあります。みなさんもストレス太りというのを聞いたことがあるのではないでしょうか？　**そんなに欲していなくても、何か食べずにはいられない。そんな状態は、身体がストレスを強く感じ、それに適応するために食事に向かわせている可能性が高い**のです。

食べることで、胃腸や唾液腺が活動しますが、これは副交感神経によるものです。ですから、食事に仕向けることで、過剰に反応している交感神経を黙らせようという適応的な反応と考えられます。

そこで、食事を自己のダークストレスの和らぎタイムとしてうまく活用することをおすすめします。「ああ、なんであまり求めてないのに食べちゃうんだろう」と、自分で自分をリードできない形の食事では、その意図とは裏腹の反応にストレスを導きやすいのですが、自分で意図して決めて食事を楽しむことは、じつに有意義です。

ですから、食事の時間は大切にしなくてはなりません。食事の時間に仕事や嫌なこ

副交感神経を働かせるために食事に集中する

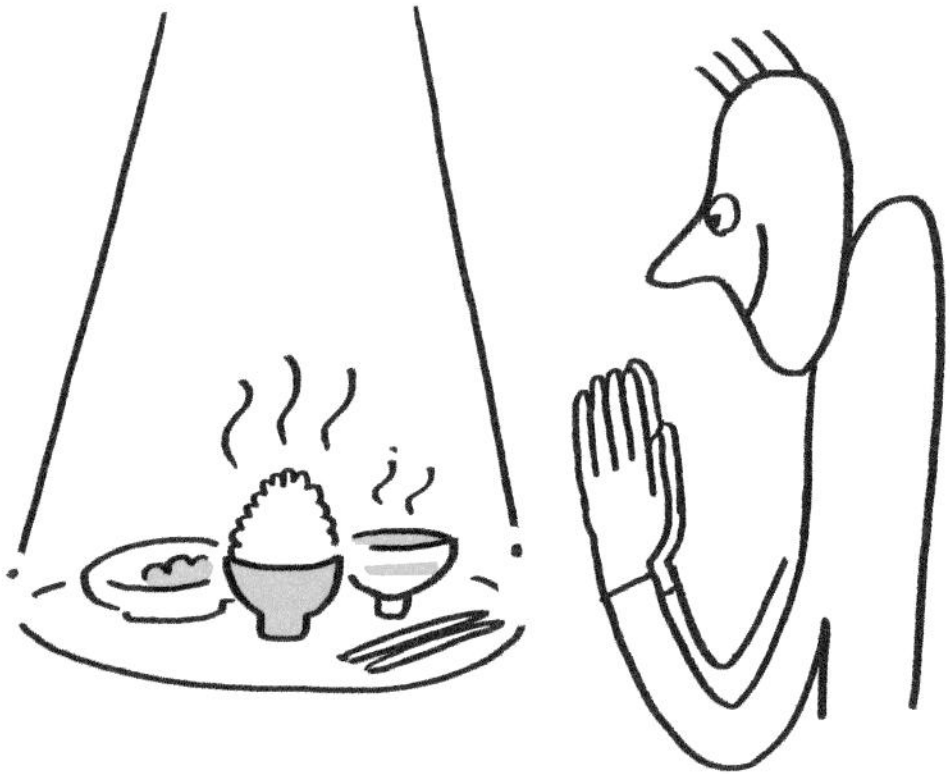

とを考えていたら、せっかくの落ち着きをもたらす時間を台無しにしてしまいます。

食事に集中することは、栄養分としてのエネルギーを蓄えるためだけでなく、ダークストレスを緩和することにも期待が見込めます。実際に食事のマインドフルネスというものがあるくらいです。

「いただきます」「ごちそうさま」というルーティンをしっかりと意味づけ、食事へフォーカスするためのトリガーにしてもいいかもしれません。うまく食事の時間をもつこともダークストレスとのつき合いにとっては重要なのです。

副交感神経を働かせる③
泣く

泣きたいときは泣くことも大切です。

涙は見せたくない、そういう信条は美しいかもしれませんが、しかし人が泣くのにも意味があります。なぜ涙を流すのか、生物として必要だからこそ備わった重要な機能です。ですから、その自然の原理を蔑《ないがし》ろにしてはいけません。

涙の分泌は副交感神経を起動させます。涙を流すときは、たいていつらい心理的ストレスを感じているときでしょう。交感神経が過多になっている状態ともいえ、**涙を分泌させることで副交感神経モードにスイッチしている**のです。それだけではありません。じつは、**涙にはストレスホルモンであるコルチゾールが含まれる**のです。(※22)

そう、**私たちがストレスを強く感じ、涙を流すのは、物理的に体外にコルチゾールを放出することで、その不快感を軽減するため**でもあるのです。

きっと誰しもが、泣くとすっきりした経験があるでしょう。それは「えーん、えーん」と声を出させ、息を吐くことに仕向け、さらに涙分泌を促し、副交感神経を活性

涙を流してコルチゾールを放出する

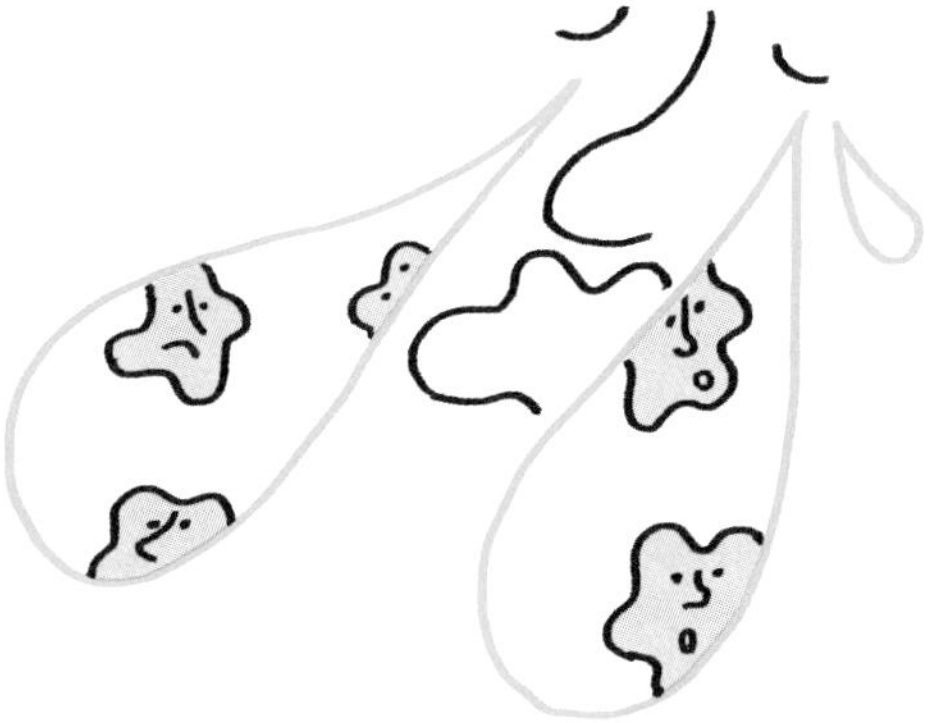

化し、さらに涙にコルチゾールを忍ばせストレスレベルを下げるからなのです。

泣きたいときは泣く。それは、身体や脳内を巡るダークストレスを体外に放出し、解放する1つの手段でもあるのです。無理に我慢することもなく、身体が必要と感じているからこその涙です。

涙とともにストレスホルモンも放出されますから、そのダークストレスをそのまま涙とともに手放してしまいましょう。

心から抱きしめる——オキシトシンの効果❶

あなたが心を許せる人、頼ることができる人はどんな人でしょうか？　あるいは、心から愛する人は誰でしょうか？　そんな存在は、脳にとっても、やはりとても頼もしいものです。

私たちはストレス反応が起きると、恒常性のしくみで、半自動的に、無意識でストレスを和らげようと反応します。その反応の1つに、オキシトシンという脳でつくられる化学物質があります。

オキシトシンは、「愛情ホルモン」「愛の分子」「抱擁ホルモン」などと呼ばれることが多いのですが、それは誰かを抱きしめた際に脳の下垂体と呼ばれる部位から放出されるからです。人と人とのつながりや距離感を感じさせてくれる大切な化学物質です。

また有名な例ですと、トラストゲームと呼ばれる他者との駆け引きのなかで、相手を信頼するときに、このオキシトシンが重要な役割を担っていることがわかっています。脳に人為的にオキシトシンを作用させた群と、そうでない群を比較すると、**オキ**

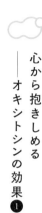

シトシンを作用させたときに、相手を信頼する度合いが、統計的にかなり優位に働くのです。（※23）ですから、オキシトシンのまたの名を「信頼ホルモン」とも呼びます。

ストレス反応を示すと、オキシトシンが放出されるという反応は、人間が社会的な動物と呼ばれるいい例といえるでしょう。つまり、社会的な結びつきを形成するために不可欠な化学物質なのです。

このオキシトシンの分泌を、ダークストレスを感じたときにうまく活用できるようになると、ダークストレスの緩和に役立ちます。

何かつらいことがあったとき、ただ誰かに抱きしめられることで癒やされた経験はないでしょうか？　愛ある抱擁は、オキシトシンの放出を促進し、心を和らげてくれるのです。ときに、訳など聞かず、解決策を示すでもなく、ただただ包み込むような温かい抱擁が、どんな言葉や問題解決策よりも効果的になることもあるのです。

抱きしめることは、抱きしめられている人にだけ作用するのではありません。抱きしめている人も、オキシトシンが放出されますから、まさに自分のためにもなっているのです。

親が子の世話を献身的に行うことができるのも、このオキシトシンの効果が非常に

心から抱きしめてオキシトシンを分泌させる

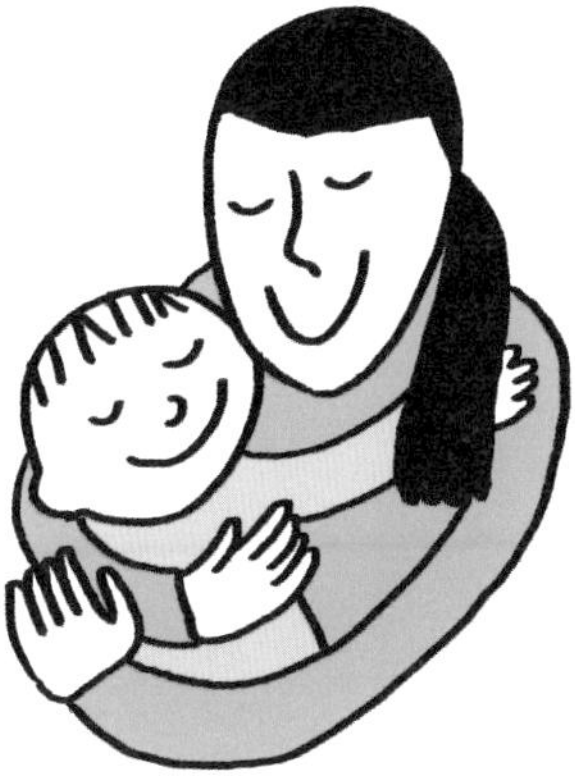

大きいでしょう。愛する存在が目の前にいれば、それだけでオキシトシンが出ます。子育てはつねに予測不能なことが起こる。うまくいかないことばかり。当然、自然と脳や身体はストレス反応を示します。しかし、それでも苦にならないように感じられるのは、まさにオキシトシンの放出によるところでしょう。

子育ては大変です。ストレス反応が勝ってしまうこともあると思います。けれど、そんなときふと我に返り、心からお子さんを抱きしめてみてください。本当にストレス反応が和らぐはずです。

ポイントは、心から「いま」に集中して、その対象を抱きしめることです。ストレス

反応が過剰になっているときはたいてい、過去の嫌なことか、これからの不安、すなわち過去と未来に囚われていることがほとんどです。ですから、そんな自分に気づいたなら、ありがたく抱きしめさせてもらいましょう。そうすることで、自己の内側にあるダークストレスがきっと緩和されるはずです。

心から信じる
――オキシトシンの効果❷

オキシトシンは、心から近づきたい、つながりたいと感じるときに脳から放出されますから、実際に目の前にいなくても、想像でも、写真でも、動画でも同様の効果があると考えられます。戦地などに赴《おもむ》く兵隊さんが、自分の大切な家族の写真を身につけたり、すぐ見られるようにしていることは、多大なストレスを感じる状況においては、とても意義深いのです。

自分の大切にしている写真やお守り。ここにどれだけ思いを寄せられるのか。それができればできるほど、自分を落ち着かせる大切な存在になるでしょう。それだけではありません、その存在と頻繁に関わることで、それが自己に落ち着きをもたらすトリガー（きっかけ）であることを脳が学習してくれるでしょう。

1つの古びたお守りをもっている人がいたとします。それを、そんなものをもっていても意味がない、そんなスピリチュアルな、科学的でない方法は効果がないと蔑《さげす》む人がいますが、それは少し考え直す必要があるでしょう。その古びたお守りをもったその人は、そのお守りとのさまざまなエピソードを脳に、記憶として共有している可能性があります。

とても大切な人が、心を込めて送ってくれたものかもしれません。その人とのつながりを強く感じるお守りなのかもしれません。それならば、きっとそのお守りはその人にとって、オキシトシンを出す存在になりうるでしょう。もちろん、それは目に見えないつながりです。しかし、その**持ち主の脳には、間違いなくそのつながりの対象の存在が、記憶という形で刻まれているの**です。

目に見えないから、非科学的なのではありません。まだまだ科学が捉え切れていない何かがいっぱいあるでしょうが、**目に見えなくとも、細胞や分子、あるいはエネルギーという形で私たちの脳のなかでは表現が可能であり、それが私たちの脳の反応性**

に大きな影響を与えるのです。

このことは歴史が教えてくれています。さまざまな宗教のさまざまなエピソードや教えによって、目に見えない存在が私たちの脳に象《かたど》られています。たとえ目に見えない存在であったとしても、一人ひとりの脳には、それぞれの記憶の組み合わせにより存在しているのです。

もちろん、存在させるためには、そのための脳を活用しない限り、脳には表現されません。敬虔《けいけん》に信仰し続けた人には、よりくっきりとその存在が脳に存在するでしょうし、そこまで敬虔でない人は、何だか曖昧で、実態のない存在として捉えるでしょう。神様や仏様などを脳でイメージすることができない人には、神様や仏様は人生に影響を与えるような存在にはなりません。

しかし、その存在を日々の信仰によって脳内につくり上げた人には、その存在はとても大きいものです。その存在が、考え方から、感じ方、振る舞いやありよう、すなわち生き方を変えるということは起こりえますし、実際に世界の歴史に見る宗教がそれを教えてくれています。

ですから、信じる人の脳には、その存在が現れるし、信じない人の脳には、その存

心から信じてオキシトシンを分泌させる

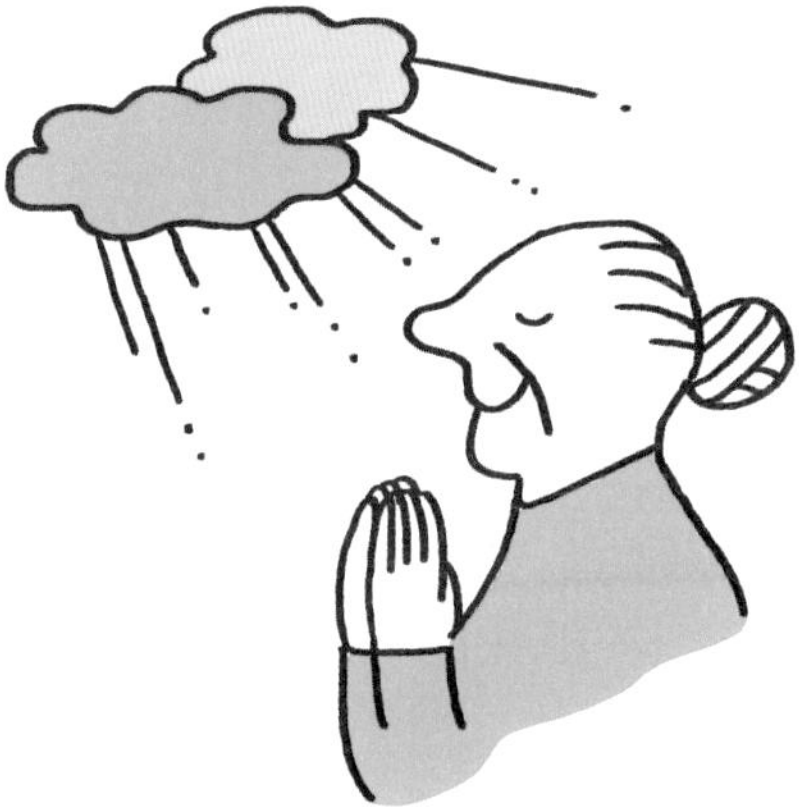

在は現れないといえるでしょう。宗教に対する考え方はさまざまで、何を信じるのかということもさまざまです。何がいいか悪いかではなく、**心から信じることのできる存在があることは、その当人にとっては大きな救いになる**のです。

信じる対象は、決して宗教である必要はありませんが、宗教は、歴史的に積み上げられた知恵でもあり、そのストーリーやエピソードは私たちの脳に届きやすいといえます。

自分が心から信じられる存在をもつ、そのことを改めて人生の一ページに加えてみることで、人生に落ち着きと豊かさがもたらされるかもしれません。

感謝をする
――ポジティブな記憶を刻む

感謝が大切なことを、私たちは社会のなかで経験的に学んでいます。ここでは、感謝について改めてその価値を神経科学の観点から考察してみたいと思います。

みなさんが感謝をするときはいつでしょうか？　多くの場合、感謝するときというのは、自分に何かポジティブな感情が芽生えたとき、それを導いてくれた存在に対して感謝するのではないでしょうか？

このことは、脳のなかで大切な学びを育んでいます。ポジティブな感情が発露し、それに気づいたなら、「ありがとう」と声にしたり、手紙を書いたり、お辞儀をしたりします。そんな一連の流れを人生のなかで、何度も経験したはずです。その循環を繰り返していると、脳の大原則、「Neurons that fire together wire together」による学習が行われます（96ページ参照）。

次のイラストを見るとイメージしやすいと思いますが、ポジティブな体験をしたときには、そのポジティブなエピソード記憶を海馬に、ポジティブな感情記憶を扁桃体

なぜ感謝するとポジティブになるのか

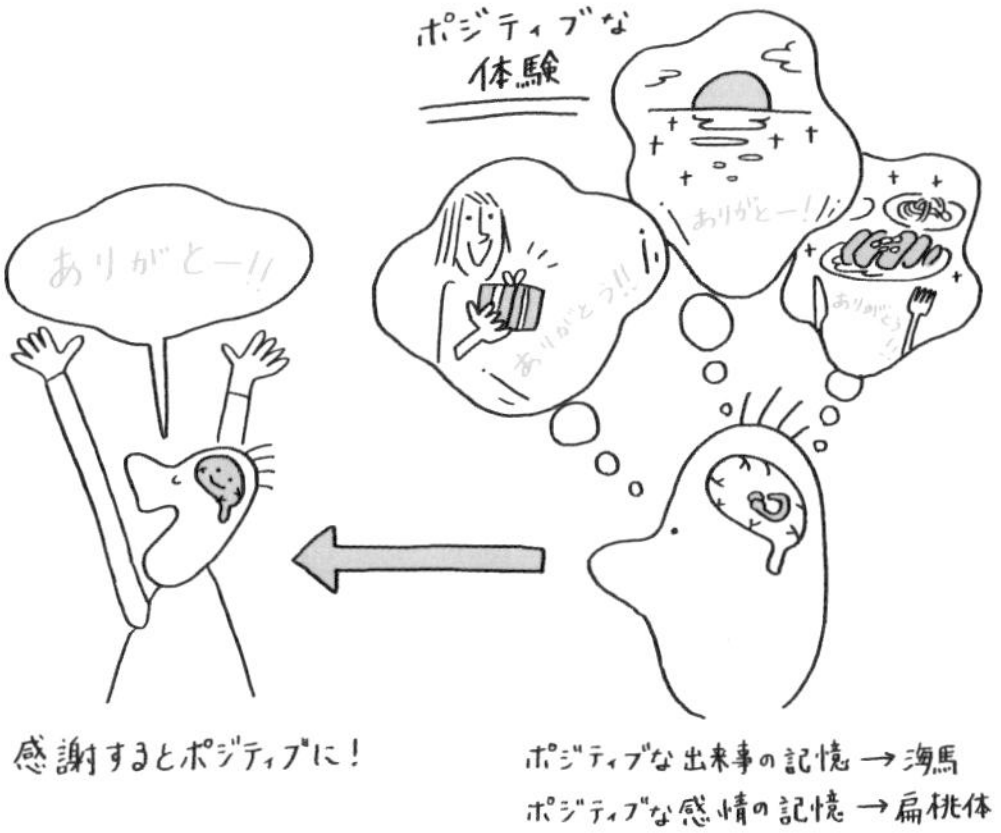

に書き込んでいきます。**「ポジティブな感情」を抱いた際に、「感謝」が「同時」に表現されることによって、その回路が強固になり、「感謝」は多くのポジティブな感情記憶、すなわちご機嫌な扁桃体と結びつくのです。**

そうすると、パブロフの犬がお肉がなくてもベルだけでよだれが垂れるように、実際に誰かに何かをされたわけでもないのに、感謝の念をもつことによって、自己のなかにあるポジティビティを引き出すことができるのです。

そして、どれだけポジティビティを引き出せるのか、ということはふだんからどれだけ心を込めて感謝しているのかに依存します。心を込めるとは、**ポジティブな感情を大切にし、気づいたなら噛みしめ、味わい、そして「ありがとう」と言語や動作でラベリングする**ことを丁寧にやるということです。

それだけ心を込めていれば、当然脳の記憶としても、ポジティブな記憶が書き込まれやすくなっていきますから、脳のなかにポジティブな情報が蓄積されやすくなります。**自分の脳にある記憶の保存システムに、どんな情報を書き込んでいきたいのか？ 結局その問いに行きつきます。記憶は、抽象的な何かではなく、細胞や分子の構造変化で形づくられる物質です。そして、それをつくることができるのは、自分自身なのです。**

感謝という言葉をよく観察してみると、「感じた」ことを「謝」する。「謝」は、「言」を「射る」というふうに分解できます。すなわち、自己の感情に気づいたなら、それを言葉にする、それが感謝なのでしょう。そして、それは単に相手に対しての礼や、相手のポジティビティをつくるだけでなく、感謝している当人のポジティビティを生むことにもつながるのです。

ポイントは心を込めて感謝すること。形骸化した心の伴わない、すなわち感情の伴わない感謝は、感謝の価値の的を射ていません。ふだんから、自分のポジティビティを感じさせてくれる存在に対しては、どんなささいなことであっても、心から感謝を述べる。**感謝を伝えることは、まわりとの和を強めるだけでなく、自分のなかのポジティビティをも高めてくれる**ことを忘れてはなりません。

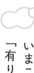

いまここにあることの「有り難さ」に感謝する

「ありがとう」という言葉は、「有り難う」と書きます。難が有るから、感謝を感じられるということです。しかしもう1つ、この有り難うという言葉には、有ることが難しいという意味もあるそうです。有ることとは、存在を表しています。ここでは私たちがこの世界に、このように存在することがどれだけの奇跡であるのか、そのことに触れたいと思います。

父親と母親の、ミクロな精子と卵子が出会う奇跡、その2つの細胞の出会いから、本当に奇跡的なプログラムによって細胞の分裂と増殖、そして構造化が起こり、私たちを形づくる。さらにそのプログラムは、単に規定されたプログラムではなく、自由度をもったプログラムであり、つねに環境に対して適応できる白紙の部分をもち合わせている。さまざまな環境に適応し、納豆をおいしいと感じられたかと思えば、音楽を嗜《たしな》むこともできる。

頭のなかで自由に宇宙を旅できたかと思えば、夢の世界のようなワンダーランドを具現化して楽しむこともできる。友人のおめでたい出来事に心から喜び、友人を傷つける相手に怒りを覚える。計算だって、チェスだってできるけれど、絵画の鑑賞もできるし、絵も描ける。そして、太陽光を気持ちいいと感じられるし、人肌の温もりを楽しめる。そして、また新たな生命を生み出すこともできる。

私たち一人ひとりは、本当にかけがえのない奇跡的な身体を一人ひとりがもっています。在ることが難しい、けれどあることができている。それだけで素晴らしいことです。

誰かと比べてできたできないといった優劣なんて、この奇跡的な身体をもち合わせた私たちの存在に比べたら、じつに些末なこと。あることだけで、どれだけ奇跡的なことなのか、それが当たり前すぎて、忘れられていることも多いものです。そう、有り難うの反対の意味は、当たり前です。

あることの難しさを当たり前化し、そんな**認知バイアス**をもった人は、なかなか自己の存在に感謝することはできないでしょう。どんなに金銭的に裕福になっても幸せを感じられないという人は多くいます。**金銭がある状態、得たいものをお金で得られることが、何度も当然のように繰り返されると、意識しない限りは、脳はわざわざ感謝の念など抱いてくれない**のです。

それどころか、一定の状態が続くとものの足りなくなり、それを下回る状態は、つねに期待値差分をネガティブに振り切り、ストレス反応を導きやすくなるでしょう。ポジティブに期待値差分を生み続けられればいいでしょうが、それはなかなか難しいことです。**つねに新しい、つねに大きな快楽や刺激でないと幸福を感じられないのは、脳の退化**ともいえます。

人生のまわりには、喜びや楽しさの種がいっぱいあります。それを見出すのは自分自身です。**どんなささいなことも喜びや楽しさに変えることのできる人のほうが、よっぽど高等な脳の持ち主といえる**でしょう。

贅沢してはいけないということではありません。それを無意識に当たり前のことと脳が学習するリスクがあり、そうすることでつねに期待値が高い状態が続き、それを裏切られるケース・頻度が高まり、普通の人がストレスにならない環境にストレスを感じるようになり、その当人の幸福度はきっと下がってしまうだろうことを懸念しているのです。

当たり前になってしまった幸せやささやかな幸せにどれだけ注意を向け、気づき、感じ、心を込めて感謝することができるのか、きっとそれが私たちの人生を豊かなものにしてくれるでしょう。いつも当たり前にある自分の命への感謝、いつも近くにいてくれる人、家族、仲間への感謝。きっと当たり前化してしまっているあなたのポジティビティの原石は、いっぱいあるはずです。そんな宝探しをふだんからしてみるといいかもしれません。

心を落ち着かせる存在の「可視化」と「記憶化」

きっとみなさんの身のまわりにも多くのポジティブな感情の種が眠っているはずで

す。それが当たり前化してしまっていることもあるでしょうし、ささやかすぎて気づけていないこともあるかもしれません。それでは少しもったいない。

私たちの注意の対象はかなり限られていますから、見る世界を自分自身で選んでいくことで、自己に書き込まれていく情報を選択することができます。ダークストレスとうまくつき合っていくうえでも、そして成長に変えるブライトストレスにとっても重要です。

その1つのエクササイズとして、次の3つのカテゴリの反応を導く存在をそれぞれ20個ずつ、189ページから191ページの表に書き出してみてください。

- Relax, Refresh 系（リラックスできるもの、リフレッシュできるもの）
  ——副交感神経、セロトニン
- Fun, Hobby 系（面白いもの、趣味のもの）
  ——ベータエンドルフィン／ドーパミン
- Love, Care 系（愛しているもの、ケアしてくれるもの）
  ——オキシトシン

Relax, Refresh系は、主に副交感神経、セロトニン系の存在を、Fun, Hobby系は、主にベータエンドルフィンやドーパミン系の存在を、Love, Care系はオキシトシン系の存在を探求することを大まかに意図しています。

自分の好きなものを書き出してください、というようなアクティビティをやったことがある人もいると思いますが、せいぜい5つ書いて終わり、ということが多かったのではないでしょうか。しかし、ここでは少なくとも20個見つけてください。きっとあるはずです。

大好きなものから、ささいなもの、あるいは今後はこんなものをとり入れたいというもの、ポテンシャルがありそうなものなど、自分の癒やしや好きな存在をいっぱい書き出してみましょう。

どのカテゴリにも共通して入るものがあってもいいですし、分類をそこまで厳密にする必要もありません。自分がもっとも感じやすいカテゴリに自由に書き込んでみてください。

書いているうちに、きっと気づくはずです。自分がどんな感情に目を向けやすかったのか、ということに。

リラックスできるもの／リフレッシュできるもの

「リラックスできる／リフレッシュできる」瞬間をできる限り思い返してみましょう。もの／こと／人／動物／場所／時間／姿勢など、本当にささいなことも含めどんどん書き出してください。そしてそれぞれの「身近さ」（A：10段階）と「出会う頻度」（I：10段階）のスコアをつけてください。

	Relax, Refresh系	A 1→10	I 1→10		Relax, Refresh系	A 1→10	I 1→10
1				11			
2				12			
3				13			
4				14			
5				15			
6				16			
7				17			
8				18			
9				19			
10				20			

面白いもの／趣味のもの

あなたが「面白いと感じていたり、趣味にしているもの」をできる限り思い返してみましょう。もの／こと／人／動物／場所／時間／姿勢など、本当にささいなことも含めどんどん書き出してください。そしてそれぞれの「身近さ」(A：10段階)と「出会う頻度」(I：10段階)のスコアをつけてください。

	Fun, Hobby系	A 1→10	I 1→10		Fun, Hobby系	A 1→10	I 1→10
1				11			
2				12			
3				13			
4				14			
5				15			
6				16			
7				17			
8				18			
9				19			
10				20			

愛しているもの／ケアしてくれるもの

あなたが「愛しているもの」あなたを「ケアしてくれるもの」をできる限り思い返してみましょう。もの／こと／人／動物／場所／時間／姿勢など、本当にささいなことも含めどんどん書き出してください。そしてそれぞれの「身近さ」（A：10段階）と「出会う頻度」（I：10段階）のスコアをつけてください。

	Love, Care系	A 1→10	I 1→10		Love, Care系	A 1→10	I 1→10
1				11			
2				12			
3				13			
4				14			
5				15			
6				16			
7				17			
8				18			
9				19			
10				20			

リストに書き出すときのポイントは、心を込めて書くことです。なぜならこれは書くという作業が目的なのではなく、自己のポジティブな存在を脳に強く学習させるためにやっていることだからです。

自分がダークストレスに苛《さいな》まれたときに、ふだんから大切にしてきた、思いを寄せてきたそれらの存在が、強く脳に刻まれているほど、そこにアクセスする機会が増えます。それはあなたのダークストレスを緩和させる手助けになるはずです。

ふだんから意識していないことは、窮地に立っていきなり活用できるようにはなかなかなりません。平常時にいかに大切に向き合っているか、それが有事にもうまく活用するための大切なティップスになります。

そして、さらに脳のなかであなたの大切なものたちを強固にしていくために、俯瞰的・相対的に見て、2つの指標で1～10段階でスコアリングしてください。1つは、その存在の身近さ。もう1つはその存在に出会う頻度です。

スコアリングするのは、良し悪しをつけるためではないことを再確認してください。**脳のAI**（前側の島皮質。anterior insulaの略）**とACCには、自己の情動反応の強度をモニタリングするしくみがあり、その練習をするため**です。（※24）どの程度感じたのか、そのラベリングです。大きな喜びを感じるものや落ち着くものを見出すことも素敵ですし、ささやかな反応に気づくことも素敵なことです。

あくまで自分のなかの相対感覚としてスコアリングすることが大切です。他者がどう思うのかはまったく関係ありません。あなた自身の感覚で、あなた自身の反応を大切に感じとってラベリングしてあげてください。

最後に、自分の大切な存在たちを俯瞰してみましょう。いろんな特徴が見えてくるはずです。人が多い、単独系が多い、食べ物が多い、強度が強いのが多い、ささやか系が多いなどなど。これは自己を俯瞰的に知る、まさに「メタ認知」と呼ばれるものの育みの一環でも使われます。メタ認知とは、「メタ（高次の）」という言葉が指すように、自己の認知のあり方に対して、それをさらに認知することです。

あまり細かく分析する必要はなく、俯瞰的に見て特徴を自分で見出してください。すると、もっとこんな領域にもこんな大切な存在を見つけたいなど、あなたのポジティブな存在の探索の方向性にもつながります。

そして、このあなたの宝箱のような表ができあがったなら、ぜひ359ページで紹介する「コミュニティ・ワーク」で仲間と共有してみてください。温かいフィードバックで、ますます大切な存在が脳で存在感を増すことでしょう。そして、ダークストレスの存在を小さくすることができるでしょう。仲間の興味・関心を知り、相手をより深く知る素敵なワークにもなるので、ぜひとり入れてみてください。

カレンダーに彩りを与えて、ポジティブ感情を引き出す

自己のポジティブ感情を引き出す存在に注意を向け、認識化、記憶化に落とし込み始めたなら、次は**どれだけそれらの大切な存在を意識下に連れ出し、見える世界をカラフルにしていくか。そのデザインを自分自身でしてみること**が重要です。

いろいろなやり方がありますが、ここではカレンダーや手帳を使ってみましょう。多くの人が自分の手帳やPCやスマホでカレンダーを使っていることと思います。それをうまく活用してください。

カレンダーや手帳というと仕事やタスクなどの予定で埋まってしまうことが多いかもしれませんが、毎日生きている自分の時間をどうハッピーなものにしていくかは、

自分次第なのです。先ほどの「好きなものを書き出す表」を参考にしながら、自分のカレンダーを仕事や勉強だけでなく、素敵な存在で埋めていってください。

コーヒーが好きな人は、何気なくコーヒーを飲んでおしまいではなく、カレンダーにもその大好きなコーヒー時間を入れてみたり。また子どもと戯れることができる時間、大好きな読書の時間などを入れ込んでみるのもいいでしょう。自分の生きているタイムラインを、いかに好きなものを挟み込んで生活できるか、いかに人生を豊かにできるかは自分次第です。

これによって単にハッピーの表面積が広がり、気づきを得る機会が増えるだけではありません。その楽しみを可視化することで、ダークストレスを低減させたり、むしろその楽しみによって合成されるドーパミンが、目の前の仕事や勉強のパフォーマンスを高めることにもつながるので、じつに有意義な方法なのです。

もちろん、一人ひとり自分の〝時〟をデザインするカレンダーの使い道は異なるでしょうから、こうしなければいけないというものはありません。誰かに決められた用件だけでなく、自分で自分の人生を豊かにリードするという視点、自分の時間を彩っていくという視点をもっていただけたらと思います。

ちょっとした工夫として、その予定も楽しく設計してみましょう。予定のネーミングを面白くすると愉快なカレンダーになります。たとえば、単にコーヒータイムとスケジュールしてもいいのですが、「仙豆《せんず》コーヒータイム」とするなどです。仙豆というのは、アニメ「ドラゴンボール」に出てくる力の出る豆です。そんな力を手に入れる時間として、楽しく彩り豊かなあなたならではの時をデザインしてみてください。

生きている時間は有限で、注意の対象も有限です。どんな情報を自分の脳にプロセスさせたいのかは、自分で自分の時間をいかに操るのかにかかっています。ぜひみなさん一人ひとりの時間を大切にしてください。あなたの時間が幸せの種で埋められ、人生が豊かになることを祈っています。

第3章

ブライトストレスを味方につける

――ストレスエネルギーを最大限に活かし、成長を加速させる

ブライトストレスを成長の糧にする
——脳を進化させる

ストレスは
闇にも光にもなりえる

本書では、**私たちのパフォーマンスを高めてくれたり、成長を促してくれたり、幸せを感じさせてくれたりするストレスをブライトストレスと呼んでいます。**

ストレス反応に伴った体内環境の種々の変化は、その一つひとつに意味と役割があります。たとえば第1章と第2章で紹介した**コルチゾール**というストレスホルモン。過剰に分泌されると前頭前皮質を機能停止させてしまいますが、本質的には、脂質や糖類などの代謝をサポートし、身体や脳がエネルギーを使いやすい状態に導くために、重要な役割を担っています。

ほかにも、**カテコラミン**と呼ばれるストレスホルモンは、心臓の拍動を高め、骨格筋への血流量を増やし、交感神経と協同して機能し、私たちのパフォーマンスを高めてくれます。また、**デヒドロエピアンドロステロン**（DHEA）というストレスホルモンは、神経成長因子（NGF）と呼ばれるタンパク質に作用し、神経細胞の死滅を防いだり、新しい神経細胞の合成（神経新生）を手助けしたりすることで、私たちの学習を支えてくれます。（※25）

このようなブライトストレスたちのエネルギーを最大限にとり込み、活かすことができている人は多くはないでしょう。なぜなら、**ブライトストレスの生じるところには、当然ダークストレスも生じやすい**からです。そうすると、**ネガティビティバイアスにより、あなたの注意のほとんどをダークストレスに注いでしまう可能性が高くなる**からです。

しかし、ある人にとっては闇のように感じられ、ダークストレスを導くような環境であったとしても、そこに光を見出し、ブライトストレスとして処理できる人がいます。

ダークストレスも、ブライトストレスも、その反応によって活性化する脳部位や合成

される化学物質はほとんど同じです。ただその反応の強度が適度な状態であるのか、そしてその反応の状態をどう認知し、そしてどう脳にその現象を記憶として保持していくのか、それによってストレス反応は闇にも光にもなりえるのです。

VUCAの時代——変化速度がこれまでにないほど速くなっている現代

世の中は科学技術の発展に伴って利便性を高めてもいますが、これまで存在しなかった闇が生まれているのもまた事実でしょう。SNSで遠く離れた人とコミュニケーションがとれるようになることは素晴らしいことですが、一方でその距離感から、相手を苦しめるコミュニケーションに悪用する人も出てきて、これまで存在していなかったストレス反応が生まれてきています。

現代が闇を生み出しやすいというのは、端的にいうと、現代は世の中の環境や状況が目まぐるしく変化し、将来の予測が非常に困難な時代のため、不確実性という闇が出現しやすいということを指しています。当然、どの時代においても、将来の予測は困難であったはずですが、**現代は、私たちをとり巻く環境の変化速度が、どの時代にも味わったことがないくらい速く、ますます予測が困難になっている**のです。

変化速度を圧倒的に高めたのは、科学技術の発展によることは間違いないでしょう。これまで不可能とされてきたことが、どんどん可能なものへと書き換えられていきました。

解剖学的現代人とされるクロマニョン人は、約1万~4万年前に誕生したといわれますが、人類はこの100年程度で空を飛んだかと思えば、その数十年後には宇宙にまで飛び出しているのです。驚くべき変化速度です。

もう少し身近な話をしてみましょう。コミュニケーションのあり方はどうでしょうか。奈良時代から鎌倉時代まで、500年ほどの期間がありますが、遠く離れた人とのコミュニケーションの主流は、どちらの時代も手紙による文通でした。

現代を考えてみましょう。30年ほど前は、駅には、伝言板という黒板のようなものが設置され、そこに伝言を書き残すというコミュニケーションの形態がありました。また、公衆電話をよく利用していました。テレホンカードをコレクションしていたことが懐かしく感じられる人もいるかと思いますが、ほんの30年ほど前の話です。

そうかと思えば、ＰＨＳが登場し、いつの間にかみなが携帯電話をもつようになって、そしてこの10年でスマートフォンが主流になりました。10年単位で見てみると、私たちのコミュニケーションのありようは、瞬く間に変化していることがわかるでしょう。

それだけではありません。たとえばこの数十年で、全身麻痺の方のコミュニケーションのあり方にも大きな進歩がありました。全身の運動神経が麻痺状態であると、口の筋肉もうまく動かすことができず、話をすることができません。しかしながら、音を受容する感覚神経やそれを理解する脳は健全で、かつ考えることもできる患者さんが多くいらっしゃいます。反応できないだけで、外部の情報を受けとり、考えを巡らすことができるのです。

そんな方々も現代は、外部の人とコミュニケーションをとることが可能になりました。各アルファベットをそれぞれ脳で想像したときの脳波パターンをコンピュータに学習させることで、スクリーン上に患者さんの言葉が表示されるしくみです。

良し悪しは別として、奈良時代から鎌倉時代への５００年間でのコミュニケーション手法の環境変化と、現代の数十年のそれとは、やはり比較にならないほど現代は変化速度が速いといえるでしょう。この先、10年、20年、きっと新しいコミュニケーションのあり方が生まれることと思います。まったくわかりませんが、きっといまは想像すらできないコミュニケーションが生まれていることでしょう。それだけ、近未来も不確かなのです。

ＶＵＣＡの時代に適応的な能力とは？

このような変化の時代を象徴する言葉として、いま世界の経済界などでよくとり上げられる言葉が、ＶＵＣＡです。現代をＶＵＣＡの時代と呼ぶ人が増えています。この言葉は、次の英単語の頭文字をとっており、現代の特徴を促えています。

Ｖ：Volatility　変動性
Ｕ：Uncertainty　不確実性
Ｃ：Complexity　複雑性

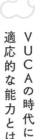

A：Ambiguity　曖昧性

変化が激しく、複雑化した世の中は、曖昧で不確実な情報であふれかえっています。すると、不確定要素に過敏に反応しやすい私たち人類の脳は、より多くの闇を目の当たりにすることになります。

人生を豊かにするはずの技術革新が、むしろ私たちの前に漆黒の闇を広げている状態です。しかし技術革新が悪いわけではないのです。むしろ、先ほどの全身麻痺の患者さんの例のように、大切な人とのコミュニケーションを可能とし、人生を豊かにする技術革新もあふれています。

この変化の時代において私たちには2つの道が提示されているようです。

1つは、技術革新により次々と生み出される新しい闇に、卑屈になり、よく知りもしないまま、有効活用の方法を探りもしないまま、ただ批判をし、ダークストレスを蓄積させて生きていくという道。もう1つは、新しい闇を受け入れ、むしろ闇に光を照らし、自己の成長可能性の一部とし、自分の見える景色、世界を自分の手で変えていく道。

変化の時代における2つの道

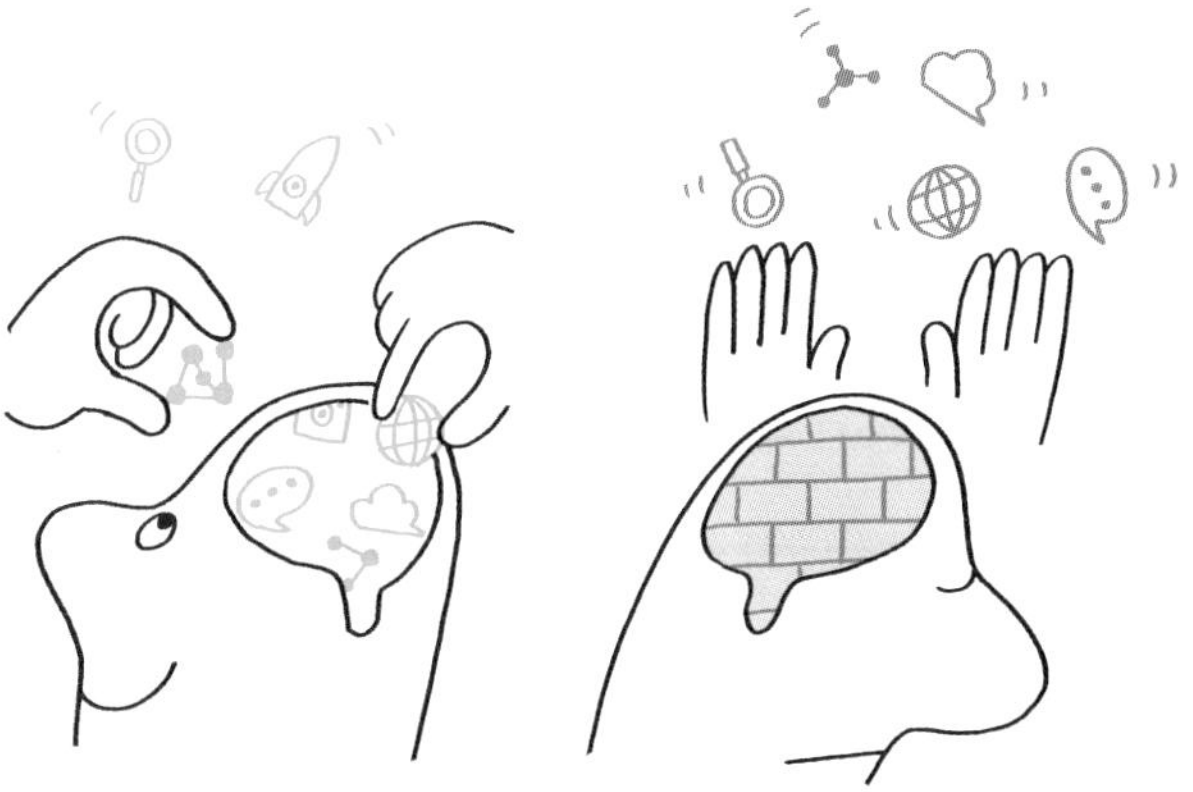

もちろん、一人ひとりの価値観、考え方がありますし、後者の道だけが正しいというわけでは決してありません。しかし、後者の道は、きっとこれからの世の中に必要な適応能力であるように思うのです。

もっとも強いものが生き残るのではない。
もっとも賢いものが生き残るのでもない。
唯一生き残るのは、変化できるものである。

進化論で有名なチャールズ・ダーウィンの言葉です。新しい変化の時代、VUCAの時代に適応して進化する。そんな過渡期を楽しめるいい時代です。ダーウィンの言葉を噛みしめ、ストレスを力に変える、ブライトストレスを手に入れるための探究をしていきましょう。

自分自身が世界のプロデューサーという意識をもってみる

人間の脳の面白いところは、受けとる情報を意識的に、意図的に選択できるしくみがあるということです。単に反射的に世の中と関わっているわけではありません。私たちの脳は世界中にあるものをあるようには認識していません。あくまで私たちの脳が認識するように認識します。そしてその**認識のあり方も、自分自身で選択することができる**のです。

世界や人間の醜い部分にばかり注意を向けていれば、あなたの脳に浮かび上がる世界は、醜く生きづらいものとなるでしょう。そして、それを批判する人の情報にばかり脳の情報処理システムを使っていたら、当然、ものごとに批判的になりやすいでしょう。

一方で、醜い部分が目に入ってもそれを受け入れ、それ以上に存在する世界や人間の魅力や面白さに注意を傾け、自分の脳に情報処理をさせて過ごす人の脳には、世界は玉手箱のように映るでしょう。

どんな情報に注意を向け、どう自分の脳や身体に反応させていくのかは、私たち一人ひとりのありよう、意識のもち方次第でいかようにも変えていけるのです。

みなさんは、自分の脳に映し出される世界をどのように表現したいですか？ そのプロデューサーは紛れもなくあなた自身なのです。世界は、自分の注意の向け方と、それに伴って脳に書き込まれる情報次第で変わるのです。

世界はこうである、という答えは決してありません。世界はこうである、と高名な先生がおっしゃったとしても、それはあくまでその先生の脳に映し出される世界です。もちろん、それを自己の脳に表現する世界観の素材にすることはいいでしょうが、自分で見る自分の世界は、自分でつくっていくことができるのです。

勘違いも素晴らしいかもしれません。勘違いして、それで幸せに日々過ごせている人は、世界に正しさばかりを要求し、期待値差分からダークストレスをため続けている人よりも、生物的にはこの時代に適応していて高等かもしれません。

自分の脳に映し出す世界の素材探しは、あなた自身で選択できます。脳が処理できる情報、私たちが注意を傾けることができる情報は限定的で、すべての情報をあなたの脳が処理することなんてできません。ですから、自分の脳に表現したい情報を自分で取捨選択する必要があるのです。

自分の環境を自分のためにプロデュースする

だから環境は大切です。**ふだん関わる環境、人が、当然あなたの脳に届けられやすい情報**です。それが日常茶飯事のごとくダークストレスを生み出すのならば、よっぽどの精神力がない限り、ありたい自分であり続けることは難しいでしょう。多くの場合は、朱に交われば赤くなりやすいのです。

逆に、自分がありたい自分であることができる、ありたい自分、ありのままの自分を受け入れてくれる環境は、あなたの望むことに、より集中させてくれることでしょう。

まわりの環境にダークストレスがあまりに多いと、そこに注意が分散され、あなたは効率的な勉強も仕事もできず、成長は伸び悩んでしまいます。

もちろん、完全に自分の望む環境なんて存在しないでしょう。しかし、自分の意志と選択で、自分の環境は自分でつくれるはずです。向ける注意を意識的に変えていく、それでもダメなら、自分の関わる環境を変える行動だってときには有効です。

ときに人はこれを逃げだといいます。しかし、逃げたっていいのです。自分の望まないストレスを慢性的に受けること、それはあなたのパフォーマンスを下げるだけでなく、学びも停滞させ、あなたの脳がダークストレスにジャックされやすくもなります。

一方で、自分から望んで行動し、そこから受けるストレス、これがブライトストレスです。自分から望んで何かにとり組んでも、新しい挑戦や学びにはストレスが伴います。しかし、自分で望んだ状態の脳は、その望んだ状態に伴い放出される化学物質などの効果により、あなたのストレスを大きな成長に仕向けてくれるのです。

デイリーベースで関わる環境や人は、それだけ私たちの脳に影響を与えることを俯瞰的に捉えたうえで、自分で自分の環境を整える意識をもってみてください。

理想論をいえば、どんな環境であっても自分らしくいられることでしょう。しかし、そのような境地に至れるのは、よっぽど意識的に自分のありたい姿と向き合い続けるか、あるいは環境がありたい自分であることをサポートし続けた、そんな記憶痕跡が脳に残っている人でしょう。

自分の意志と選択で環境を変えることは、自分の望む成長を加速するうえで大切です。なぜなら、私たちの使える時間と注意の対象はあまりに限られているからです。それを望まないストレスに割いている場合ではないのです。

自分自身の世界をどう編集するか

肝心なことは、その環境や身のまわりで起こる現象などの素材をどのように編集するかということです。同じような環境にいても、ダークストレスに苛まれている人もいれば、幸せを感じられる人もいるのは、注意の対象と、この編集能力の差といえるでしょう。

この編集はあなたの選んだ注意対象の素材に彩りを与えます。どんよりさせることも、落ち着いた感じにすることも、煌《きら》めきを与えることもできます。その編集を自分

注意の向け方を変えるとは、脳内で新しいものをつくり上げること

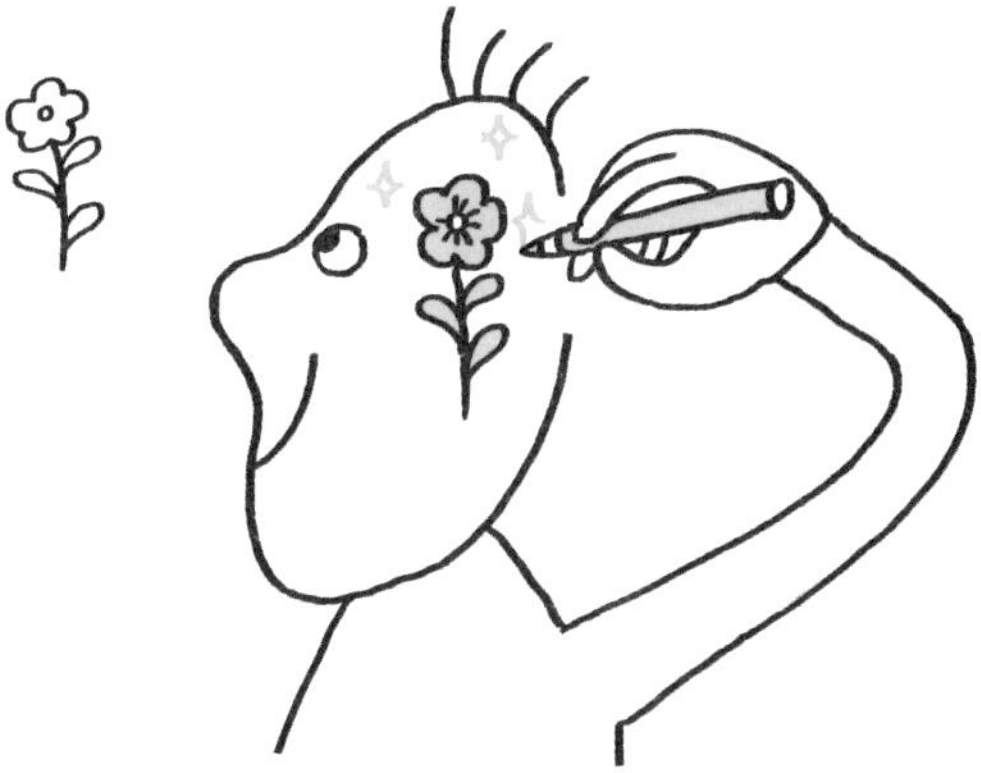

自身で能動的にやるからこそ、自分の脳に刻まれる情報、すなわち記憶も強くなるのです。

そこで、神経科学の原則、「Use it or Lose it」が働きます。あなたの選択した情報、それに対してどう反応させ、認識させ、脳に物理的な変化をもってその情報を書き込ませ、記憶痕跡化させるのか。

私たちの意識や注意の向け方、そしてそれに伴う反応は、実際に神経細胞の構造をミクロの世界で物理的に変化させます。まるで私たちの頭蓋骨の内側で造形し、ペインティングするかのように。

しかしその造形は、自分で意識的にリードしていかないと、無意識な脳のネガティ

ビティバイアスや、ときとして環境や他者によって、記憶痕跡化がなされてしまう可能性があることに留意する必要があります。

自分をもちなさいとよくいわれます。それは自己と向き合うことで、自己の脳に残していく情報を自分で選択しなさいということです。そうして選択された情報があなたの脳に痕跡を残し、それがあなたの一部になっていきます。

曖昧で不確実なことは、多くの場合、その負の側面に注意が注がれ、ダークストレスとして編集され、あなたの脳にもそのように記憶痕跡化され、あなたの一部となっていきますから、ますます未知なことは回避するようになってしまいます。

一方で、不確実性の高い事象であっても、そのなかの面白みや可能性に注意を向け、好奇心をもったり期待に胸を弾ませてその情報を編集する人は、不確実なものへの接近確率、すなわち未知のことや新しいことへ挑戦する確率を高めることでしょう。

世界をどのように捉えるのか、そのプロデューサーはあなた自身です。あなたの望む美しい世界を自分自身でつくっていくという心がけが、ブライトストレスを手に入れるためには必要となります。

脳はいかにして成長するのか
——脳の成長の原理

「記憶痕跡化」の正体とは？
——あなたらしさはどうつくられるか

215ページの図は、脳の神経細胞の模式図です。本書は科学書ではないので、あまり細かい名前などは覚える必要はありませんが、記憶というものが抽象的な概念ではなく、物理的な神経細胞の構造変化であるということを少し具体的にお話ししたいと思います。

この話を通じて、**脳も筋肉と同じように、使われれば使われただけ成長する**ことの理解を深めていただけたらと思います。なぜなら、ブライトストレスは、私たちの成長を促しますが、脳の成長とは、それを構成する神経細胞の変化による、記憶のあり方がポイントになるからです。

記憶というと、勉強を連想される方が多いのですが、私たちの記憶は、勉強のような記憶（意味記憶）だけでなく、体験などの記憶（エピソード記憶）やそれに伴う感情記憶、スキルなどに関与する手続き記憶などさまざまです。（※26）

次ページの図に神経細胞の細長い部分がありますが、この部分は**軸索**《じくさく》と呼ばれていて、この構造体の内側を電気信号が駆け抜けていきます。

ミエリン鞘《しょう》は、その軸索を包むような位置に存在しています。私たちが、何回もその神経細胞を活用すると、ミエリン鞘が太くなることが確認されています。（※27）

そして、このミエリン鞘は絶縁体、すなわち電気を通しづらい素材でできています。よって、ミエリン鞘が太くなることで、軸索からの電気の漏洩確率が低くなり、情報を伝導する確率が高まるのです。そうすることで、**入力する情報量が少なくてもしっかりと情報を伝播することができるようになり、脳の情報処理へのエネルギー投資が少なくてすむようになります**。これが、私たちが何かを学習し、記憶痕跡化するときの脳の、神経細胞の物理的変化の一例です。

ミエリン鞘のように、神経細胞自体が変化していくこともありますし、神経細胞と

神経細胞の基礎知識

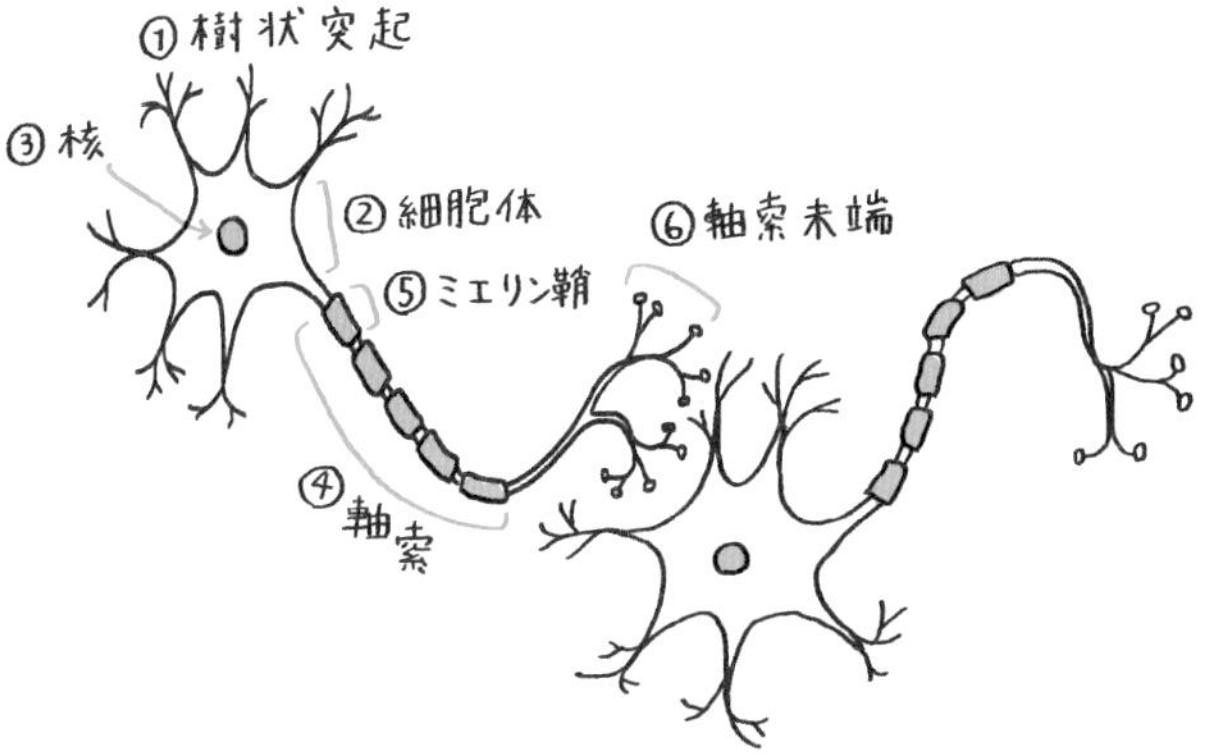

神経細胞の結び目である**シナプス**と呼ばれる構造体も、何回も使われることで変化していきます。

たとえば、このシナプスという構造体は、神経細胞と神経細胞との結び目なので、情報の伝達経路の前側と後ろ側があります。多くのシナプスでは、前側の神経細胞から後ろ側の神経細胞に対して、化学物質が放出されて、情報を伝達します。この化学物質は、専門的には神経伝達物質と呼ばれています。

私たちがある情報を何回もそのシナプスによって処理させていると、このシナプスにおける情報の伝達効率が高まります。どのような変化があるのか？　神経伝達物質を投げ込む効率を高めたり、その神経伝達物質を受けとる特定の受容体と呼ばれる構造体が、受けとる神経細胞において増殖したりするのです。（※28）

本書では、記憶のしくみについてそこまで深くは言及しませんが、神経科学とは、まさにこの記憶を探究する学問といっても過言ではありません。もし、記憶のしくみをさらに深く理解したい方は、神経科学の分野でもっとも有名といっても過言ではない、赤い蝶ネクタイが目印のエリック・カンデル氏の『記憶のしくみ』をおすすめします。一般向けに書かれた本ではありますが、かなり読み応えのある科学書です。脳の神秘に深く触れられる1冊です。

外界にある情報は、全身に伸びている感覚神経などを通じて、身体内の信号に変換され、脳へも届けられます。そして、その信号の強度や信号が送られる頻度、それが脳内で引き出される頻度に応じて、細胞や分子の構造変化が導かれ、記憶痕跡化し、あなたの内側の構造をミクロの世界で変化させていくのです。

つまり、外界情報を内側の情報に変換する担い手は、あなた自身です。あなたが注意を向けた情報があなたの一部に変換されるポテンシャルをもち、その情報にどう感じ考え行動し反応するのか、情報修飾され編集されたものが、このミクロの世界で少しずつあなたの内側の物理的構造に変化を与え、あなたのありようを形づくっていくのです。

「脳の投資システム」とは？——長期記憶化された神経細胞をつくる

ある神経回路ないし神経細胞は、繰り返し使われることで、細胞の分子構造を変化させ成長していきます。まるで筋トレを継続していると、筋肉が太くなるかのように。しかし、それはまったく不思議なことではなく、生物的にじつに理にかなっています。筋肉にしても、神経にしても、なかなか使わない回路に養分やエネルギーをかけて太くする、強くするということは、エネルギーの無駄遣いになる可能性があるからです。

とりわけ人の脳は、質量からすると全体重の約2パーセント程度といわれています（体重60キロに対して）が、それにもかかわらず、脳で使われるエネルギー源の1つ、グルコースはその約25パーセントが脳で消費されているといわれています。**脳は、圧**

倒的にエネルギーを使う臓器なのです。ですから、神経細胞は大して使われない回路に対してはエネルギー投資をしない。すなわち記憶化、学習をしないようにできているのです。

生物にとって、エネルギーというのは生命を維持していくために必要不可欠なものです。エネルギーの無駄遣いはできません。現代は、食糧難などの危機は太古の昔に比べると減り、環境は大きく変わっています。しかし、50万年前のネアンデルタール人の脳、あるいは1万~4万年前のクロマニョン人の脳と現代人の脳に大差はないため、その当時からの「エネルギーを無駄遣いしない」というプログラムは健在なのです。

しかし逆に、何回も使われる神経回路に対しては、心もとないミエリン鞘によって、毎回、大量の電気信号漏洩をするというわけにはいきません。放出された神経伝達物質のとりこぼしが多いことは適応的ではないのです。

そこで繰り返し使われる神経回路の神経細胞に対しては、それぞれの神経細胞のDNAが発動し、必要な指令（タンパク質合成など）をし、神経細胞を進化させてくれるのです。こうしてつくられていく神経細胞を**長期記憶化された神経細胞**と呼びます。

とはいえ、神経細胞の強化はゼロイチの成長ではなく、少しずつ変化していきますし、

神経細胞の構造変化による反応の度合い

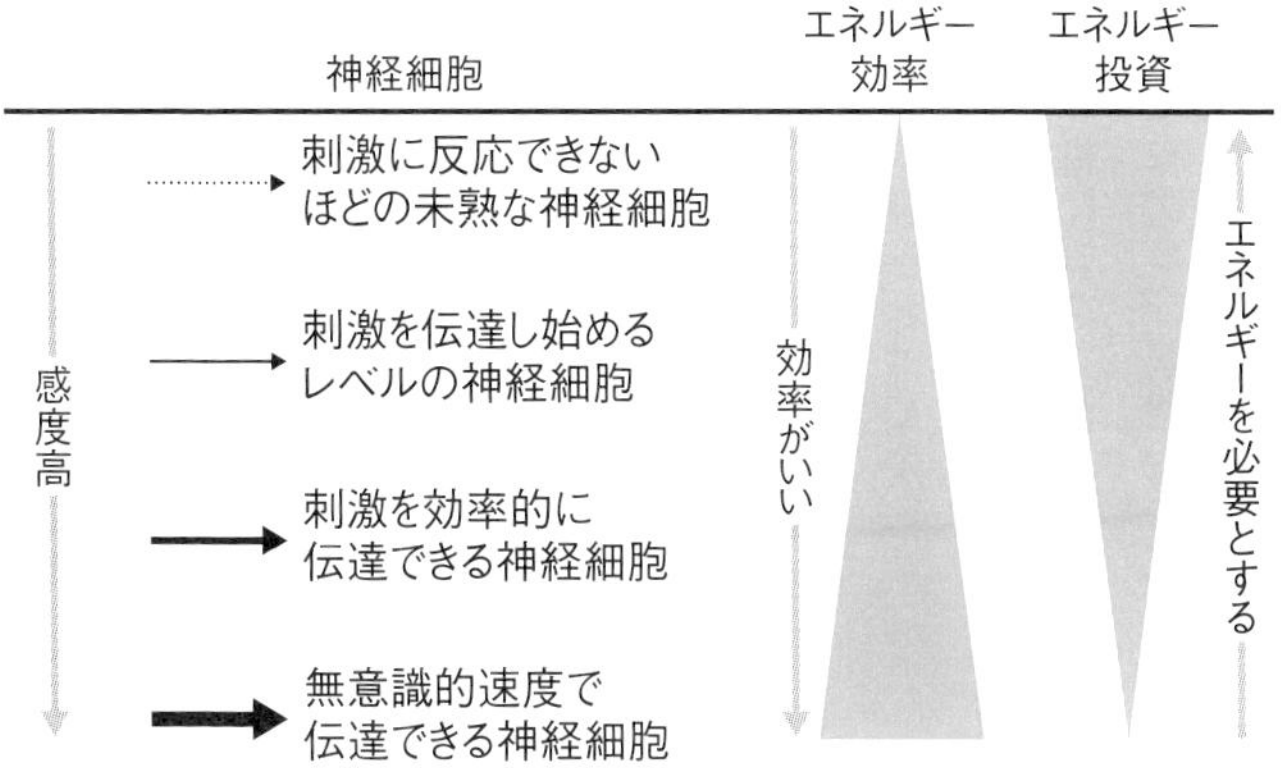

度合いがあります。

それを簡易的に模式化したのが上の図です。神経細胞の構造変化に伴い、その神経細胞に入ってきた情報への反応のあり方が変わります。受容体やミエリン鞘が未熟な状態だと、信号を受けてもその情報を次の神経細胞に届けることすらできないのが、図の上側の点線矢印です。

上側の神経細胞であればあるほど、その神経細胞を強固にするためには、大量のエネルギーを要します。つまり、神経細胞を強固にするための投資エネルギー（形成エネルギー）の総量はまだ不十分ということです。そして、その神経回路を使おうとすると、情報の伝導伝達効率が非常に低いために、かなり集中して、密度の濃い情報（エネルギーや分子）を注ぎ込まなくてはなりません。すなわち、その神経細胞を活用するためのエネルギーコストは非常に高い状態です。

しかしながら、この関係性は、繰り返し刺激を受け、神経細胞の構造変化が誘導されることで逆転していきます。強固な神経細胞を形成していくには、形成エネルギーの総コストが多くかかります。しかしながら、いったん強固な神経回路をつくってしまったら、その神経細胞は強固なミエリン鞘によって、シナプスの密度の濃い受容体によって、非常にエネルギーコストのよい状態になるのです。

ミエリン鞘が太く、電気漏洩しづらいため、少量の刺激で情報を処理できますし、同様に、受容体が密度濃く存在することで、神経伝達物質を大量に放出しなくても情報を処理できるわけです。

強固な神経回路にするには、物質的な変化も必要なため、つくるまでの投資エネルギーは非常にコストがかかりますが、いったんつくられてしまうと、逆にかなりの省エネになります。長期的に見たら、そのリターンはきっと大きいはずです。

きっとあなたも体験したことがあるはずです。最初は、苦労しながらやっていたことでも、いつの間にか何も意識しなくてもできるようになっていたことが。それは、まさに神経回路の開通工事が完了したことを意味しています。何かに熟達した脳の状態というわけです。

単に一時的にマインドセットをもつだけでは、人はなかなか変われないというのは、一時的な活用だけでは、その瞬間の神経細胞の活性化にとどまり、実際の物理的変化を伴う構造変化には至らないためです。このことは、継続すること、習慣の価値が世の中で謳われていることと一致しています。

長期記憶の特徴と「三日坊主」のしくみ

すでにできあがっている長期記憶化された神経回路は、前述のようにその回路を活用するエネルギーが少なくてすみます。一方の、ふだん使い慣れていない神経回路は、当然そのような情報プロセスを経ようとすると、脳に多大なエネルギー投資を課すことになります。

このため、**私たちの脳は、基本的にはよく使う、慣れた神経回路を自然と無意識に選択します。そのほうが、エネルギー効率がいいからです。**平たくいうと、楽だからです。これは、生物が環境に適応していくためには非常に重要なしくみです。そして私たちの習熟ともいえ、歓迎すべき変化ではあります。

しかし一方で、この反応というのは、私たちの脳の使い方のバイアスにもなります。無意識にエネルギー効率のいいものや、習熟している情報処理を選択します。しかし、それは新しい学びをしていくという観点からすると適応的ではありません。

新しい情報、ものの見方、考え方など、新しい情報処理を要する神経回路は、基本的には神経細胞が未熟です。すると、どんなに一時的にその新しい考え方を大切にしようとしたとしても、その内容や情報処理のありようは長期記憶化していないため、すぐに忘れさられてしまいます。そして、長期記憶化されたエネルギー効率のいい従来の考え方を無意識に選択してしまい、結局新しい考え方は習得されないのです。

次のイラストは、これらのことを踏まえて三日坊主の原理をたとえたものです。

たとえば、あるセミナーや自己啓発本などで、新しい考え方をフィルターし、それによってワクワクするような反応が引き起こされたとします。ここではソイラテがカ

三日坊主の原理

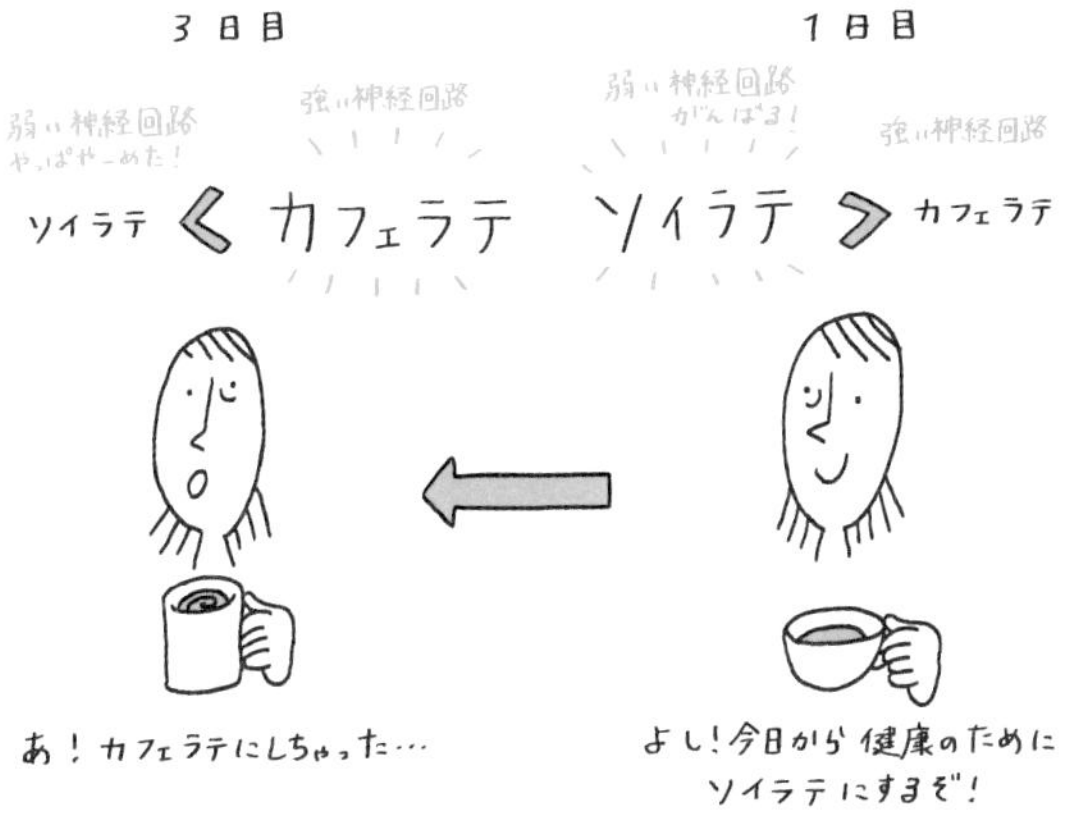
3日目
弱い神経回路
やっぱやーめた!
強い神経回路
ソイラテ ＜ カフェラテ
あ!カフェラテにしちゃった…
1日目
弱い神経回路
がんばる!
強い神経回路
ソイラテ ＞ カフェラテ
よし!今日から健康のために
ソイラテにするぞ!

フェラテより健康と学んだとしましょう。しかし、まだその考え方は、あなたの脳で強固に形成されていないので、219ページの図の点線のような状態です。

あなたにはこれまで幾度となく繰り返してきた思考や行動パターンがあり、意識していないと、すぐにいつもの考え方になってしまいます。なぜならその思考パターンを形成している神経回路が強固であり、エネルギー効率がよく、脳にとって楽だからです。それどころか不慣れな考え方をすることは、エネルギーを多く使いますから、疲れます。すなわち、健康面からソイラテにしようと思っても、あなたはこれまで毎日カフェラテを好き好んで飲んでいたため、いつのまにかエネルギー効率のいい慣れたカフェラテに戻ってしまうのです。そして、ソイラテが健康にいいという意識が、なんだか億劫にすら感じてしまうのです。

実際に慣れていない脳の使い方をすると、頭がモヤモヤしたような感じになるはずです。そうすると、なおさら楽なこれまでの脳の使い方をしたくなるのです。多くの場合は、そこで踏みとどまることができず、継続することができなくなり、三日坊主状態になってしまいます。

しかし、**三日坊主の反応自体は、じつは脳が世界に効率的に適応していくためにつくったプログラムでもある**のです。そんな脳の適応進化のプロセスを俯瞰的に知ったうえで、うまく三日坊主を克服し成長につなげる考え方を紹介していきたいと思います。

脳エネルギーと脳の生存戦略

次ページの図は、横軸が年齢、縦軸がシナプス数を表しています。視覚や聴覚を司る脳部位のシナプス数は、生後3ヵ月がピークであることが記されています。同様に

大人になるにつれてシナプスは淘汰されていく

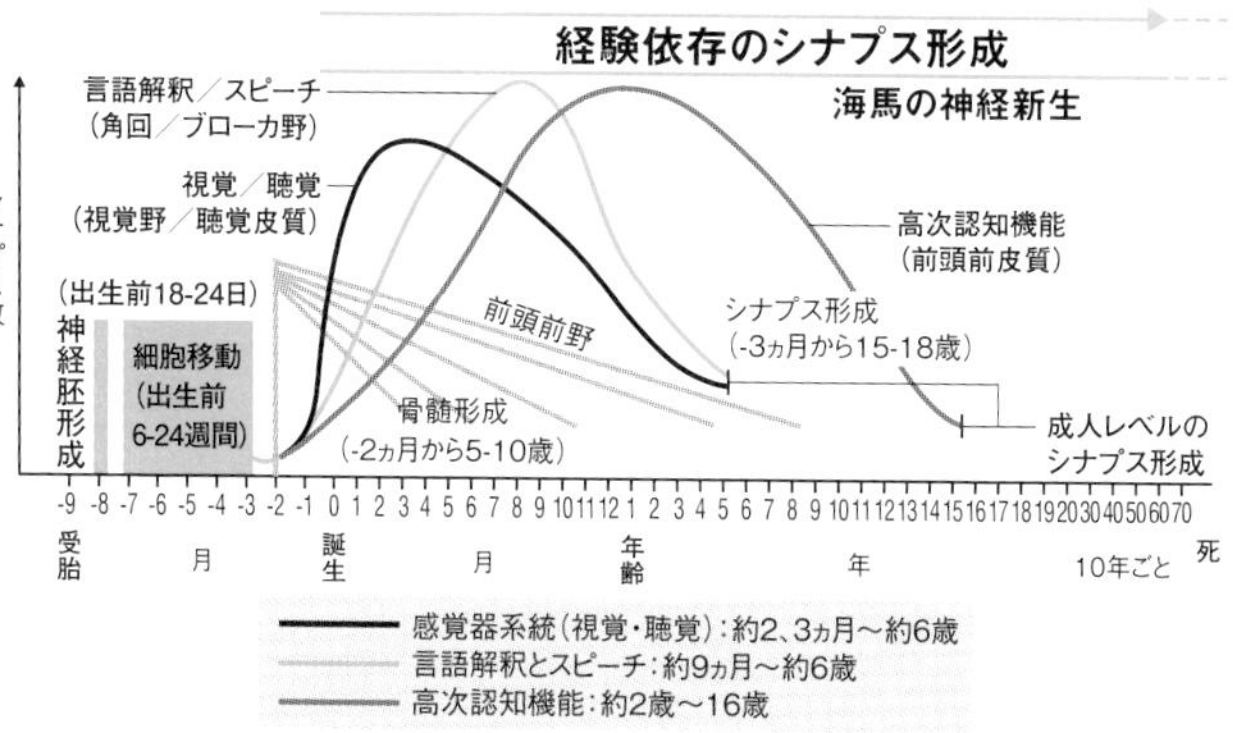

出典：Leisman, G., et al. The neurological development of the child with the educational enrichment in mind. Psicologia Educativa(2015), http://dx .doi.org/10.1016/j.pse.2015.08.006

言語に関与する脳部位ですと生後9ヵ月、さまざまな高等な情報処理をなす前頭前皮質（PFC）は、そのピークが2～3歳くらいとなっています。

この事実を知ると、愕然とするかもしれませんが、私は逆に生物のプログラムのありように感嘆してしまいます。生まれて間もなく、赤ちゃんの脳では、どんどんシナプスが形成されていきます。そして、その大量につくられたシナプスから、実際の体験に沿って、使う脳回路を取捨選択するようにできているのです。バッとシナプスの大風呂敷を広げ、その中身の必要なものだけを残していこうという、脳のなかでの自然選択が働くのです。

脳には「使っていない脳回路・シナプスはなくしていきましょう」というプログラムが設計されているのです。生まれて間もなく最大値を迎えたシナプスは、その環境に応じて、必要な回路だけを保持できるしくみといえるでしょう。実際に、使われない神経細胞は、**プルーニング（刈り込み）**というしくみでなくなっていきます。

まさに「Use it or Lose it」が生まれてから10歳くらいまでの間にどんどんと進んでいきます。これは、**生物がエネルギーを大切にするために生まれた優れたプログラム**といえるでしょう。

プルーニングされることは悪いことではありません。使わない神経回路を保持しておくだけでエネルギーを使ってしまうわけですから、余計なエネルギーを消費する使わない神経回路をプルーニングすることは、適応的だといえます。

このような環境に適応的な脳の発達システムには驚かされるばかりです。とはいえ、**太古の昔からあまり変化していない脳のプログラムは、現代ほど環境が変わることを想定していない**ともいえます。すなわち、脳のプログラムでは、生後間もなくから10歳くらいまでの環境は、死ぬまで大差のない前提なのかもしれません。しかしながら、現代の環境は目まぐるしい勢いで変わります。まさに前述した通り、ＶＵＣＡな時代なのです。

そう考えると、プルーニングは、少しばかりオールドファッションなもったいない反応ではあります。変化の時代と呼ばれる現代においては、「もう少しシナプスを保持しておいて」とお願いしたいものですが、**そう簡単にDNAのプログラムは変えられません。だからこそ、この生物プログラムには反した、脳の進化が必要になってくるわけです。**

そのためには、多くの脳エネルギーを要することになりますが、変化できないわけではありません。その原理の根源は、「Use it or Lose it」にあります。実際、**神経科学の分野でも、大人になってもシナプスが新たに形成されることは確認されており、それは、「Experience dependent synapse formation」、つまり、「経験依存のシナプス形成」と225ページの図でも説明されています。**

先天的なシナプスの形成は、生後間もなく終焉を迎えてしまいますが、該当の脳の情報処理を使うことで、後天的に新しいシナプスは形成されるということです。ブライトストレスをうまく活用できる脳も、当然それを活用し続けることで手に入れることは可能となるわけです。

「三つ子の魂百まで」のしくみ

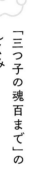

しかし「三つ子の魂百まで」といわれることも、ある程度核心を突いています。なぜなら、小さいころのほうが多くシナプスが存在し、どの回路を残していくのかが整理されており、そこで選択された回路が、生涯使われやすくなると考えられるからです。そんなことを聞くと、大人は絶望するかもしれません。「あー、どうせ私の感じ方、考え方、振る舞い方は変わらない」のだと。

確かに、子どものころの傾向や気質が、大人になっても続きやすいのは、脳の観点からも事実です。しかし、大人になっても変わらないかといったら、それは違います。あくまで、大人になると変わりづらいだけであって、変わらないわけではありません。

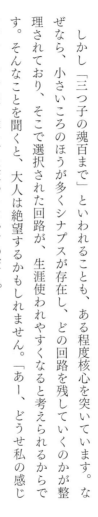

その理由を説明するためには、大人と子どもの学習の仕方の違いを知る必要があります。次ページのイラストを見てください。このイラストは、大人と子どもの学習のありようの違いを端的に表しています。

子どもは、学習する際に、すでに存在するシナプスを強固にし、神経細胞を強固に

子どもと大人の学びの違い

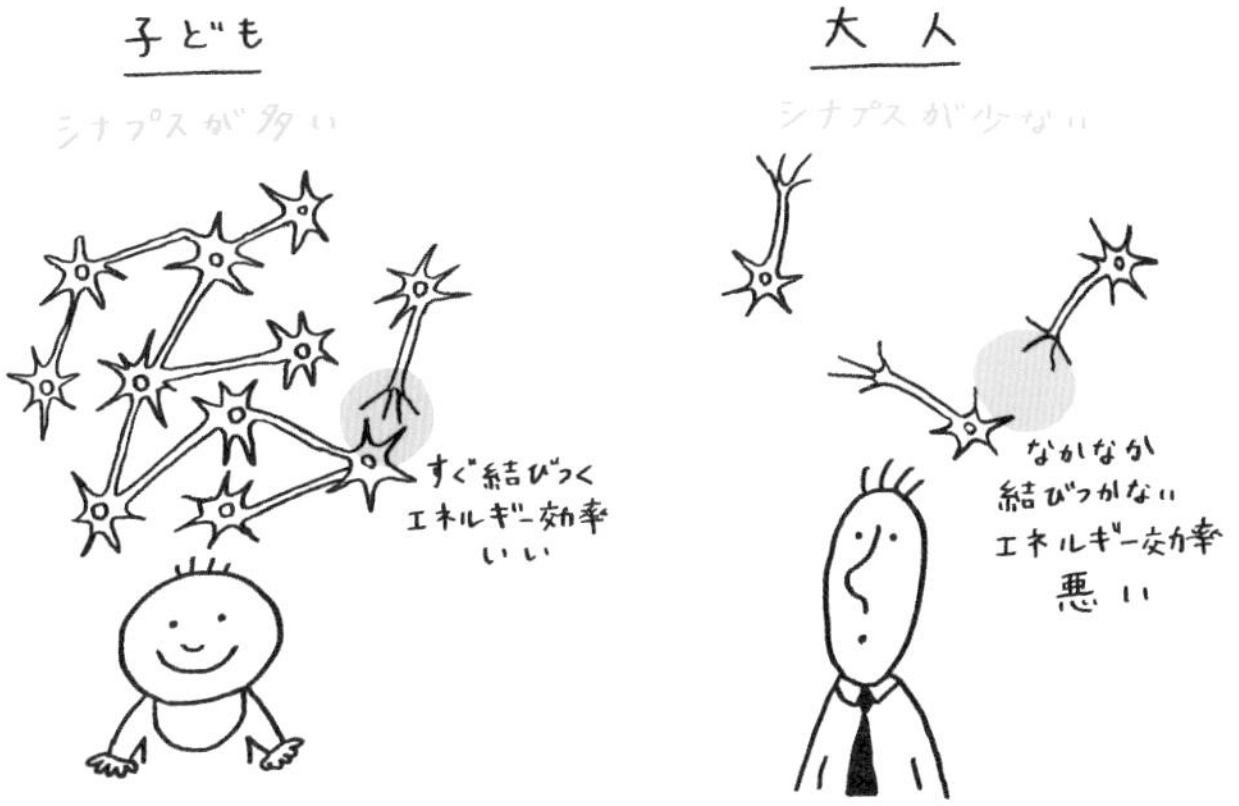

していくことが、学びに必要なエネルギーとなります。

一方の**大人は、新しく何かを学ぼうとすると、存在しないシナプスを形成する大きなエネルギーが必要となります。そのうえ、さらにシナプスを強固にし、神経細胞を強固にしていくエネルギーを要するので、圧倒的に学習の効率がよくない**わけです。

すなわち、エネルギーを大量に使うのです。だからこそ、大人は新しいことを学ぼうとするとき、何かモヤモヤするような、頭が熱くなるような感覚があるのです。

このモヤモヤ感は、脳のエネルギー管理人が、「ここら、生まれてすぐに必要な回路は特定済みだよ。いまは必要ない回路でエネルギーをいっぱい使っているぞ」と教えてくれている状態です。しかし、この管理人は、太古の昔の環境を前提に小言をいってくるのです。

管理人がどういおうと、あなたがいまこの変化の時代において、新しい学びを続け成長し続けていくためには、この新しい回路形成へのエネルギー投資はどうしても必要なのです。

変わるために、変わらない

人工知能と人との大きな違いの1つに内外干渉の受けやすさというものがあります。人は、内外干渉の影響を多分に受けます。ちょっとお腹が空いていたり、眠かったりするだけで、パフォーマンスに影響が出ます。部屋が寒かったり暑かったり、近くに気になる人がいたり、怖い人がいるだけでもできることが変わってしまいます。一方、人工知能が多少の温度変化や使う人の性格によってパフォーマンスを変えてしまったら大変です。

人の情報処理のあり方は、体内、体外の状態の影響を多分に受けます。それは面白みであり、人間らしさであり、強みでもあります。しかし、もちろん内外干渉になるべく左右されず自己の高いパフォーマンスを導くことも重要です。だからこそ、どんな状況や環境であろうと、つねに最高のパフォーマンスを出せるように、不動心は重要でしょう。

ここでいう不動心とは、決して心が動いていないわけではなく、**心を一定の状態に、最適の状態に、生物的にいうと平衡状態を保っていくこと**を指しています。環境や状況に揺さぶられていたら、それこそ高度なパフォーマンスなどままなりません。

自分が望むことに向かっていれば、置かれた状況がどんなものであろうと、最適なパフォーマンスを出せる確率が高まるでしょうし、理想的なのは、そのうえで環境や状況をポジティブに作用させることです。

そのためには、自分自身で脳を一定の状況にもっていく術《すべ》を身につけることが役に立ちます。たとえば、第1章で紹介した元メジャーリーガーのイチロー選手や、元ラグビー日本代表の五郎丸選手のルーティンと呼ばれる動作には、その作用が潜んでいるはずです。

外界の環境がどうであろうと、自己をつねに同じような状況にセットすることで、同じようなパフォーマンスを発揮しやすくするのです。

しかし、これは簡単なことではありません。なぜならあなたが意識しようとしまいと、あなたの脳にはさまざまな外界の情報が忙しなく働きかけてくるからです。当然、そのなかには気になるような情報も含まれ、注意が逸れることがあります。

注意が逸れないようにしてくれるのが、強固な記憶です。**自分で自分の脳の状態を一定にする術を身につけ、適切な脳の使い方によって反復に反復を重ね、まさにその神経回路をＵｓｅし続けることで、外界の刺激に惑わされることがなくなります。**

自己の脳で形成した強固な情報プロセスを経るほうが楽であり、そのプロセスが自然と選択される状態にしておくことが、まさに自己の軸をもつということであり、不動心となります。皮肉にも、不動心、最適な平衡状態の脳をもつためには、変わらず反復し続ける必要があります。変化し続けるためには、変わらず同じようなことを繰り返す必要があるのです。

しかし、その反復が単なる作業になってしまっては、脳の成長は少ないばかりか、誤った成長に向かうでしょう。心を込めて行う、すなわち脳の使い方をしっかりと意

心を込めた反復が脳を成長させる

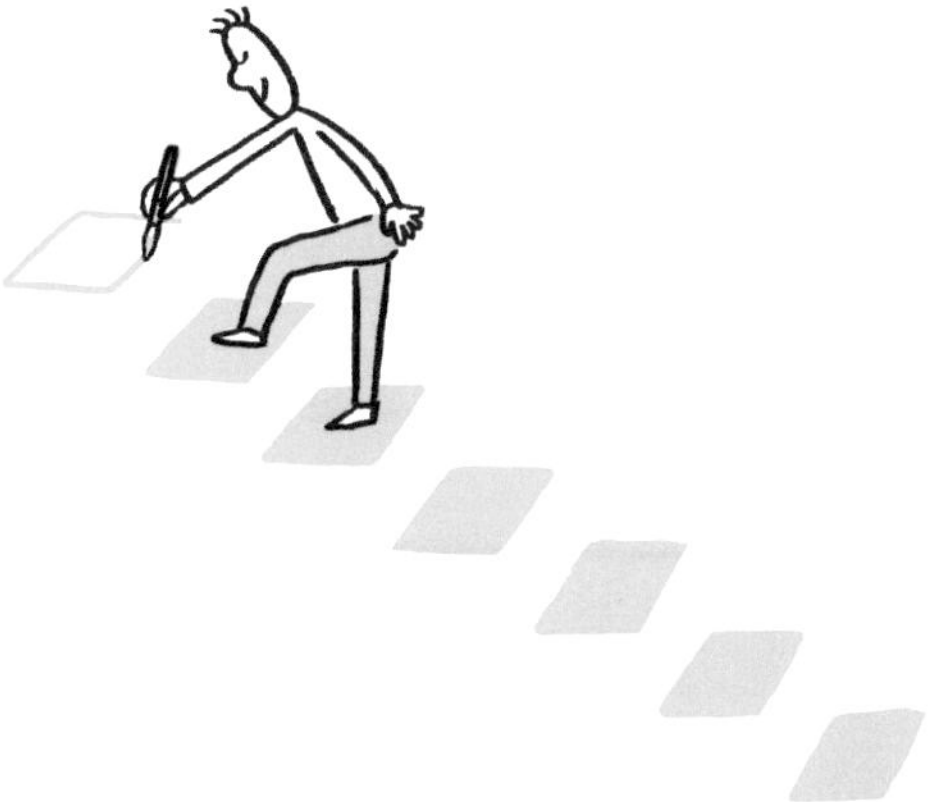

識した反復が、大きな成長をもたらしてくれるのです。**変わるためには、変わらず心を込めて続けることが必要**なのです。

同じことを機械的に、作業的に繰り返すことは、現時点での平衡状態をますます効率的に頑なにさせ、それ以外に排他的になり、結果、ダークストレスを生み出しやすい脳になるでしょう。一方、心を込めた反復は、平衡状態を高いレベルへシフトさせ、ブライトストレスにより成長を促します。

そしてこの心のスパイスに、ドーパミン、ベータエンドルフィン、DHEAなどの脳内、体内の化学物質が関与してきます。次からは、その役割をのぞいてみましょう。

ダークストレスをブライトストレスに変える分子たち

ダークストレスとブライトストレスの分岐点とは？

ダークストレスもブライトストレスも本質的には同じようなストレス反応をしています。しかし、脳の種々のちょっとしたあり方、使われ方の違い、その積み重ねでダークストレスにもブライトストレスにもなってしまうのです。その分岐点を、以下の3つの観点から考察していきたいと思います。

1　心のありよう

2　思考のありよう

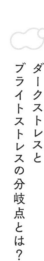

3 記憶のありよう

心のありようというのは、単純な話ではありませんが、ここでは**ストレス反応した際の、脳や身体で合成される神経伝達物質やホルモンと呼ばれる化学物質の展開のあり方**を指しています。**ストレス反応した際に、体内を巡る化学物質が異なれば、当然、そのストレス反応の感じ方や効果は異なります。**

ここからは、その神経伝達物質や科学物質について、解説していきます。

また、そのストレス反応に気づき、認知し、どのように解釈するのか、そんな脳の使い方、思考のありようも、われわれのストレス反応に影響を与えます。

どう感じるのか、どう思考するのか、そしてそれをどう思い出すのか、その編集のあり方が、あなたの記憶を形づくり、あなたの一部となるのです。

そこで、253ページからは**ダークストレスをブライトストレスに仕向ける思考法**をご紹介します。意識しないとダークストレスになってしまいやすいことも、ブライトストレスに変える、そんな脳のあり方、記憶のあり方、その育み方を考察したいと思います。

私たちの心に作用する化学物質たち

まずはダークストレスとブライトストレスとを分かつ重要な化学物質をご紹介していきます。

みなさんは勉強や仕事をするとき、どんな気持ち、心持ちで臨むでしょうか。ノリノリで前向きに臨むこともあれば、いやいや臨むときもあるでしょう。どんなときにパフォーマンスが高まる感覚があるでしょうか。

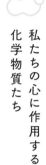

気持ちのもちようや心構えでパフォーマンスが変わるわけがない、非科学的だという方が稀にいます。しかし、じつはその発言のほうが非科学的かもしれません。

ワクワクするのは、ワクワクさせる脳のなかの分子が作用しているからこそ、そのような状態になっていますし、強い不安感や焦りを感じるのは、そのような状態を導く脳内や身体内の反応を導いているからこそ、そのように感じられるのです。

パッと見ただけではわかりませんが、間違いなく私たちの内側で、物理的な作用が働いてそのような気持ちを発現させているのです。つまり、身体内が状態変化していると考えられます。身体内の状態が異なれば、そこから導かれるパフォーマンスのありようだって当然異なると考えるほうが自然でしょう。ですから、気持ちや心持ちは大切なのです。

どんな歴史や伝統でも、時代を経て私たちの目の前に存在し続けているものの多くは、心のあり方や精神のあり方の重要性を説いています。それは科学的に説いているわけではないかもしれませんが、しかし、精神や心がいかに私たちにとって大切なのかは、科学的に見ても、長い歴史を鑑みてもその通りでしょう。

身体内、脳内の現象で見えないから非科学的とする時代は終焉に向かっています。もちろん、科学が心や精神をすべて解き明かしているわけでは決してありませんが、わかってきていることもたくさんありますから、その一端からブライトストレスの特徴をお話ししていきたいと思います。

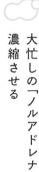

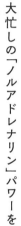

大忙しの「ノルアドレナリン」パワーを濃縮させる

私たちがあるパフォーマンスをしようとするときの心持ち、すなわち**モチベーションに直接的に大きく影響を与える化学物質が、ノルアドレナリンとドーパミン**です。これらの分泌バランスが、ダークストレスとブライトストレスを分かつ1つの要因といえるでしょう。

ドーパミンはやりたくて、求めてやっているようなときに出やすい化学物質です。一方のノルアドレナリンは、やらされている感覚が強いとき、プレッシャーがかかっているときに出やすい化学物質といえます。

ドーパミンとノルアドレナリンはどちらも大切な役割をもっていますが、どちらも過少でも過剰でも私たちの行動や認知が最適化されないこと、どちらも適度に作用している状態がパフォーマンスを高めやすいことがわかってきています。(※29)

ノルアドレナリンは、「闘争または逃走」の反応として知られる交感神経が発露するときに放出されやすい神経伝達物質で、あなた自身の活動性を高めるために放出されます。あなたを興奮状態にしてくれることで、生産性、活動性を高めてくれるのです。勉強や仕事をするときには、集中力などを高めるために、当然戦闘モードに入ることも重要です。

しかし、**このノルアドレナリンの特徴の1つは、ストレスホルモンであるコルチゾールを誘導しやすく、あまり心地よい感覚にはなりづらいことです。もう1つが、あらゆるものに過敏になるということです。**いろんなものにアラートを出し、注意を傾けます。仕事や勉強をしているのに、関係のないことにも過敏に注意が向いてしまうのです。

こんな経験はありませんか。仕事や勉強をしていて、まわりの音や視覚情報、匂いなどが無性に気になってしまうときです。隣でけたたましいタイプ音、他人の貧乏ゆすり、声。ラーメンをすする音や匂いなど。そんなときはたいてい納期が迫っていたり、テストが迫っていたり、やらなきゃいけない感覚が強く、大きなプレッシャーがかかっているときではないでしょうか。

何とかしなきゃいけない、そんなとき、脳は戦闘態勢に入りやすく、多くのノルアドレナリンを合成します。そうすると、あなたの脳は、目の前のテスト勉強や仕事だ

ノルアドレナリンを味方につける

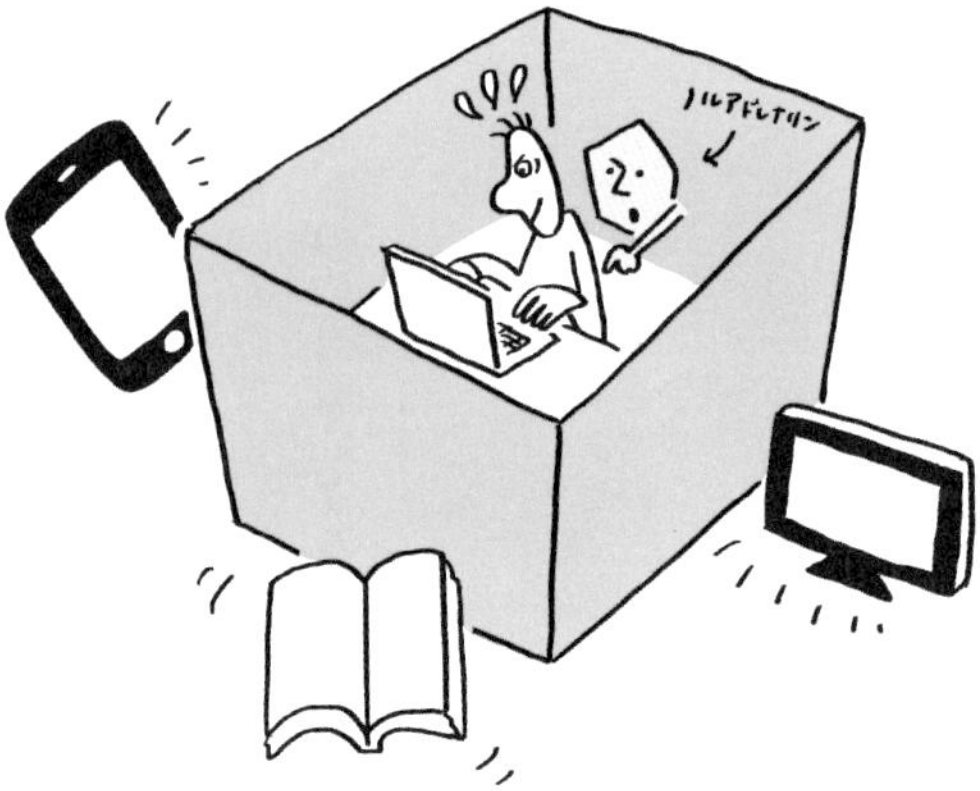

けでなく、まわりの音などにも過敏になり、集中力が分散しやすくなるのです。

この反応自体にも、生物的には意味があります。交感神経がONの状態、すなわち闘争または逃走状態で、ノルアドレナリンが多く合成されるようなときは、生きるか死ぬかの局面であることが多かったはずです。ですから、あらゆる情報に鋭敏になる脳機能も大切なのです。木陰の物音、変な匂い、風向き、いろんな情報を鋭敏にキャッチし判断、そして反応する必要があったのです。

ですからノルアドレナリンの効果を最大限に活かすためには、大きなプレッシャーがかかっているときなどには、なるべく落ち着いた、刺激や関係ないものが少ない環境のほうがパフォーマンスを出しやすいといえるでしょう。**あなたとやるべきことの2つだけ、そんな時空をつくることで、ノルアドレナリンの効果を意図したシグナルに限定し、ノルアドレナリンの効果を意図した対象に濃縮して活用できる**というわけです。

すなわち、自己の不注意を導くかもしれない刺激や情報を極力シャットダウンさせる環境をつくり出し、やらなければならないものに臨む。不注意を導くものはまわりの音や視覚刺激、匂いかもしれません。ひっきりなしになる電話やスマートフォンやポップアップかもしれません。なるべくやるべきことだけに集中できれば、ノルアドレナリン効果を活用しやすいでしょう。

プレッシャーがかかるとき、いかに「ドーパミン」を誘導するか

しかし、いつでも環境を整えられるとも限りませんし、本質的にはどんな環境であってもパフォーマンスを出しやすい自分に導けるようになることが求められるで

しょう。また、ノルアドレナリン性のモチベーションはコルチゾールを合成しやすく、短期的には乗り切れたとしても、長期的には慢性的なストレス、すなわちダークストレスを導く可能性があり望ましいモチベーションとはいえません。

ではどうしたら、ノルアドレナリンの興奮性を活用しつつ、注意を分散させず、やるべきことに集中できるのでしょうか？　その秘密が、ドーパミンにあります。

ノルアドレナリンが適度に分泌された状態で、ドーパミンが少ない状態は、私たちの注意が望むべき方向だけでなく、望まない方向にも高まっていることがわかっています。（※30）まさにノルアドレナリンのあらゆるものへの鋭敏化効果といえるでしょう（ドーパミンとノルアドレナリンについての関係性の詳細は、拙著『BRAIN DRIVEN』をご参照ください）。

しかし、**ノルアドレナリンが適度に分泌された状態でドーパミンも適度に分泌されると、望むべき方向への注意が高まるだけでなく、ノイズである望まない方向への注意が減ることでパフォーマンスを高めることがわかっています。**（※31）

覚えているでしょうか、私たちのフィルターは情報の取捨選択をしており、受けとる情報の制御をかけているだけでなく、捨てる制御もあるというお話を。無数にある情報から、特定の情報に注意を向けるためには、無数にあるノイズからのシグナルを消す作業も重要になるのです。そこにドーパミンが一役買っていることがわかってきたのです。

すなわち、ノルアドレナリン性の〝やらなきゃ感〟でやっているときの、落ち着かない状況、集中しづらい状況には、いかにドーパミン性を高めるのかを考えることが有効なのです。

「ドーパミン」が出やすい脳の状態を育む

ドーパミンは、自分で何かを求めるようなときに脳で合成される神経伝達物質です。**感情の神経科学では、WANTやSEEKの情動**といわれます。あるいは、**TRYの情動**、何かに挑戦しようとしているとき、すなわち何かに向かおうとしているとき、ドーパミンが出やすいことが知られています。（※32）

ここでのポイントは、ボトムアップ的な反応を示すVentrotegmental Area（VTA）

という脳部位が反応しているという点です。

頭でっかちに上辺だけ何かを求めるような状態ではなく、心底、心から求めているような状態を指しています。もちろん心から求める状態にも、グラデーションがあり、心がちょっと求めている状態、興味をもっている状態から、強くそのものに対して興味をもつ状態までいろいろありますが、頭で（セントラルエグゼクティブネットワークで）求める状態ではなく、脳が本当にその対象に向かおうとする状態が、ドーパミンが出ている状態といえます。

ですから、**ノルアドレナリン過多で仕事や勉強をしている、そんな自分に気づいたなら、いかに自分の求める状態を自分でつくり出せるのかがポイント**になります。しかしそれは簡単なことではありません。とりわけ、大変な仕事や勉強であればあるほど、それを見出しづらくなるでしょう。

なぜ自分で自分を高めることが難しいのか。それはふだんから自分の内側から発せられる、あるいは求めている感覚を大切にしていないことが一因と考えられます。日ごろ、あまりプレッシャーのかからない状態で、自分の興味や好奇心を大切にできていなければ、当然大きなプレッシャーがかかった環境でドーパミンを誘導することは

ドーパミンの力を借りる

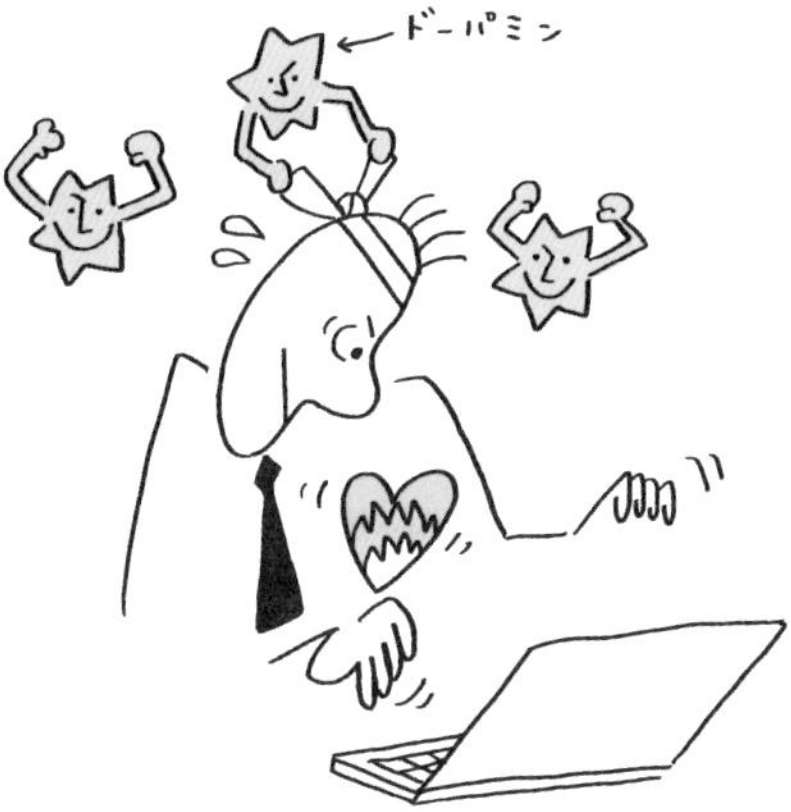

できません。

ですから、**日ごろから自分の脳（心）が求める情報に向き合う習慣を身につけることが大切**です。その際のポイントが、**学習済み、体験済みの快感に紐づくWANT**と欲する感情よりも**より未知数の高い、体験の薄い情報に対するSEEKの感情を大切にするということ**です。

すでに楽しいことがわかっている、どうなるのかがわかっている、そのような対象を楽しむことも大切ですが、そうすると、WANTのドーパミン性ばかりが育まれ、むしろ探索的なSEEKのドーパミン性を弱めかねません。ずっとお気に入りのゲーム漬けのような形になってしまうのです。

新たな学びや挑戦は、未知の世界への旅立ちです。闇への冒険です。それはWANTではなくSEEKの力を借りる必要があるのです。まだ知らない情報を探索してみようという、そんな感情を大切にするということです。

ふだんから自分自身の興味や好奇心、そのための脳の回路を活用している人が、ノルアドレナリンに傾いたモチベーションにドーパミン性の光を差し込むことによって、パフォーマンスを高めることができるのです。

たとえば旅は、そんなSEEKを育む可能性があるでしょう。計画を立ててする旅もいいですが、ときに自分の心や興味に従った、無計画なドーパミンドリブンの旅は、このSEEKの情動性、未知への探究力を高めうるといえるでしょう。

脳を踊らす「ベータエンドルフィン」

ベータエンドルフィンやエンドカンナビノイドという化学物質たちも、ダークストレスに堕ちそうな脳をブライトストレスの方向に引き上げてくれます。それぞれ、脳

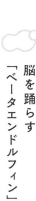

内アヘン、脳内麻薬といわれたりしますが、内因性であり、脳でつくられる快楽性物質です。

快楽性物質は、ただ気持ちよくさせるためだけでなく、脳をパフォーマンスしやすく整えるうえでも大切な役割を担っています。154ページでも、ベータエンドルフィンがダークストレスを和らげるうえで大切だというお話をさせていただきました。じつはベータエンドルフィンやエンドカンナビノイドの効果はこれだけにとどまりません。

VTAからドーパミンを受けとるNACCという部位があります。このNACCは、VTAにもシグナルを出し、VTAからのドーパミン放出を抑制してくれることが知られています。興味がないな、ちょっと違うなというときには当然、ドーパミンを抑制するための機能があるのです。

ただその機能が早くに働きすぎることもあります。少し違和感があったり、自分の思い描いたことと異なったり、失敗などがあったりすると、ドーパミンの放出を抑制し、興味を失わせ、すぐにそこから回避させる方向に仕向けてしまうのです。すなわち、少し興味はもつけれど長続きしない、あるいはすぐに諦めてしまう状態です。

ベータエンドルフィンのサポートを得る

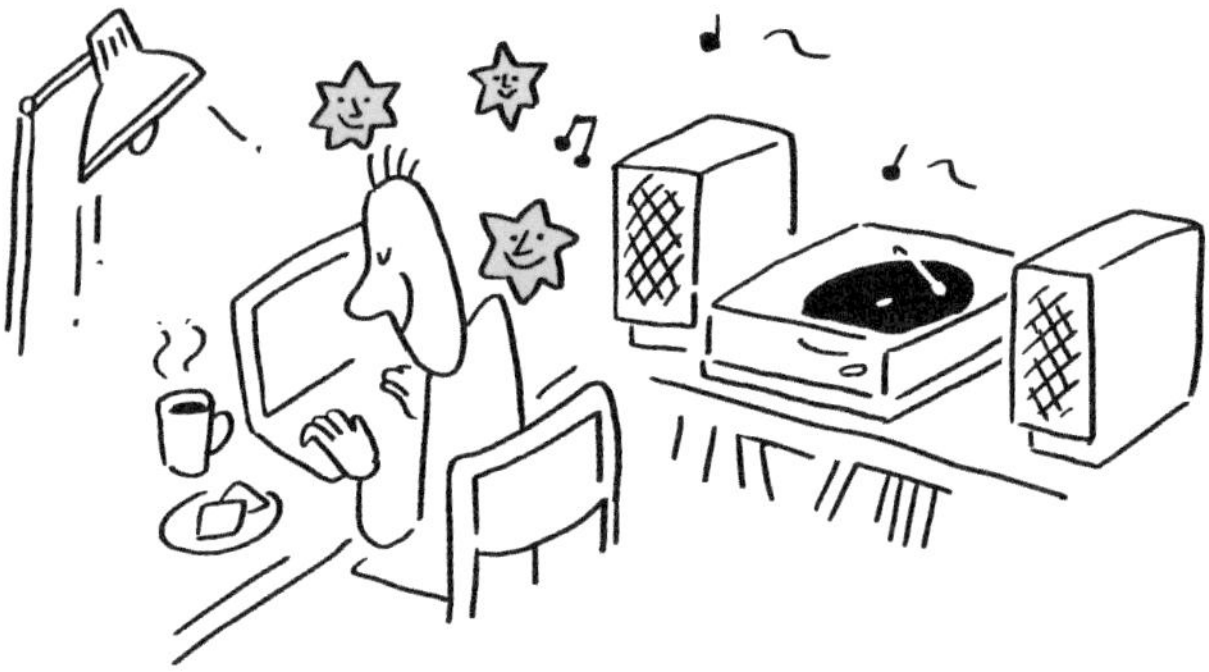

そんな脳の状態を回避してくれるのが、ベータエンドルフィンやエンドカンナビノイドなのです。これらはNACCを抑制することで知られています。（※33）すなわち、VTAからのドーパミン放出を抑制するNACCを抑制することにより、ドーパミンを合成しやすい脳の状態に導いてくれるのが、この快楽性物質たちの特徴になります。

快楽性物質ですから、みなさん自身が心地よく感じているような状態では、これらの物質が出やすいといえます。好きな食べ物を食べたり、音楽を聞いたり、お気に入りの空間にいる。そんなときはこれらの化学物質を合成しやすいのです。

すなわち自分がノリやすい環境を整える

ことは、ドーパミンを誘導しやすくなるともいえ、ドーパミンによる学習効果の向上や集中力の向上を期待でき、ブライトストレスとして大きな効果を期待できますし、すでに述べたようにダークストレスの緩和効果もあり、ダークストレスをブライトストレスに仕向けるのに大きな役割を担っているのです。

心を整える「DHEA」

DHEA（デヒドロエピアンドロステロン）というストレスホルモンは、すでにご紹介した通り神経成長因子（NGF）と呼ばれるタンパク質に作用し、神経細胞の死滅を防いだり、新しい神経細胞の合成（神経新生）を手助けしたりするだけでなく、免疫機能を高め、心身を整えることでも知られています。（※34）

ノルアドレナリンが必要となるような場面は往々にして、多くのコルチゾールを合成しやすく、不快感を覚えることが多いのですが、このDHEAの分泌割合が多いと、その不快感からの回復を早めてくれます。（※35）この心身への回復作用をもつDHE

Aもブライトストレスに欠かせません。

そして、このDHEAの分泌は、80ページで紹介したように「ストレスにはポジティブな側面がある」ということを知るだけで促されます。しかし、それは実験環境ではそうであっただけの可能性も高く、ふだんから脳に、記憶としてそのストレスの効能・価値を深く保持しておく必要性があることもお話ししました。

このDHEAや快楽性物質による回復機能とドーパミンによる好奇心の発露が、私たちが新しいことへ挑戦することを可能としてくれます。実際に、**ドーパミン枯渇群より正常なドーパミンを放出できる群のほうが、より困難なタスクに挑戦する確率が高かった**という実験もあります。(※36)

新しい情報やものがどんどん生まれる時代、曖昧で未知なものが増える時代。それらはそのままだと、ますますダークストレスを導きやすい時代ともいえますが、しかし、情報にあふれ、未知のものが増すことは、知の広がりであり、これからの時代は、大きな成長と学びの機会の宝庫とも捉えられます。

未知を前向きに捉え挑戦し、その体験に伴うストレス反応をブライトストレス反応にできる人は、ますます成長し、これまでの時代には存在しえなかった常識を覆す存

DHEAを展開させる

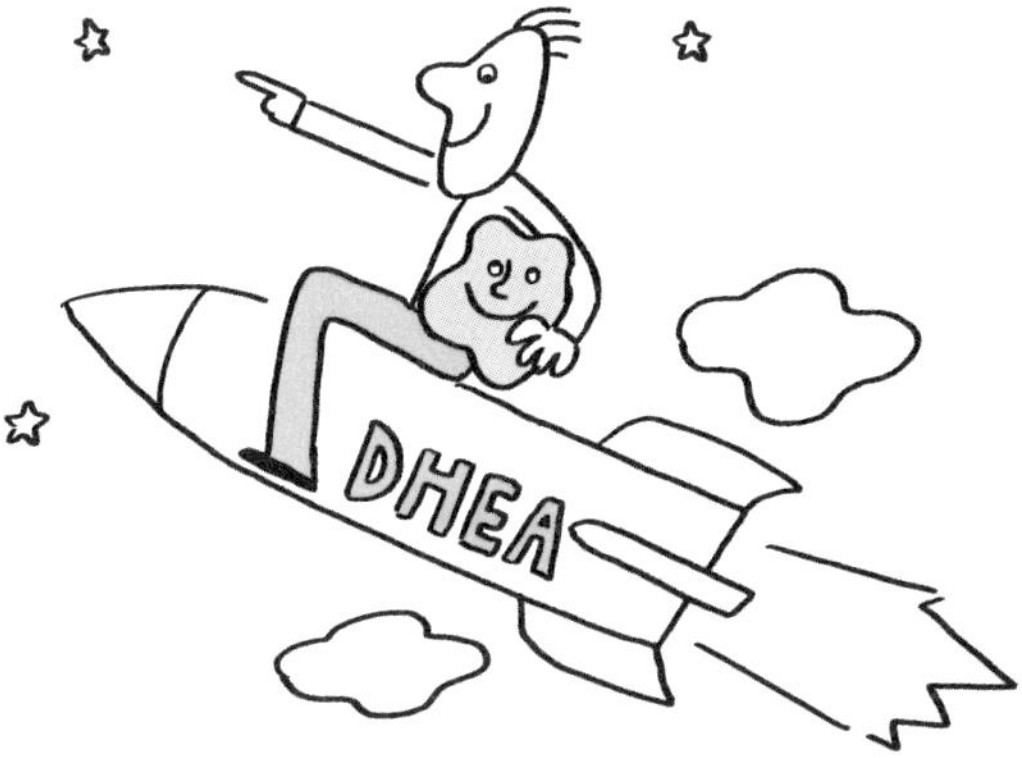

在になる可能性を秘めているともいえます。

そのためには、ふだんのあり方が重要です。未知のものに出会った瞬間いきなりブライトストレスを誘導できるわけではありません。まずふだんから、自分にとって未知、新しいことへの興味や関心、そんな脳の反応に素直に耳を傾けてください。そして、その対象に働きかけ、体感してみてください。その際に、リスクジャッジしたり、頭でっかちになるのではなく、「まずやってみよう」いわゆる「やってみなはれ」がドーパミン性のSEEKというわけです。

また、その体験を楽しめるように意識してください。新しい体験をうまくできるできないにばかりフォーカスすると、できないことばかりで長続きしないことがほとんどです。新しい体験は、必ず新しい発見の宝庫です。それを楽しむことを意識してください。

なかなか新しいことを楽しめない人は、自分が心から楽しめるもの、その楽しむことの幅を広げる、表面積を広げる意識をもってみてください。

ベータエンドルフィンやエンドカンナビノイドによる快楽性や楽しむ力は偉大です。ドーパミンの効果を最大限に引き出してくれますし、ダークストレスを緩和してくれます。ものごとを楽しむ天才になる。これはパフォーマンスを高めるだけでなく、きっとあなたの人生を豊かに、ハッピーな方向に導いてくれるに違いありません。

そして、そんなことを知っているあなたは、「ストレスにはポジティブな側面もある」ということに、もう疑いはないでしょう。日々のストレスの手助けに気づき感謝することで、心からストレスの価値を脳が記憶痕跡としてもつようになる。

そうすると、意識せずとも、あなたが大きな挑戦をするときに、ドーパミンや快楽性物質だけでなく、DHEAも展開され、ますますあなたのパフォーマンスと成長、そしてハッピーの脳内循環、その歯車が動きだすことでしょう。

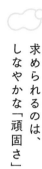

ブライトストレスを導く思考法
——脳の成長の原理から考える

求められるのは、しなやかな「頑固さ」

次に、ブライトストレスを導く考え方、思考法を脳の成長原理から考えていきたいと思います。すでにお話しさせていただいたように繰り返し反復することでのみ、神経回路は強固になります。そのときの脳の状態、脳の使い方が、成長の加速度を高めます。その1つに心のありようがありました。次に思考法を見ていきます。

反復に反復を重ねるとき、しつこさ、粘り強さ、頑固さが必要です。何かを成し遂げていく人は、ときに非常に頑固です。

頑固にも大きく2種類あります。どちらも、自己のこだわりなどをもち、継続的に鍛錬をしていきます。そうして、強固な神経回路をもつようになりますが、その2つのタイプは、新しい情報に対しての反応性が異なります。

Aタイプは、強固な神経回路を形成し、その回路で処理していた異なる情報やシグナルを排除あるいは批判・敵対的に見るタイプです。一般的な頑固のイメージはこちらかもしれません。

しかし、もう一方のBタイプの頑固さは、自己の軸となる思想や知識、振る舞いは強固にもちつつも、新たな情報に対して受容的であるばかりか、自己の軸となる強固な神経回路に吸収していくタイプです。このような頑固を、**しなやかな頑固さ**と呼んでいます。

じつは、どちらも理屈に合っています。まずAタイプにおいては、自己の培ってきた情報処理はエネルギー効率がいいため、そこでとり扱ってきた情報や情報処理がその当人にとってはもっとも適応的です。だからこそ、イレギュラーな情報やいままでと異なる脳を使う情報処理、すなわち異なる考え方や感じ方などに、防衛反応が働いてしまい、自己の脳で培ったこと以外に対しては、敵対的あるいは回避的になってしまうのです。じつに自然な反応です。これを、世の中では一般的に**フィックスマイン**

ドセットと呼びます。（※37）

一方のBタイプは、同様に強い神経回路を構築しているのですが、情報のフィルター、反応のありよう、そして記憶の状態が異なり、入ってくる新たな情報に学ぶ反応を示すのです。それもじつは非常にエネルギー効率がいいのです。

なぜなら、頑固さによりすでに強い神経回路を育んでおり、その回路はエネルギー効率がいい。その神経回路に紐づけて学習させることは、1から何かを学習するより圧倒的に効率がいいわけです。このような脳内の情報処理を、フィックスマインドセットに対して**グロースマインドセット**と呼びます。（※38）

近年、強みを活かしていきましょうという文脈が増えてきました。強みというのは強い神経回路のことで、情報処理のエネルギー効率がよく、そのことを起点に学びをすると効率がいい、すなわち成長が早いからなのです。このBタイプのように情報と接することができる頑固さが、しなやかな頑固さの特徴です。

新しい世界や情報を、ダークストレス反応として処理し脳にその痕跡を残すのか、あるいはブライトストレス反応として、自己の成長の一部として脳に残すのかは、このしなやかな頑固さが1つのキーになるといえるでしょう。

こだわりをもつこと、そのことに頑固になることは神経細胞の成長には大切ですし、まさに自己と向き合っている何よりの証拠です。しかし、その頑強に形成された神経回路の活用だけの閉じた世界に生きていては、その基準に見合わないことが期待値差分、予測値差分となり、頑強になればなるだけ、ストレスを生みやすい状態になってしまいます。

頑固な人は自分をもっているとはいえますが、それを他者にも当てはめようとしたり、知らず知らずのうちに自己の情報処理のあり方を世の中に期待したりしてしまいます。それはこのVUCAの時代、テクノロジーによって人と人の接点が増加したり、情報が増加したりするような世の中では、適応的とはいえません。

なぜなら、世の中には、誰一人として同じ人はいないからです。一人ひとり異なるDNAをもち、異なる体験を繰り返しています。**厳密には誰一人として同じ情報処理はしません。ですから、自己の情報処理のあり方を他者に期待したり、合わせることを期待したりしてしまうと、それはダークストレスを生む原因になってしまいます。**

住む世界、環境が異なれば異なるほど、体験することも異なる可能性が高くなります。そうすると脳に刻まれる情報や情報処理のあり方（考え方や感じ方）、記憶痕跡の

人との違いは世界を広げる養分になる

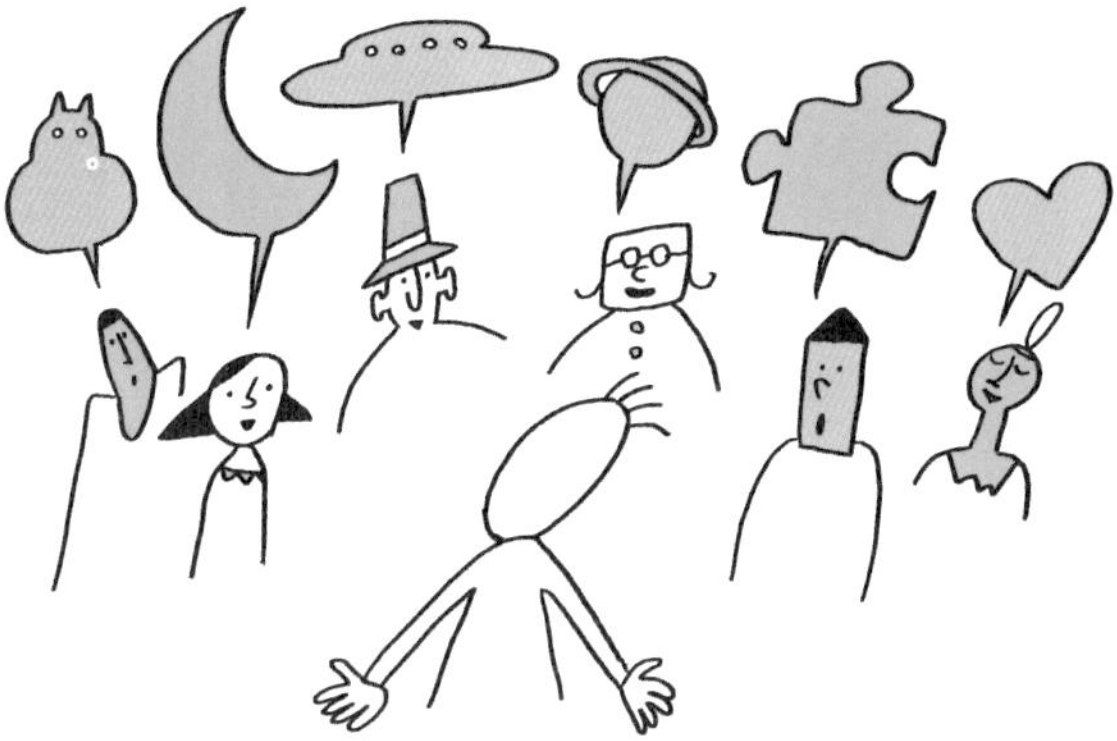

あり方も異なるでしょう。その違いを警戒してストレス反応していると、ダークストレスの餌食になってしまうのです。

人との違いはあなたの脳の世界を広げる養分です。異なる脳をもつ他者の世界を知ることは、私たちの限られた注意では見ることのできない世界を、あなたの脳に展開してくれるのです。あなたがあなたと向き合い、自分をもてばもつほど、異なる世界の見え方も変わってきますし、その自分の考え方や感じ方、振る舞い方に紐づけていくことで、記憶としても定着しやすく、あなたの脳の世界を広げることにもつながります。

このVUCAの時代においては、ますま

す自分との違いに触れる機会が増えるでしょう。当然、自己と異なる情報や情報処理に排他的になっている人よりも、その違いから学ぶ人が成長しやすいのはいうまでもありません。

自己のあり方を大切にしつつ、違いにしなやかに向き合うことが、ダークストレスを増幅させないだけでなく、ブライトストレスに変換することにつながるのです。

意識的に能動的に「違い」を見出し、楽しんでみる

自分の感じ方、考え方、価値観とは異なる、そんな場面に出会ったら、きっとあなたの脳のACC（32ページ）がそのエラーを検知し知らせてくれます。そのサリエンスネットワークの反応に気づいてあげて、意識下にもってくることが第一歩です。

そうでないと、そのエラー検知は、扁桃体の活動と相まって、あなたを警戒状態にしてしまうからです。**これまで培った体験や知識との違いに出会ったならば、その違いの知らせに気づき、意識的にそのエラーをポジティブな情報として認識、脳内編集**

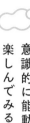

するように、セントラルエグゼクティブネットワークを誘導することが必要となります。

たとえば違いに出会ったなら、これは新しい学びの種だ、新しい世界を見させてくれるのだと認識してみてください。そして、その違いに興味や関心、もっというとあなたの好奇心も発露させてみてください。

「この考え方、感じ方、価値観、言動の違いはどこからくるのだろう？」と、その背景に興味をもつと、一人ひとりの違いがむしろ楽しく愛《いと》おしいものに感じられるようになります。そして、その違いの背景には、もちろんＤＮＡレベルのこともありますが、それ以上にその人の育った環境やそれまでの人生のあり方があることがわかり、その人の記憶に寄り添うことができるようになってくるでしょう。

またその違いを感じたときに、その人を「独特だなぁ」とラベリングする習慣も効果的です。なぜなら、**多くの場合、無意識に導かれる警戒的・批判的な反応の前に、ラベリングをすると、その違いを楽しめるように自己の注意と反応をある程度マネジメントできる**からです。

しかしラベリングも日々の心がけが肝心で、違いに対してポジティブにラベルを貼る習慣が身についていないと、ダークストレスを導くような文脈ではうまく立ち回ることはできません。

そのためには、過剰なストレス反応をしていない平常時、つまりふだんから意識的に、能動的に他者との違いを探り、そこにポジティブなラベルを貼る訓練をすることです。それは、**他者の粗探しとは真逆の、他者のいいとこ探し、強み探し、ユニークネス探し**です。

突如違いがやってくると、やはり防御的になりやすいですから、はじめは能動的に違いに触れ合う、探索する、見出していく必要があります。そしてその違いをポジティブにラベリングすることを繰り返し、違いが他者の魅力であり、自己を豊かにするということを学習していき、それが強く記憶痕跡化していけば、突如違いがやってきてもむしろ、ますますあなたの学びを促進してくれます。

きっとそれだけではありません。そんな目線で他者と接している人は、その相手もあなたを好きになるでしょう。ふだんは粗ばかり探されていた人が、短所として扱われていたことを、むしろ素敵な個性として受け入れられたら、うれしいでしょうし、その幸せはあなたにも返ってくるに違いありません。

まずは能動的に、ささやかな他者との違いを感知し愛《め》でる。そして脳に違いの楽しさ、魅力を学習させることが、ブライトストレス反応を導くための重要な思考法といえるでしょう。

新しいことを学ぶとき「モヤモヤ」するのは、脳の成長痛である

新しいことを学ぼうとしているとき、慣れていないことをやろうとしているとき、私たちの脳は、「それは初期のプルーニング期で残さなかった回路だよ」とエネルギーの観点で抵抗することがあると紹介しました。

新しいことを学んでいると、自分の脳に慣れていないことをするため、**「んーっ」とモヤモヤしたり、文字通り脳が疲れ切ったりする感覚**があるはずです。その感覚に気づき、肯定的に受けとる思考法が非常に大切です。なぜなら**神経回路の開通工事を頑張っている状態**なのですから。

多くの人はこのモヤモヤを感じると、自然とその状態から回避しようという反応を

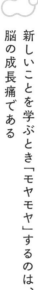

モヤモヤするのは成長している証し

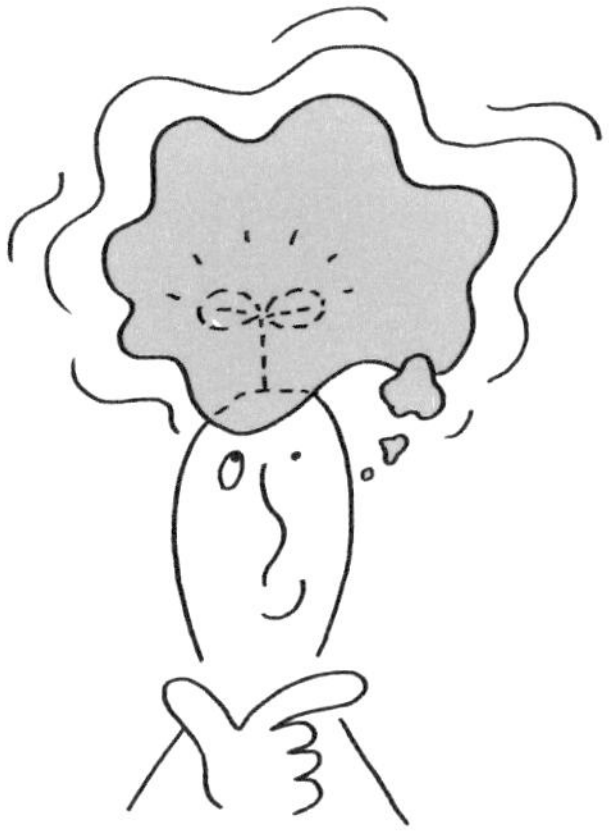

導いてしまいます。新しい学びを脳に定着させたり、何かを成し遂げたり、できるようになるためには、どうしてもこのモヤモヤを乗り越える必要があります。もがきにもがき、やがて開通させ、熟達させていくのです。

あらゆる新しい学びに通ずる反応ですから、毎回味わうモヤモヤのたびに逃げ出していたら、脳はいつまでも成長しません。**これは、筋肉を鍛えるときに味わう、筋肉痛と同じです。脳の、神経細胞の成長痛みたいなものです。**

新しいモヤモヤから逃げ出す人は、毎回これは自分には向いていない、もっと自分に合うものがあるはずだと思うわけです。

そして、自分に合うものが、モヤモヤしないものがあるはずだと、一生自分に合うものの探しのホッピングを続けるのです（〝モヤモヤしない幻想〟みたいなものです）。

残念ながら、最初からうまくいくようなものはありませんし、最初からうまくいくようなもの、脳がちっともモヤモヤしないことは、誰にとってもそのようなもので、学びや成長の要素が少ないのです。

新しい学びにモヤモヤや神経細胞の成長痛はつきものです。その自己の反応を、「しめしめ、脳がちゃんと成長している証しだな」と肯定的に捉えてみてください。これだけで、無意識にダークストレスに侵食されていた自分が、少しはブライトストレスに向かう感覚を覚えることでしょう。

「堂々巡り」をすることが、神経細胞の成長を促す

脳に情報処理させる情報が抽象的であればあるほど、脳の情報処理は難易度が高まります。そうすると多くは、考えてもわからない、イメージが湧かないため、すぐに

挫折します。まだ存在しない世界を想像したり、目には見えないミクロな世界や自然現象の理論、非言語世界の創造など、それを脳で生み出す作業は、大変なエネルギーを要します。

そのような抽象度が高かったり、使い慣れていない脳の情報処理機能を活用しようとすると、脳は堂々巡りを開始します。思考や想像を前に進めたいのに、同じようなことを何回も何回も想起しているような経験はないでしょうか。

そして堂々巡りしている自分を、全然集中できていないとか、前に進まないとネガティブに捉えてしまいます。あるいはそんな堂々巡りをしている人は、得てして外部からもネガティブフィードバックにさらされやすいものです。そうすると堂々巡りをやめてしまうことが多いでしょう。

なぜ私たちの脳は堂々巡りするのでしょうか。たとえば、とても抽象度の高いXを理解しようとします。そのことを理解しようとすると、脳のなかの情報、すなわち記憶のAもBもCも必要だとします。

しかし、仮にその情報A、B、Cの記憶が強固ではなく、その記憶を探るだけで脳のエネルギーを使い切っているとしたら、XとAを紐づけようとすること、その情報

堂々巡りから新しい世界が生まれるしくみ

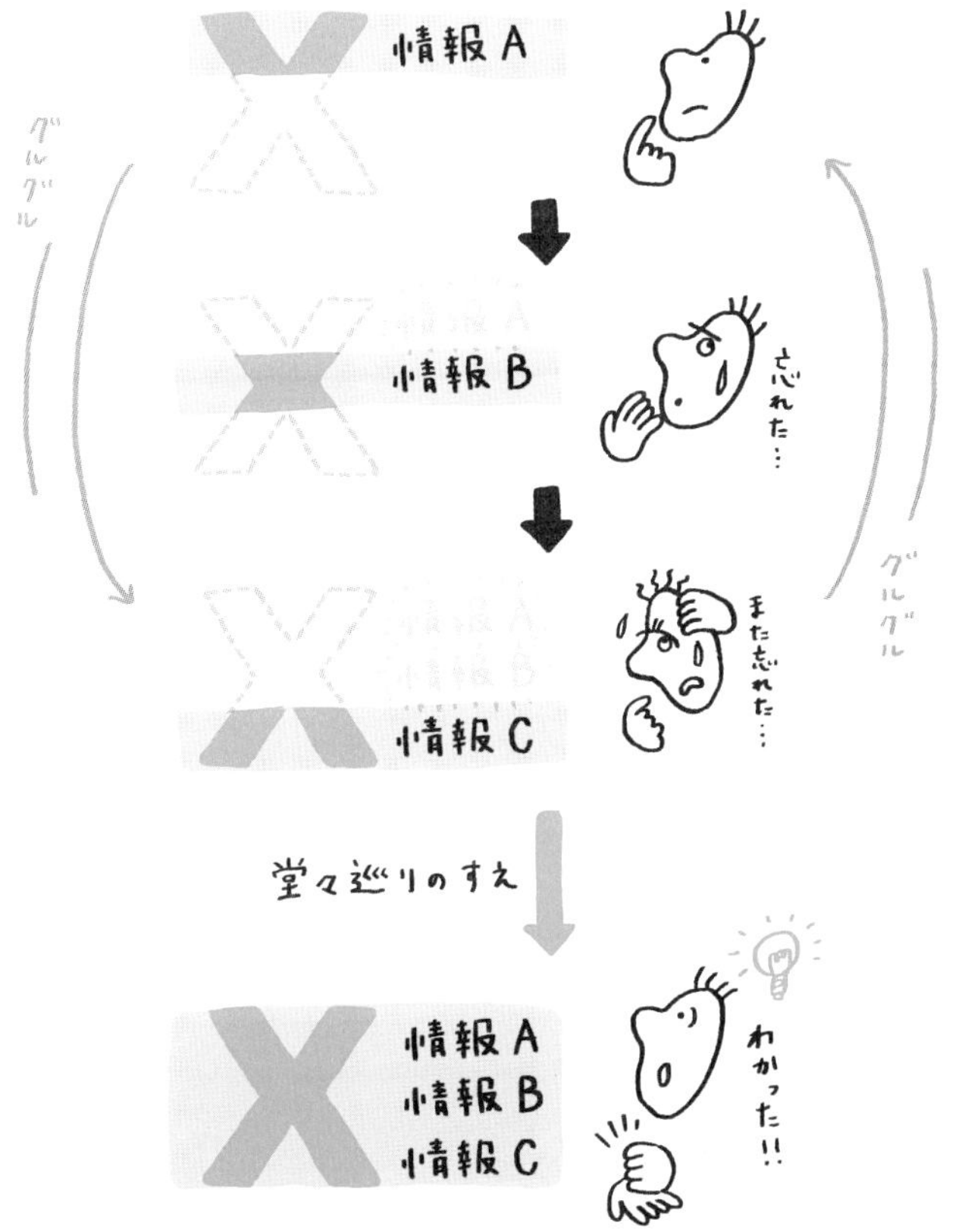

を脳に表現することでいっぱいいっぱいとなってしまいます。

そして次にXとBを紐づけようとすると、結びつきの弱いXとAの情報は脳から消え、Xの理解にAが浮かび上がらず、Xが理解できない状態になります。そうして、またXとAを脳に紐づけようとします。そしてはたと気づくのです。また同じことを考えていると。

しかし、**その堂々巡りをすることで、XとAの結びつきが強まり、XとBの結びつきが強まり、XとCの結びつきが強まるのです。**

結びつきが強まるとは、記憶の痕跡化が進むことを指します。ミエリン鞘が太くなったり、シナプスにおける受容体の発現頻度が高まって、おのおのの結びつきをアクティベートするのに必要なエネルギーが少しずつ効率化され、ついに、それぞれの結びつきを脳のなかで表現できるようになり、Xという抽象的なものが理解されるようになるのです。

こんなことを客観的に理解したならば、自分の堂々巡りに気づきやすくなりますし、堂々巡りをしている自分に、しっかりと堂々巡りをさせようという反応に至ります。

そして、その堂々巡りをしつこく繰り返したその末に、ほかの人がなかなか理解しづらい抽象的な事象の理解が成り立つのです。

「葛藤」の情報処理が、脳を大いに成長させる

葛藤もあまり好ましくない反応として捉えられがちです。しかし葛藤と向き合うことが私たちの意思決定能力や直感力を育む以上、軽視してはいけません。

有名な実験に、カラフルな色のついた文字の色を読み上げるというものがあります(たとえば、PURPLE、BLUEという文字がそれぞれ赤色、黄色で書かれている、など)。この文字の色を読み上げることは、単なる文字列を読むことよりも少し大変な作業になります。

文字の意味ではなく、文字の色を読み上げるということは、ふだんやり慣れないことですから、セントラルエグゼクティブネットワークの指示で行われます。トップダウンでやるべき指令を脳に送って、実際に文字の色を読み上げます。

しかしながら、私たちの脳はすでにその文字面の情報と色の意味情報を脳のなかに

強く記憶として保存しており、そちらの脳のシグナル（主にデフォルトモードネットワーク）がセントラルエグゼクティブネットワークと拮抗することで、セントラルエグゼクティブネットワークが文字を読み上げる速度を下げると考えられます。

じつは、この現象も単純な葛藤現象です。過去の積み重なった記憶と現時点でのトップダウンの指令とのエラー（差分検知）なのです。そしてこの葛藤を司っている脳の部位が主にＡＣＣ（32ページ）です。（※39）

ＡＣＣが、前頭葉を主とするセントラルエグゼクティブネットワークと、ＰＣＣという脳部位を主とするデフォルトモードネットワークの中間に位置することは解剖学的に頷けます。ＡＣＣがサリエンスネットワークとして、エラーに対するシグナリングをしていることともつながってきます。

そして、この**ＡＣＣのシグナリングは、言語的ではなく、非言語的に違和感として脳内で表現され、その反応性は、大なり小なり私たちの行動の指針や実行に影響を与えてくる**のです。だからこそ、この違和感や葛藤に気づくこと、その非言語情報の言語化能力が重要となります。

私たちは、日々この葛藤のしくみを大いに使っていますが、このような気づきや言語化はなかなかなされないことが多いはずです。カフェに入ってどの席に座るのか、レストランでどの食べ物にするのか、はたまた先方への提案をA案にするのか、B案にするのか、就職・転職先をどうしよう……。

このような選択肢が与えられたとき、これらの情報に関する記憶を脳のなかに瞬時に表現し、このなかでより求められると脳が判断するほうを選択しています。

葛藤の情報処理は、私たちの脳を大いに成長させてくれるポテンシャルがあるといえます。なぜなら、脳のなかに、いくつかのオプションに関わる記憶が引き出されるからです。

記憶に含まれる情報は、単に言語的な、数字的な情報だけでなく、情動的、感覚的な情報も含まれています。葛藤とは、それらを統合的に処理するしくみです。処理する内容が脳の記憶と結びつくことが多ければ多いほど、それはあなたにとって大きな問いとなるはずですし、選択、意思決定には大きなエネルギーを要します。

当然、自分の人生に大きな影響を及ぼすことであればあるほど、脳はその意思決定に必要な情報を多くもつはずで、情報処理に時間もエネルギーもかかります。そのエネルギーの活用は、浪費と捉えられ、葛藤をやめてしまうこともあるかもしれませんが、その**葛藤の末の意思決定、行動は、その結果がどうであれ、その当人の学びには非常に大きな影響を与えます。**

なぜなら、脳のなかで多くの記憶をアクティブにした経緯があると、その記憶と実際との差分が出やすくなるからです。その差分において人は学習するのです。

しかし、葛藤の末の結果に人は学ばないことも多いでしょう。なぜなら多くは、成功すれば、そのことに満足感を覚え、その成功に関しての学習を実行しないからです。成功の背景にあった葛藤、そこでどのような脳のファクターを優先し意思決定し実行したのか、その言語化と振り返りにより、その人の結果を伴う意思決定能力、行動力が高まるはずなのです。

また、失敗したときは、当然ネガティブな情動や思考を引き起こすため、向き合いたくない事象であるはずです。ですが、その意思決定・行動に踏み切ったときの脳にあったオプションや、そのときに感じた葛藤プロセスを振り返り、内省して言語化することで、失敗から大きく学ぶことができるのです。本気で悩み抜いた失敗は、大きな成長の糧になるといえるのです。

ただし、その前提として、その脳の反応性に気づく力（アウェアネス）が必要です。

気づけない場合、基本的に葛藤状態はストレス状態を引き起こしやすいため、葛藤状態を止めようとする反応を無意識に選択しやすく、学びにつながらないケースが多いからです。

環境によっては葛藤状態が長引くこともありえます。その葛藤に気づかないまま、なんとなく悶々としている状態は、ストレスマネジメントの観点からも心身にとって健全とはいえません。慢性的なストレスはダークストレスでした。よって、学び、ストレスマネジメントの両面から、葛藤への気づき、そして葛藤を大切にする思考法を日々実践することが重要といえるのです。

葛藤というせっかくの成長の機会を奪わない

また、誰かが葛藤状態にあったときに、そのことに価値があると認識させるまわりの接し方も重要です。ときにこの葛藤、すなわち学習の種がまかれた状態のとき、ネガティブなフィードバックでますますストレスを高めたり、逆に、その葛藤状態を

〝可哀想〟などと判断し、その葛藤解決の筋道を示してしまうことで、葛藤を妨害することが見受けられます。

当然、葛藤している人が心身に大きなダメージがあるならば、そのような葛藤解決への筋道を示し、ともに解決に向かう手立てを考えることは必要になりますが、そうでない場合、脳にとっての学習機会を奪っているともいえるでしょう。

これがなぜ**過保護がよくないとされるかの所以**です。これはあなた自身があなた自身と向き合うときにもまったく同じことが当てはまります。

すぐに誰かに答えを求めすぎないことが重要です。たとえ誰かが答えらしきことをもっていそうだとしてもです。そうすることで脳が育まれるからです。まずはあなた自身の脳を使って、いっぱいモヤモヤし、悩み葛藤し、そして意思決定し、行動する。そして、うまくいこうがいくまいが、そこからの学びを過程の葛藤状態と合わせて脳に学習させていくことで、あなたの直感力が育まれていきます。

すでに誰かが答えをもっているようなことを、自分で悩んで考えることは非効率と考える人がいます。それは違います。悩まずに手に入れた、脳に負荷をかけずに手に入れた情報は、得てしてすぐに忘却の方向へ向かい、あなたの記憶痕跡に、あなたの身の一部にならないのです。

直感力とは、苦悶しつつも自分の脳で考え続けてきた人がもつものです。つねに悶々としながらも自分で意思決定し行動し、そこから学び続け、強固な記憶として残ったため、瞬時に自己の向かうべき方向づけを脳のデフォルトモードネットワークがしてくれるようになった状態です。

その精度を高めていくためには、モヤモヤし、葛藤し、振り返る。この習慣が役に立つのです。

葛藤によるモヤモヤ、新しい学びに伴うモヤモヤ、堂々巡り、いずれにせよ脳のエネルギーを大いに使っている証拠です。それがまさに成長の証しです。

そんな状態に気づけたならば、「しめしめ、多くの人はここで脱落しちゃうかもしれないな。でも自分はこのモヤモヤを楽しむぞ」くらいの思考を、ワクワク楽しむ心の養分と掛け合わせることで、あなたの成長はますます後押しされることでしょう。ぜひモヤモヤをワクワクしてみてください。

暗闇や未知に恐怖を覚え、ダークストレスにしてしまう脳

暗闇ほど人類を恐怖に導くものはないかもしれません。

何か怖いものを想像するときに、たいていそのシーンは暗がりになっているものです。現代においても、真っ暗闇の密林に投げ出されたなら、なるべく明るいところを探すでしょう。暗闇は、私たちにとって根源的な恐怖ともいえます。

暗闇とは、未知の象徴です。そして、未知は無知からきます。しかし、無知が直接暗闇を生むのではなく、未知が暗闇を生み出すのです。

その木陰に何が潜んでいるのかわからない。安全なのか危険なのかわからない。未来がどうであるかわからないときに、不安や恐怖を覚えるのです。知らないという無知の状態だけでは不安になりませんが、無知という状態で、推測機能を働かせているにもかかわらず、脳にその参照先がなく、未知であるというエラー反応を引き起こすと、不安や恐怖を覚えるのです。

未知が直接的に暗闇というストレス反応を生み出し、無知が間接的に暗闇を生み出

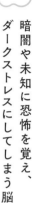

しているといえるでしょう。暗闇とは、世の中にある情報をフィルターし、脳や身体によってその情報を変換できないときに生じる不安や恐怖の情動反応なのです。

そう、**暗闇が暗闇なのではなく、暗闇を暗闇にするあなたの脳がある**ということです。

本当に暗闇自体が恐怖や不安の原因であるなら、誰にとっても未知が恐怖や不安などのストレス反応を導かなくてはなりません。しかし、未知な状態は多くの人にとっては不安を導きますが、ある一部の人にとっては不安を導かないとするならば、暗闇の所在は私たちの内側にあるということになるのです。

私たちはあるものをあるようには知覚していない。脳を含む神経系や身体が反応するように知覚しています。すなわち**暗闇や未知を不安に感じダークストレスにしてしまう脳がある**ということです。

なぜ私たちの脳や身体が暗闇を生み出すのか。それは自己の脳に情報のないことが、「死」に直結する長い時代を歩んできたからです。猛獣がどこに潜んでいるのか、この新しい動物は安全なのか危険なのか。このキノコは毒があるのかないのか。知らないこと、そして予測できないことは、「死」に直結していたため、脳に不安や恐怖という情動反応を導き、回避させてきたのです。

その名残がいまでも私たちの脳に強く居座っているのです。この反応は過去もいまもこれからも大切な機能の1つです。しかし、さすがに何万年前と比べると、環境は驚くほど変化しましたし、現代は現代特有の情報があふれています。よって、時代の変化に合わせて、脳は適応し進化していく必要もあるでしょう。

未知に対して警戒するストレス反応は、ある程度生物が先天的に身につけ、生存確率を高めた重要な反応です。しかし、この反応性をさらに強固にするような教育が行われているケースも少なくありません。

すなわち、**未知や無知な状態をネガティブな状態であると見なすような教育が、未知や無知に対してますます闇を広げる**のです。

生徒や部下が、曖昧なことやどうなるかわからないようなことをいうと、多くの場合はネガティブなフィードバックを受けます。知らない状態、無知の状態をさらけだすと、馬鹿にされたり、これまたネガティブなフィードバックの対象になりやすいでしょう。

それは教育の多くが、答えありきの問いばかりをとり扱ってきたからかもしれません。答えがあることを前提とすると、答えを導くという期待と予測が生まれ、そこからの差分がエラーとして検知されます。ネガティビティバイアスにより、自分も他者もそこが気になり、その自己の至らなさばかりが脳に情報として処理され、そんな情報ばかりを書き込んでいった脳は、当然、自己肯定感をもつことは難しいですし、それだけでなく、ますます自他の粗探しをする脳機能を活用してしまうでしょう。

そうして、そんなストレス反応はダークストレスとして脳や体内を駆け巡り、その状況から回避するように仕向けるのです。

すると、たいていは、未知のものを敬遠することになります。そして、学びはたいてい新しい未知な情報に対して行われますから、学びを煙たく感じるような脳ができあがってしまうのです。

また答えを出すことばかりにポジティブなフィードバックを受けると、答えがないような曖昧な問いや抽象的な問い、なかなか答えにたどり着けない問いに対して臨む意義や目的が見出しづらい脳になります。答えや結果を出すことが悪いのではなく、未知や無知な状態がネガティブな状態であるということを脳に学習させるような環境が問題なのです。

しかし多くの環境は当然、無意識的にネガティビティバイアスもかかりやすいでしょうから、環境のせいにだけしていてはいけません。自ら能動的に未知や無知な状態に対する向き合い方、考え方を整えていく必要もあります。

ゴールと目的を記憶痕跡化させチャンスを増やす

曖昧で不確実性の高い未知なことは、心理的安全性を乱しやすいといえます。前頭前皮質の機能を停止させ、私たちのパフォーマンスを落としかねません。

ですからゴールや目的を立てることは、とても意味があります。やるべきことは明らかなのに明確になっていないケースや、本当は崇高な目的をもって臨んでいたことなのに忘れ去られているケースもあります。

ゴール設定や目的を明確にすることは、脳の曖昧性に対するストレス反応を軽減してくれます。もちろん、ゴールや目的を明確にして終わりではあまり意味がありません。確かに、その瞬間の曖昧性を回避することにより、ストレス反応をブライトストレスとして活用できます。しかしそれ以上に大切なのは、ゴールや目的を強く脳に刻み込むことです。それにより、モチベーションが高まり、持続させることができるのです。

ただ一時的にゴール設定や目的を明確にしても、その日中に脳はそのことを忘れてしまいます。書き初めして終わり、ではもったいないのです。**ゴールや目的は、そのことを毎日毎日心を込めて思い返し、強い映像を脳のなかに、神経細胞に書き込むことで本質的な意味を成していきます。**

脳にそのゴールや目的が強く書き込まれ、記憶痕跡化すると、それがデフォルトモードネットワークで処理され、ふだんの自然の行動に現れるようになってくるのです。毎日、繰り返し、どんどん上書きし、鮮明にしていくことで、あなたの原動力となります。

とくに目的の抽象度が高ければ高いほど、概念的になればなるほど、繰り返し想起しては、実体験の記憶であるエピソード記憶と感情記憶とを紐づけ、脳にその目的を一般化させる過程を経る必要があります。

堂々巡りも葛藤もときに必要でしょう。それは脳が行うパターン学習の一部になります。脳のパターン学習とは、体験や知ったこと、記憶として手に入れたものに関して、脳のなかでそのルールや普遍性を見出し、パターン化させるという現象です。**パターン学習は、海馬の後ろ側から前側にかけて行われ、海馬の前側にいけばいくほど抽象化され、強い記憶になることが最近の研究でわかってきています。**（※40）そんな過程を経てつくられる目的は、あなたの体験の記憶を大いに活性化し、当然感情の記憶にも作用し、あなたのモチベーションになります。

目的を誰かに与えられても効果はありません。目的はあなたのなかで育むもの。さまざまな体験を経て、試行錯誤し、見出されるものです。ですからその目的をもつ人には意味のある、効果のある原動力になるのです。そのことを踏まえ、目的というものを慎重に扱い、むしろ日々のなかで育てていくスタンスで目的と向き合っていくことで、ますますあなたのパフォーマンスが高まります。

なぜなら日々、目的を育めば、つねに目的を忘れないあなたになる確率が高まるからです。多くの場合、目の前の事象、手段、小さく具体的な目的に注意が独占されやすく、本来の大きな目的を見失います。大きな目的が見失われてしまうのは、それだけその大きな目的が大切にあなたの脳のなかで扱われていないからです。

大きな目的になればなるほど抽象度も高くなりやすいですから、ますます大切に扱う必要があるのです。たとえば「誰かの幸せのため」という目的ならば、その幸せという抽象度の高いことに日々向き合い、あなたの脳の神経細胞に記憶痕跡という形で宿し、血肉としない限り、「口だけ」の状態になってしまいます。

セントラルエグゼクティブネットワークで意識的に目的を口にすることで、自己の目的の血肉化が始まります。それを繰り返すことで、ときに堂々巡りもしながら、目的の情報が記憶痕跡化し、**記憶ドリブン**（記憶をもとにした）の行動を誘発するデフォルトモードネットワークで処理してくれるようになるのです。

ゴール設定は自己の到達したい状態ですから、その想像やイメージのつくり込みはやりやすいでしょう。それでもどんどん情報をとり入れ、体験し、ゴール設定を育むことが必要です。大きな目的は概念的になることも多く、そのぶんだけ自分のものにするためには、時間と丁寧な自己との対話が必要になってくるのです。

よく思いや思考は現実化するといいます。正確には、思い続けたこと、心を込めて思考し続けたことは現実化する確率が高まるのです。**それだけ自己のゴールイメージや目的を問い続け、肉づけしていくことで、記憶痕跡としてまさに自分の一部になる**

ゴールが脳に刻み込まれたら
自然とチャンスが増える

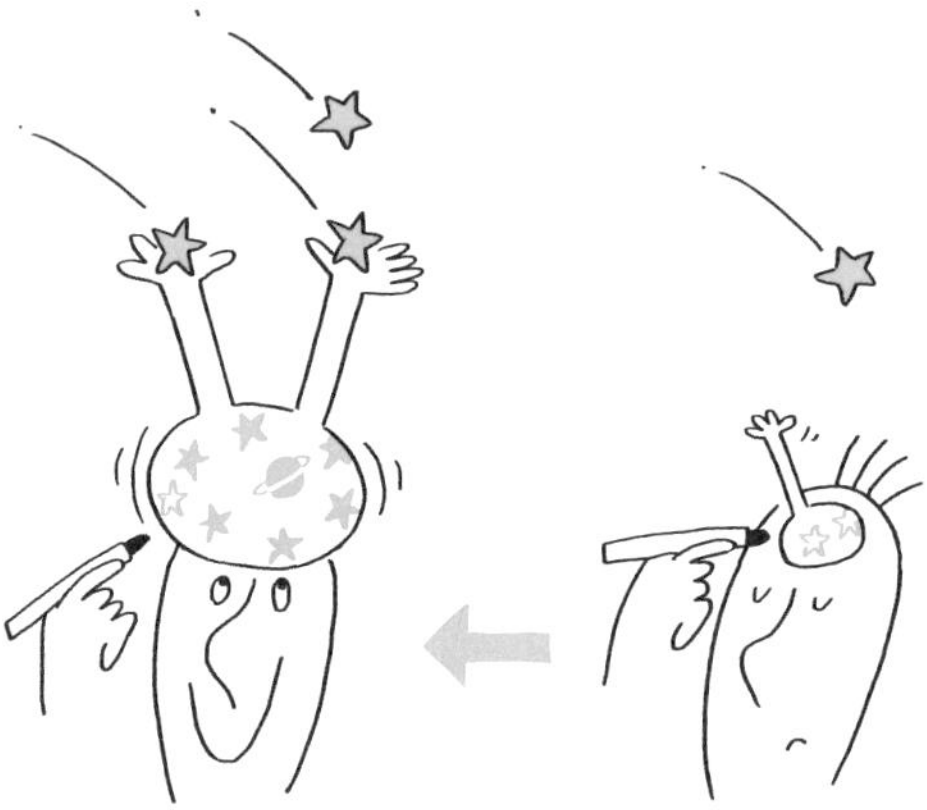

と、あなたの言動がデフォルトでそのように振る舞うようになりますから、あなたの思い描いた世界に触れる機会、そのチャンスに接触する機会が必然と増えます。

その機会やチャンスをつかめる否かは、目指すものがどんなものかによって、その確率が高いこともあれば低いこともあるでしょう。しかし、間違いなくいえることは、機会やチャンスにリーチする表面積、回数が増えれば、その機会やチャンスをつかめる確率は高まるということです。

たとえ確率が100分の1であっても、100回行動し続けることができれば、その機会やチャンスをつかむことができるのです。しかし、本当にその機会やチャンスが手に入るかどうか曖昧で信じることができないような脳の状態では、行動し続けることは難しいでしょう。ですから、あなたの目的やゴールを思い続け、育み続ける、そんな思考法が大切なのです。

目的がなくても突き動かされて動くことの強さ

私たちは目的をもつことで行動を誘引することができますが、忘れてはいけないのは、目的がなくても行動することができる存在であるということです。

人間の脳は前頭前皮質がとりわけ発達し、先ほどお話ししたように海馬の後ろ側から前側にかけて情報をパターン化させていきますが、その延長上に**vmPFC**という脳部位があります。

この脳部位は、個々人の体験や知りえたことから生物学的にパターン化し、目の前の情報に対して瞬時に、接近するか回避するかの判断を導いてくれます。この**vmPFCに残された記憶は価値観などに影響を与える**ことも知られています。(※41)

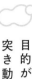

もみにもまれた目的は、強い記憶の結晶として脳に宿り、デフォルトモードネットワークの一部であるｖｍＰＦＣで処理されるようになります。すなわち、本質的な目的は、あなたの価値観とリンクしているはずですから、あなたの行動原理となりえるのです。

この目的や価値観の形成は、まさにあなたらしさを表現する脳といえるでしょう。とても大切な行動原理の1つなのですが、その形成過程の特徴からいえることは、あくまで自己の知りえた情報、体験からのパターン学習であり、限定性をもつということです。

また強い記憶をもてばもつほど、エネルギー効率の高い神経回路が形成されることになりますから、その情報処理を優先的に使いやすくなるということです。そうです、頑固さです。言い方を変えると、入ってくる情報のバイアス化といえます。

脳は情報を平等には処理しません。これまでの情報処理のパターンの足跡による記憶が一人ひとりの情報の処理のあり方を変えます。目的や価値観をもつことは大切ですが、それは情報処理を効率化していることでもあり、自己の脳の情報にあることがベースであるという限定性をもっています。

そして、**目的の価値を高く認識すればするほど、目的に囚われる**ようになります。目的や価値観は、あなたの脳が自己の体験や知りえた情報のパターン化の帰結であり、あなた自身の論理でもあります。

ですから、そのあなたの論理に当てはまらない事象に出会うと、ますます排他的な反応をしてしまう可能性があるのです。だからこそ、求められるのはしなやかな頑固さというお話をしました。

あなた自身の目的、価値観、論理をもつことは大事なことですが、それがすべてではないですし、ましてや一般的に正しいわけではありません。あくまであなたの脳の論理です。一人ひとりの論理が異なるからこそ、何がいい悪いではなく、その違いを受け入れ、むしろ学びに変えていけるしなやかな頑固さが重要となるのです。

VUCA時代に必要になるのは、非論理的な能力

VUCAの時代は、ただその不確実性へ不平不満をいうだけでは前進しません。こ

の不確実性の高まった時代だからこそ、それに伴うストレス反応をポジティブにプライトストレスに、自己の成長と幸せに昇華させる能力はますます重要になってきます。

そのために必要な思考法はどのようなものなのでしょうか？

それは近年注目されている論理的な思考法などの類ではありません。もちろん、論理的な思考力も役に立つ場面は多岐にわたり、重要です。しかしながら、論理的な思考はむしろ暗闇を増大させることのほうが多いかもしれません。

曖昧で不確かな暗闇には、粗かったり、不完全なものだったり、とにかく論理が成り立たないことのほうが多いのです。できないうまくいかない道理ばかりが見出され、当然回避する方向に私たちを仕向けるわけです。もちろん、論理思考が一部、その課題解決に役立ちはするのですが。

この点、昨今注目されている人工知能も同様でしょう。まさに人間を超えた論理処理をしてくれます。しかし、それはあくまで過去のデータベースを参照した過去の情報からの推測であるため、前例のないこと、どうなるかわからない新しいことに関して、前向きな推測をすることはなかなかに難しい。

いずれにしても、**不確定要素の高いＶＵＣＡ時代において、ストレス反応を自分の**

栄養分にするためには、非論理的な脳の世界を進化させていくことのほうが、必要になるでしょう。人工知能の強みと、人間の強みの双方を活かし、共存・共進化していくことが、来る時代にはとりわけ求められるのです。

ですから、あなたの培ってきた論理は大切にしつつも、あなたの目的、価値観では説明できないことへの行動原理もこれからの時代はますます大切です。私たち人類や生物はもともとその行動原理のほうが強いといえるでしょう。けれども、どこか頭でっかちに論理や目的ばかりに囚われ、本来私たちがもつ、非論理的行動原理が抑制されてしまうと、私たちの可能性は制限されてしまいます。

近所の公園で走り回って楽しそうにしている子どもに、あなたは幸せそうだね、どんな人生の目的があるの？　なんて質問しても、目的などなく楽しみ、幸せそうにしているでしょうし、実際に幸せでしょう。愛するわが子を抱きしめているときに感じる幸せに、目的など存在しません。ただただ抱きしめたくて抱きしめる。ただそれだけです。

目的をもって行動する価値はよく語られますが、同様にもっと無目的な行動に関しても慎重にその価値を見極めなくてはなりません。何のためにやっているのかわからない、それだけでは何も生まないかもしれませんが、何のためにやっているのかはよくわからないけれど、なんか感じるからやっているという状態は、たとえ無目的であったとしても価値のある行動の1つなのです。

あなたの心が、あなたの脳が、なんとなく何かを感じているのは、それは正真正銘のあなたの内側からの何らかのシグナリングです。それは簡単に言語に還元され説明されるものではありません。あなたの内で生み出される非言語的な情動反応・感覚反応なのです。

なんか面白そうだから、少し気になったからやってみた。**目的で行動するのでなく、あなたの行動はあなたが理由なわけです。とくに目的なんてなくて行動する人は、何か明確な目的がないと行動できない人よりも、活動範囲、生きる世界が広まるでしょう。**その経験値によりパターン化された価値観、目的、あなたの論理は、より豊かな情報（記憶）をあなたに宿し、その豊かな記憶のネットワークがしなやかな頑固さを築いていくでしょう。

それは何のためにやるの？　何の意味があるの？　ということよりも、論理では見出せない価値がある可能性を忘れないほうがいいでしょう。明確な目的を他者に与え

無目的な行動も世界を広げる

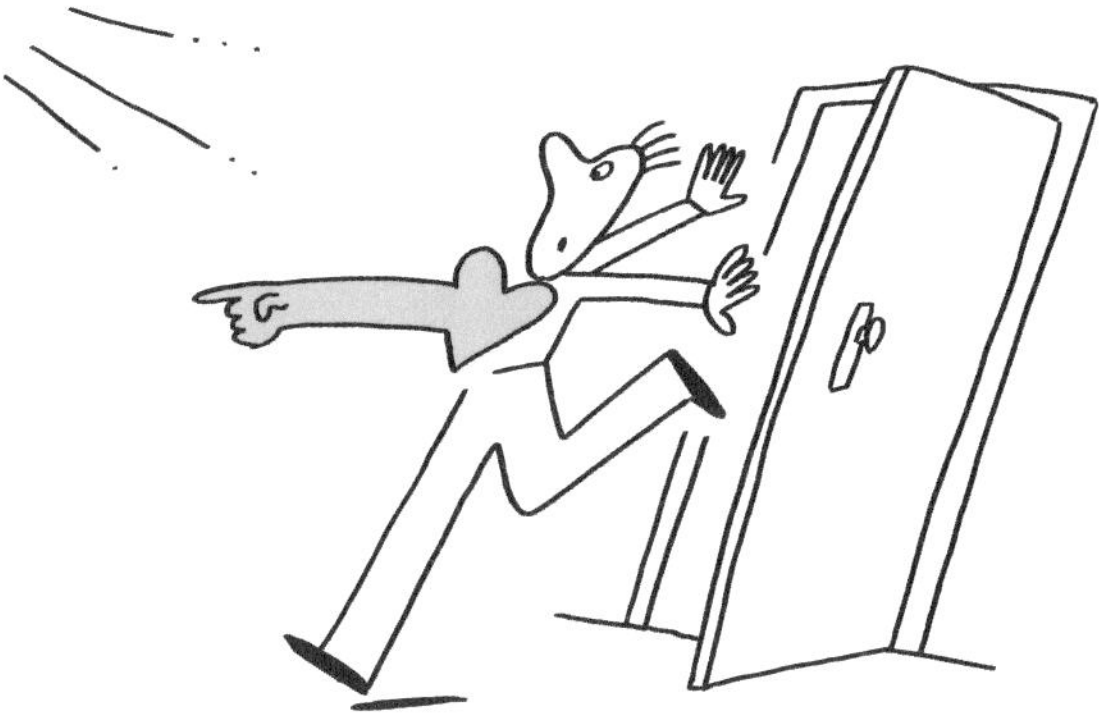

られ続けた人は、明確な目的や意味が与えられないとモチベーションが保ちづらいものです。曖昧で不確実性の高い世界においては、自分で目的を見出すことができず、行動を続け成長し続けることができなくなってしまいます。

無目的にも行動する人は、そのうち行動するなかで目的を見つけることもできるわけです。やってみないことにはわからないことも多いですし、やっていくなかで目的がつくられるのが本質的です。

頭でっかちに目的にばかり囚われると、行動や成長の可能性が制限されます。そのことも踏まえ、目的行動も無目的行動もできる人が、これからのＶＵＣＡ時代にはますます適応的であるといえます。

また、無目的に行動できる人のほうが、ダークストレスとして処理されがちな情報も、自己の成長可能性として処理できますから、長期的に見たときの成長度合いにも大きな差が出ることでしょう。

第4章

ストレスを武器にした「進化し続ける脳」とは？

――ストレスを力に変えて成長する4つの脳

ブライトストレスを味方につけた「4つの脳」とは？

第3章では、ダークストレスをブライトストレスに変換するために、ドーパミンなどの化学物質の作用による、感じ方、心のありようの大切さ、また、成長を促すためのストレスに対する思考法についてお話ししました。この第4章では、それらの感じ方、考え方が自然と、デフォルトで振る舞えるようになるための、脳の記憶状態の育み方について考察したいと思います。

第1章で、スタンフォード大学のアリア・クラム博士のマインドセットの研究で「ストレス＝学び」というマインドセットをもたせた群は、そうでない群に比べて、ダークストレスが低減することを紹介しました。しかし、ここでのポイントは、実験環境下では研究者が「ストレス＝学び」を誘導してくれていたということです。

現実の世界では、ストレスがかかる前に誰かがそんなことを教えてくれるわけではありません。とすると、**「ストレス＝学び」であることを、自分の内側に刻んでおくこと、すなわち強い記憶としてもっておくことが大切**です。

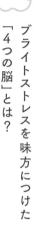

これにより、**いざダークストレスに侵食されそうになったとき、自分で自分に「ストレス＝学び」を誘導でき、実験室と同じような効果が期待できる**でしょう。

また、ストレスの度合いが強ければ強いほど、強い記憶として「ストレス＝学び」を脳が情報としてもっていなければ、いざというときに役に立ちませんから、単に「ストレス＝学び」を理解するだけでなく、自分の内側に血肉化させ、強い記憶の結晶を育むことが重要となります。

まず記憶は、それが日本語だろうと英単語だろうと、ダークストレスをブライトストレスに変換する脳処理であろうと、それに該当する神経細胞たちがどれだけ使われたのか、Ｕｓｅされたのかがポイントであったことを思い出してください。それは習慣が重要であり、しなやかな頑固さが大切であることに通じます。

そして、単にＵｓｅするだけでなく、成長に向けた思考を心を込めて繰り返すことの大切さをお話ししました。これは、**「Use it or Lose it」**の原則に照らし合わせて、どのようにＵｓｅするのか、というお話でした。

さらに、神経科学の記憶の形成において、もう1つ大切な原則がありました。「Neurons that fire together wire together」です（96ページ）。**「同時発火された神経細胞**

は結びつく」と。そう、この同時性を意識した振り返り方、記憶の再想起により、ダークストレスをブライトストレスに変換できる脳が形成されます。

すなわち、記憶を形成するうえで何かを思い返したり想起したり、振り返りをすることは当然重要ですが、どのように振り返るのか、神経細胞の記憶化の原則を活用して、いかに「同時性（together）」を意識して振り返りをするのかが、ダークストレスをブライトストレスに変換するためにはとても重要なのです。

これから4つの振り返り方をご紹介します。それにより、大きく4つの脳が育まれます。**「プロセスドリブン脳」「レジリエンス脳」「成長ドリブン脳」**そして**「希望脳」**です。

これらの振り返りによって、間違いなくダークストレスをブライトストレスに変換でき、また脳を進化させるうえで重要な記憶の育みにも役立ちます。進化し続けるこれらの4つの脳は、後天的に獲得可能なのです。その育みに必要な視点をお話しします。

01

プロセスドリブン脳
——プロセスに価値を見出す脳

「結果ドリブン脳」と「プロセスドリブン脳」

301ページの図は、ある体験のプロセスを簡略化した図です。横軸が時間軸で、縦が経験した事柄がポジティブな情動の発露（上半分）かネガティブな情動の発露（下半分）かを表しています。

このような図を用いた振り返り方法は有名で、多くの人が見聞きしたことがあるはずです。そして、このように時間軸を横断しての振り返り、すなわち俯瞰的な振り返りは極めて重要です。

なぜなら、**もしもこのように時間軸を横断しての振り返りをしないならば、この貴**

重な体験の情報は、かなり偏った形で脳に痕跡を残すことになるからです。

具体的に、どのような記憶が脳に刻まれやすいでしょうか？　一番記憶に残りやすいのは、多くの場合、最終的な結果の部分でしょう。大成功したなら、そのときの喜びや快感を強くエピソード記憶と感情記憶に書き込むことでしょう。大失敗したなら、そのときの悔しい気持ちや落胆が、そのエピソードとともに強い感情記憶として保存されます。

結果を伴うような場面は、私たちの感情を大きく揺さぶる可能性が高いぶん、脳にその情報が刻み込まれやすいのです。

強く記憶に残っていることはどう私たちに影響するのか？　それは次の私たちの行動に大きな影響を与えます。大成功し、大きな快感を結果とともに味わった人は、その結果を求める脳の状態になります。すなわち、結果ドリブンへのモチベーションを過去の情報である記憶より引き起こします。**結果ドリブンとは結果の報酬予測によるモチベーションをもとに行動するということ**です。

一方で、ネガティブな感情記憶が強く残っていれば、その結果を避けるようなモチベーションに仕向けるでしょう。これが、結果という強い記憶が影響するモチベーションのありようです。

成功体験が大切だといわれる所以はここにあります。成功した体験、その際に味わうポジティブなエピソードに加えて、感情記憶がその後の行動の源泉、すなわちモチベーションにつながるからです。そして、強い情動反応のぶん、大した振り返りをせずともそのことが脳には残りやすく、私たちの行動を促してくれるため、重宝されるのです。

確かに、結果を伴った成功体験を脳に積み重ねることは非常に大切です。それは、自己肯定感、自信にもつながります。しかしながら、ただ闇雲に成功体験を積み重ねればいいわけでもありません。結果を伴った成功体験だけを追求することのリスクも俯瞰的に認識したうえで、結果ドリブン脳を活用する必要があります。

ある体験において、結果として成功した状態になる、そのためにはそこに至るためのプロセスがあります。当たり前のことをいっていますが、このことを再度認識し、記憶痕跡に残して学習させる必要があります。なぜなら、私たちの脳の学習モデルからすると、大きな感情記憶を発露しやすい結果にまつわることが、より優先的に記憶化されるからです。

私たちの脳は結果ドリブンのモチベーションもありますが、プロセスドリブンのモチベーションもあります。プロセスドリブン脳を培うには、感情記憶としては若干弱い可能性のあるプロセスにおいて、ポジティブなエピソードと感情の記憶を脳に記憶痕跡として残していくことが必要となります。

結果ドリブンの源泉となる記憶は、自然と強い記憶となりやすいために問題はありませんが、プロセスドリブンの源泉となる記憶は、ポジティブな記憶が脳に刻まれている可能性が低いぶん、意識的に注意を向け、そして記憶を強く書き込んでいく必要があるのです。

結果ドリブンもプロセスドリブンもどちらももてるに越したことはありません。結果ドリブンは、うまく成功体験を積むことで形成できますから、より意識すべきはプロセスドリブンのモチベーションの育みといえるでしょう。そのためには、俯瞰的に結果だけでなくプロセスにも注意を向けて振り返り、メタ認知する必要があるのです。

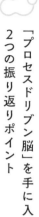

「プロセスドリブン脳」を手に入れる2つの振り返りポイント

新しい学びをしたり、新たなプロジェクトに臨んだり、タスクと向き合ったり、あるいはいつどうなるかわからない、答えが出るかもわからない問いに挑んだり、いずれにせよ、目指す先、結果が出るまでには、結果が出る一瞬の何倍もの時間がプロセスに費やされます。

プロセスドリブン脳は、プロセスに価値があることを脳が記憶として強くもっている状態です。プロセスにおいて、当然うまくいかないこともあると思いますが、自分の心がポジティブに動く、そんな瞬間は意識を向ければいっぱいあるはずです。そのプロセスにおけるポジティブな感情に意識を向け、記録をとったり、誰かに話したり、チームで共有したりしてみてください。

プロセスにおける、何か新しい気づきや発見、自分やメンバーの成長、メンバーと交わしたユニークな話、一見本題とは関係ない雑談や、メンバーや仲間と囲んだ食事。それらの出来事を思い返しては味わい、大切な脳の情報としてもつことを意識してみてください。

プロセスにおける価値のある体験の情報が脳にない限り、当然プロセスドリブン脳は手に入らないからです。

そして、もしその過程が終焉を迎え、最終点までいったのなら、そのときが、まさにプロセスドリブン脳を育むために、このうえなく大切なタイミングです。何らかの成果が得られたとしましょう。そんなとき、単にその成果を味わうだけでなく、プロセスにおけるさまざまなポジティブな出来事も味わってください。

結果という出来事と、それに伴ううれしさや感動というポジティブな感情が出ているときに、同時に、その過程で味わった楽しかったこと、成長したこと、いろんな気づきや学びがあったことを改めて、同時に想起することが大切です。

ポイントは、同時性です。過去の素敵な出来事を振り返るだけでもご機嫌な記憶は刻まれていきますが、しかし、その過去の出来事とそのときの感情記憶が個別に保存されるだけです。

そのプロセスにおけるポジティブな記憶を、結果が出ることによって大きなポジティブな感情が発露しているときに、同時に脳でアクティブにすることで、「Neurons

プロセスドリブン脳のつくり方
——ポジティブなプロセスと成功を結びつける

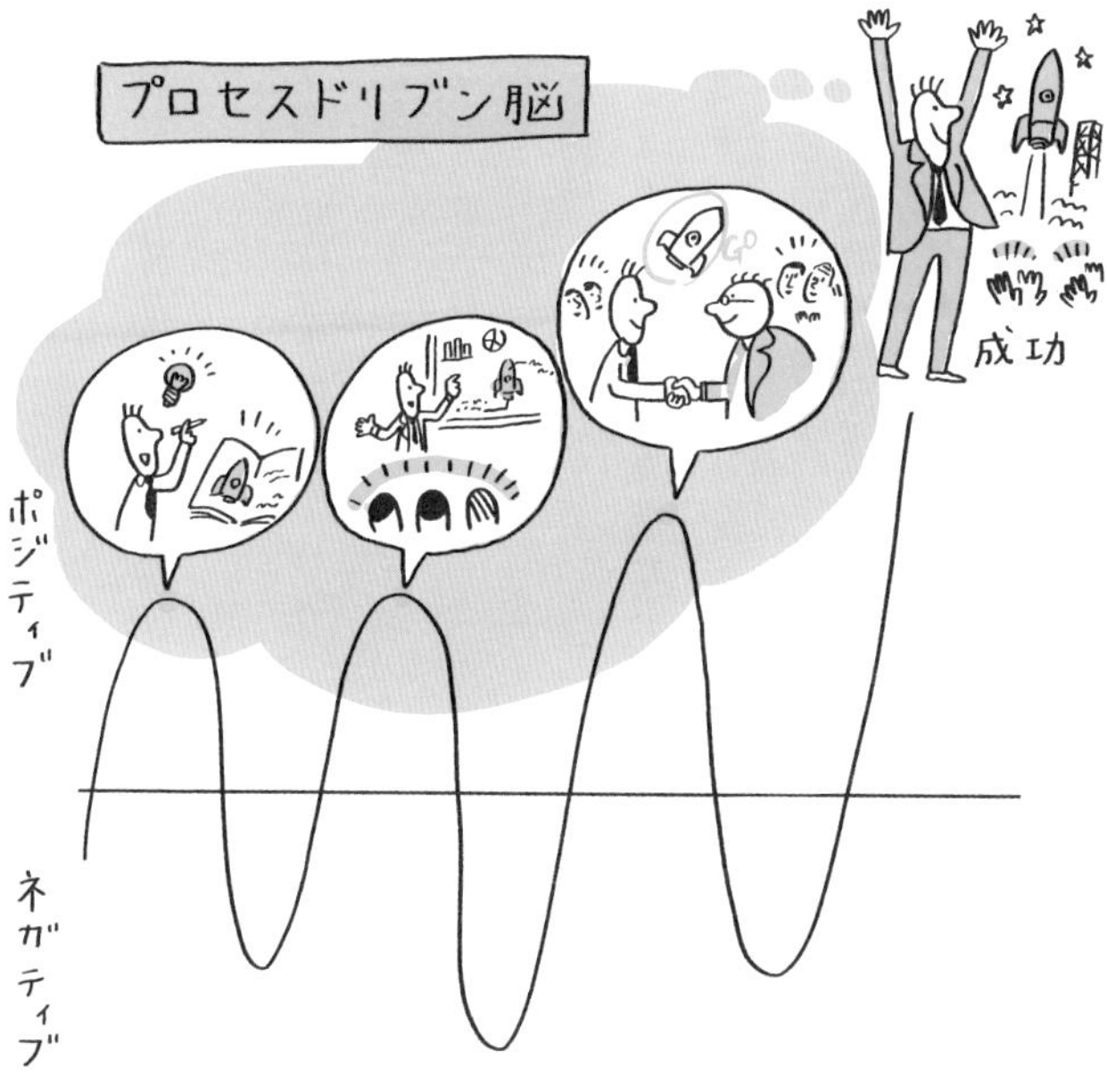

that fire together wire together」、つまり「同時発火された神経細胞は結びつく」の原理が働きます。

つまり、**プロセスで得た経験が、成果の大きなポジティブな体験の記憶に紐づく**のです。そのような脳の使い方、振り返り方が、プロセスが結果を導くワンピースであることを脳が本質的に学習する瞬間です。

このような振り返りを、さまざまな体験のなかで大なり小なり繰り返すことで、プロセスドリブン脳は育まれるのです。

結果よりプロセスが重要だといわれる科学的な理由

結果を伴った成功体験だけが蓄積された脳の状態では、結果が見えないことに対してドリブンされない脳になるという危険性があります。ずっと成長し続け、ずっと結果を出し続けられるのならば、結果ドリブンのモチベーションだけでもいいかもしれません。

しかしながら、つねに実質的に結果を出し続けるということは、かなり難しいことです。また、結果ドリブンのモチベーションが強くなると、結果が出そうにないことにはモチベーションが高まらない状態にもなりがちです。

新しい挑戦、変化には、つねに不確実性がつきまといます。**結果ドリブンのモチベーション依存であると、それまで結果を出してきたやり方、考え方、振る舞い方、あり方に固執しがちになり、かつそのパターンでうまくいきそうなことにしかモチベーションも湧きづらくなる**のです。

よって、結果だけにドライブされるモチベーションは脆弱です。結果が出そうなことにしかドライブされないと、新しい挑戦や変化に前向きになることができず、成長しづらいからです。

よく見受けられるのが、適切な振り返りがなされていないままでも、成功体験を多く積み重ねてきたために、うまくいかなかったり、失敗した途端に、ぽっきりとモチベーションが折れてしまうタイプです。

順当に成功体験を積み重ねたためにプロセスに注意が向けられず、結果に対するエピソード記憶と感情記憶ばかりが積み重なると、プロセスに対して、脳が価値として認識できません。そんななかで失敗すると、結果が見えなくなり、結果からもドライブされなくなり、前を向けなくなってしまうのです。

成功し続けられることなんて少ないはずですから、やはり結果ドリブン脳だけでなく、プロセスドリブンの脳も必要なのです。プロセスドリブン脳が育まれると、**たとえ結果がどうなるかわからないとしても、結果に向かうその過程、プロセスに意義や意味を見出しモチベーションを高めることができるようになる**のです。

02 レジリエンス脳 ——打たれ強い脳

「レジリエンス＝折れない心」を育む

未知に前向きに挑戦し続けるためには、レジリエンスと呼ばれる能力も必要です。レジリエンスとは、折れない心のことをいいます。折れない心というと、とても抽象的で、どこか天賦の才のように感じられることが多いかもしれません。まわりを見渡してみても、なんであの人はそんなに強いのか、どうして心が折れないのだろうか、と憧れることも多いかもしれません。

折れない心は、DNAで規定されているわけでも、天賦の才でもありません。間違いなく後天的に育まれる私たちの能力の1つといえます。逆にいうと、はじめから折

れない心をもっている人なんていません。

心折れても立ち上がり、立ち直り、また前を向く、その経験の先に、レジリエンスという能力が姿を現します。しかし、どんなに挫折経験を繰り返していても、レジリエンスを育める人もいれば、そうでない人もいます。むしろ、挫折経験の果てに、自信を失い、自己を責めたり、他人を責めたり、望まない変化を導くこともありますし、そんな変化であることのほうが多いかもしれません。

心を折られる経験は、確かに私たちを卑屈に、そして弱い心へも導く可能性があります。しかし、私たちを大きく成長させ、折れない心を育むワンピースにもなるのです。このような真逆の変化の違いを生む理由は、適切なメタ認知がなされてきたか否かに原因があります。

「レジリエンス脳」を手に入れる振り返りポイント

では、レジリエンス脳はどのように自己を見つめることによって身につくのでしょうか。プロセスドリブン脳と同様に、あるものごとの体験プロセスの図を使って説明したいと思います。

301ページの図においての終着点、すなわち結果に当たる部分、成功体験をした際などは強いポジティブな感情を伴いやすく、その記憶は強く残りやすいというお話をしました。そしてそれは結果ドリブン脳を導き、プロセスドリブン脳も手に入れるためには、プロセスにおけるポジティブな感情が芽生えた瞬間にも意識を向け、そのプロセスの記憶と快の感情を紐づけて脳に記憶化していくことの大切さを述べました。すなわち、プロセスにおけるポジティブなサイドへのフィルターの方向づけ、それに伴うポジティブな反応と、ご機嫌な扁桃体に向けた記憶化を促すものでした。

レジリエンス脳を手に入れるためには、このプロセスにおけるネガティブなサイドへの意識づけが必要になります。あらゆる体験のプロセスにおいては、ポジティブな感情よりもネガティブな感情に注意が向きやすいでしょう。難易度が高いことにとり組めばとり組むだけ、失敗やストレス、葛藤も増え、ネガティブな感情が発露することのほうが多いですし、ネガティビティバイアスもあるからです。

しかし、ネガティブな体験も尊い学びの一部なのです。**その体験を、単にネガティ**

ブな記憶として、不機嫌な扁桃体を導く記憶として保存していくのか、それともレジリエンス脳を手に入れるための栄養分にするのかは、私たち自身の感じ方、考え方、どう記憶をつくるのかの選択にかかっています。

PDCA的なアプローチのリスクとは？

うまくいかないことがあったり、失敗したりすると、多くの場合、反省・内省をします。とても大切な学びです。何ができていないのか、何が足りなかったのか、その原因を徹底的に追究し、突き止める。また、どうしたらいいのか課題解決のための仮説を立て、実行する。そうして、またうまくいかなくても、同じように原因を突き止め、課題を解決し、成長していく。

このようないわゆるPDCA的なアプローチは、勉強だろうと、仕事だろうと、あらゆる場面で活用され、人々の成長を後押しするとされていますし、間違いなく大きな学びと成長に貢献してくれます。

しかし、このようなPDCA的なアプローチの問題点、課題点もしっかりと認識したうえで、このアプローチを活用しないと、逆に成長を半減させかねません。

端的にいうと、**PDCA的なアプローチは、技術面や知識面などにおいては、パフォーマンスレベルを高める可能性が高いといえます。しかしながら、心の状態、精神面としては、そのパフォーマンスを低下させるリスクを孕んでいます。**

なぜなら、自己の課題、足りないところにばかり注意が向けられ、すなわち自己のネガティブな体験と、それに伴うネガティブな感情が脳に書き込まれる機会が増えるため、当然脳の記憶には、自分の至らなさ、無力さが書き込まれやすくなるからです。

それが、自己否定感を促し、自信をなくしたり、他者との比較において劣等感を覚えたり、学びのモチベーションが低下したり、新たな学びに億劫になったり、すなわち成長回避の方向に向かわせる情動をもたらすことになりうるのです。

これはレジリエンス脳とは程遠い状態です。レジリエンス脳のように折れない心を育むためには、単に自己の課題と向き合い、改善していくという繰り返しだけではダメなのです。

「レジリエンス脳」を育むキーは体験を俯瞰視すること

レジリエンス脳を育むキーは、うまくいった、成功した、成長を実感できたというときの振り返りのあり方です。すなわち、**成功体験、成長の実感のあるタイミングで、過去の失敗やストレス体験、モヤモヤ、葛藤をどれだけ想起できるかということがレジリエンス脳を育むためのキーになってきます。**

何だそんなことか、と軽視してはいけません。じつはこのことは、神経科学の観点から見てもじつに意義深い振り返りになります。成功体験のポジティブな強い感情、その記憶化の強さをうまく活用した振り返りであり、プロセスドリブン脳を育むのと同じしくみが働きます。

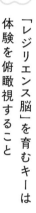

つまり、レジリエンス脳の育みにおいても、**「Neurons that fire together wire together（同時発火された神経細胞は結びつく）」が重要です。**

そうです、この原理のキーポイント、「同時性」を意識し、ポジティブな強い情動が出ているときに、その過程、プロセスにあったことを脳のなかで「同時に」想起し、

レジリエンス脳のつくり方
――ネガティブなプロセスと成功を結びつける

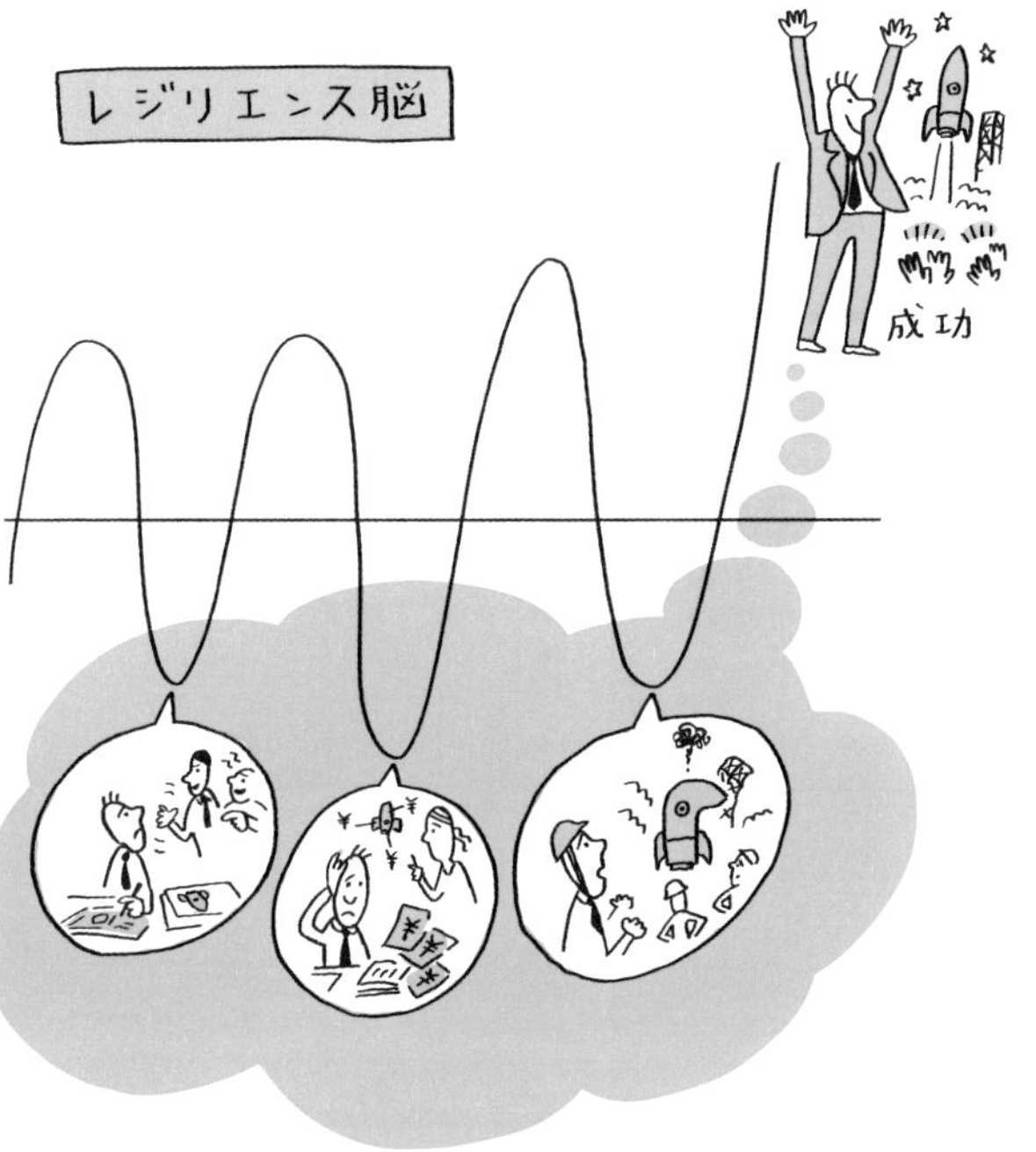

そのつらかった体験と、成功体験、成長の実感というポジティブな体験を紐づける作業をするのです。そうすることで、**脳のなかの記憶たちが、rewire、すなわちその配線を書き換えていきます。**

失敗したつらい経験、そのエピソードは海馬に保存され、そのつらく苦しい感情は扁桃体に保存されます。しかし、311ページの図に示されるように、ポジティブな体験とともに、ポジティブな感情が発露された状態でこのつらい体験の記憶、エピソード記憶を想起すると、つらい体験の記憶が、ポジティブな感情記憶と結びつき、感情の書き換えが起こるのです。(※42)

そうすると、**過去のつらく苦しかった経験、つまりプロセスにおける失敗やストレスは、「その経験があったから、この喜びを感じられているのだ」として、成功や成長のための一部であると脳に刻み込まれる**のです。

逆にいうと、どんなに「点」として、失敗した際にPDCA的に課題解決し、自己成長に向かおうとしたとしても、脳のなかで、苦しいながらも前に進んだそのプロセスと成功や成長というポジティブな感情が紐づかない限り、つらかった経験は、つらかった経験として、配線を書き換えることなく、脳に記憶されたままになってしまうのです。多くの場合、失敗した際の反省、内省に終始し、それが成功や成長と結びつく形で脳に記録されることは少ないのです。

成功して、成長を実感して、それで終わりではもったいないのです。単に、成長や成功に浮かれているだけでは、結果ドリブン脳のみを強固にするだけです。

プロセスにおけるポジティブに目を向け、プロセスドリブン脳を育むこと。そしてさらにその過程、プロセスで経験したつらい思い出、踏ん張った体験を、成功した際に「同時性」を意識し、「線」として俯瞰的に捉えること。それにより感情の書き換えの原理に基づき、苦しい「点」として残っていた記憶が、むしろ価値があり、自己の成功・成長の後押しをしてくれる大切なものとして脳に記憶され、折れない心、レジリエンス脳が育まれていくのです。

打たれ強い脳をつくる科学的な方法

もちろん自分自身で意識的にポジティブな情動が発露しているとき、その過程で味わったつらい出来事、感情を想起することも効果的ですが、まわりのチームメンバーやコーチ、教師、親などが、その「点」を結ぶ作業の手伝いをすることも非常に効果的です。

きっと、優れた導き手は、単に「点」としての反省・内省を促すだけでなく、スティーブ・ジョブズのいうようなコネクティングドット、つまり点と点をつないでくれて「線」として体験を俯瞰的に見せ、成功・成長までの道のりに意識を向けさせ、脳での rewire を促してくれることでしょう。

「いや〜、本当におめでとう、でもこんなつらいこともあったよね」と笑いあっている瞬間、感慨深く浸っている瞬間は、まさに失敗、葛藤などのストレス体験が、成長を後押しする存在へと昇華する瞬間です。

このような振り返りのタイミングは、決して大きな大会、イベント、舞台のときだけではありません。もちろん、大きなイベント、出来事であれば、感情の作用も強くなるわけですから、記憶としては強く残り、大きな影響があります。しかし日常生活のなかにも、ささやかな成功や成長は眠っているはずです。

ささやかな成功や成長の瞬間にも気づき、そしてその過程で味わったネガティブな

記憶を、成長のワンピースとして記憶として物理的に神経細胞に書き込み、構造変化をさせていくことが、レジリエンス脳をより効果的に育んでいくのです。

失敗や葛藤、苦しかった体験が、成功や成長と紐づいて脳に感情記憶とともに記憶化されると、次、苦難や困難に直面した際に、それらの記憶が発動し、「この失敗や苦難は自分を成長させてくれて、きっと前に進めてくれるはずだ」と、心から実感をもって前を向けるのです。そんな脳の反応が示されるようになり、新たな学び、挑戦を後押ししてくれるのがレジリエンス脳の本質的価値です。

挑戦なくして成長なし。暗闇は、学びの宝庫です。しかし、そこから逃げ続けていては学びは得られません。人は、失敗や苦難から多くを学びます。しかし、それを単につらい経験として脳に保持していてはもったいないのです。そのつらい体験が、自己の成長のワンピースであることを、脳内に物理的に形成していく必要があるのです。

そこに天賦だとか、マジックはありません。ただ、**自然の摂理に則《のっと》り、ポジティブな情動を発露している成長や成功体験に、そのプロセスのつらい体験を地道に紐づけていくことでレジリエンス脳、折れない心は育まれていく**のです。

03

成長ドリブン脳
——成長にコミットする脳

グロースマインドセット（成長型マインドセット）とは？

誰だって、失敗より成功したいはずですし、結果が出るに越したことはないと考えるでしょう。ですから、成功や結果を目指すことによるモチベーションは、比較的容易に脳でつくられます。

ゴールを設定したり、目的を明確化することは、確かに私たちのモチベーションを高めてくれます。しかし、裏を返せば、目的やゴール、結果が伴わない可能性が高まると、モチベーションが高まらないということが起こるのです。

だからこそ、結果ドリブンのモチベーションだけでなく、プロセスドリブンのモチベーションも発揮できるよう、プロセスにおけるポジティブな情報に意識を向けることも大切でしたし、プロセスにおけるネガティブもそのあと訪れるポジティブの一員として、感情の書き換えを行い、レジリエンス脳を育むことも大切でした。

このプロセスドリブン脳、レジリエンス脳の根底に、あらゆる体験を、いかに成長の要素として捉えるかというフィルターと反応があります。これをグロースマインドセット（成長型マインドセット）といいます。あらゆる体験は、学びになります。そのあらゆる体験を自己の成長に紐づける習慣が、プロセスドリブン脳とレジリエンス脳を育むともいえるでしょう。

成功や失敗は、強い感情を発露しやすいですから、注意が注がれやすい。だから多くの人は成功や失敗に囚われやすいのです。もちろん、それも記憶に落とし込むうえでは重要です。しかし、その成功や失敗にあまりに注意が囚われることで、自己の成長に注意が注がれないことが多いのです。

どんなに大きな失敗をしようと、そこには大きな学びがあります。むしろ大きな失敗であればあるほど、学びは大きいでしょう。

しかし、基本的に失敗というものは、ネガティブなものであるという記憶が刷り込まれていることが多く、できることならその失敗から自己を回避させたいという反応が働きます。その反応の最たる例が、失敗に注意を向けないという反応です。

失敗をないものにしたい、よって、失敗に注意を向けない。そうすることによって、脳にそれ以上、自己のネガティブな記憶を書き込まないという防衛反応となります。この反応を否定する人がいますが、否定してはなりません。その当人にとっては必要な反応といえるからです。

直視できないくらい失敗のダメージが強いときどうするか

失敗を直視し、受け入れ、学びにつなげる。聞こえはいいですが、簡単なことではありません。それができるようになるためには、それなりの条件が必要です。失敗をないものとしたい反応、直視しないような反応をする人は、それなりの体験、記憶を構築しているということです。

失敗のたびに、罵倒され、責められ、殴られ、つらい記憶がこびりついた人が、その失敗から回避の反応を示そうとすることは、短期的に生命を保持するうえでは必要です。強い記憶がデフォルトモードネットワークに作用し、回避を導きます。その強い反応を否定していては、ますますネガティブな記憶を植えつけることにしかなりません。

このように失敗を直視できないような強い回避をしている場合は、まずその回避行動を受け止めてあげることからスタートしなくてはなりません。なぜなら、このような極端な反応を示す場合は、多くの場合、心理的安全性が確保されていない状態と推定されるからです。

心理的安全性が確保されていないと、前頭前皮質の機能が低下しますから、どんなに理屈では通っている「失敗から学びなさい」という言葉も、セントラルエグゼクティブネットワークではわかっていても、これまでの経験から、脳が、記憶が、避けなさい、と強く反応する限り、失敗から学ぶということは難しいわけです。

だからこそ、失敗から逃げることを否定するのではなく、その行為すらも受け入れるところから始める必要があります。そのうえで、心理的安全性を最優先させ、その当人に降り注ぐ過剰なストレスを和らげる必要があります。

心理的安全性が失敗を学びに

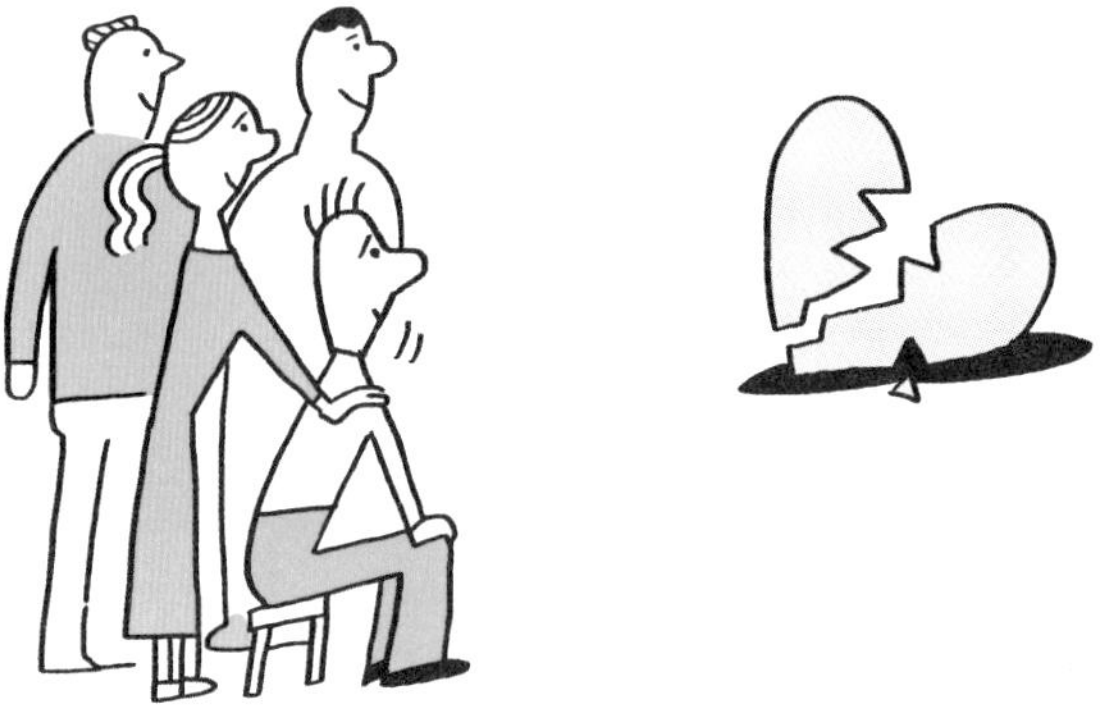

その場が、失敗を受け入れる場、失敗を直視することが価値である場、失敗から学びが得られ、そのことが価値である場であることを脳に学習させていく必要があります。

まわりの人、空間、場が、失敗に対して受容してくれるという脳の安全学習の繰り返しの末に、私たちの脳は「安心感」を覚えます。ですから、失敗から回避することを続けている場合は、まず「安心」を確保できる場、存在を見出すことが重要なのです。

他者でもなく、成功でもなく、「成長」にこだわる

そんな安心な場において、まず脳が学習していくべきことは、自分にはできている部分もあるというエピソード記憶と感情の記憶をつくっていくことです。失敗から回避反応を強く示すような人の多くは、自己に対して、肯定できる情報の記憶が少ないのです。その情報を形成していくことが重要です

そして、その際に**重要なことは、他者に囚われるのではなく、自己に囚われる。成功に囚われるのではなく、成長に囚われるというフィルター**です。それを自分で意識することと、まわりがサポートすることが大切になります。

成功や失敗は、ある行為に対する評価です。その評価において、多くの場合、他者との比較が発生します。他者と比べると自己の至らなさ、足りなさが浮き彫りになります。自己の至らなさを知ることは、成長の糧にもなるのですが、それを成長の糧にできる脳の状態をもたない限り、ただただ自信をなくし、モチベーションを下げることにしかなりません。

自分の未熟さを自覚し、他者と比較して悔しがる人は、すでに成長意欲の高い脳を手に入れているから、そんな反応になるのです。

悔しいという気持ちは偉大です。悔しいと思える脳の状態は、失敗や自己の至らなさを、自己に帰着できている証拠です。自分と向き合ってきた、そしてそれに向かって準備をしてきた、本気で臨んだ証しです。

多くの場合は、失敗に対して、悔しがれないものです。それはそれだけの脳の準備がなされていない（記憶を強くもっていない）、すなわちコミットされていない。あるいは失敗回避反応が少し働き、実際に回避はしないが、失敗の原因をほかに探るという反応に切り替わっているためといえます。

過剰なストレスではないため、セントラルエグゼクティブネットワークは起動し、失敗の原因を自己でなく、他人に見出すケースです。そんな反応をしてしまう人も、過剰な心理的安全性の侵害はされていないとしても、これまでの経験から、失敗に対して多くのネガティブなエピソード記憶と感情記憶が蓄積され、自責化することを拒んでいる脳の状態になっているといえます。

すなわち、失敗を受け入れる、学びに書き換える、という記憶をそれまでの人生で、脳に書き込んできていない。あるいはまわりに責任転嫁ばかりをする人に囲まれたことが、その人の記憶に強く刻まれ、フィルターと反応に強く影響しているといえるでしょう。

失敗回避反応の人も、失敗を他責化する人も、まずは心理的安全性を確保し、そして失敗を受け入れる土壌、場での脳の学習が必要となるでしょう。その体験なくして、いきなり失敗から学べ、あるいは他人のせいにばかりしてないで自分ごと化しろといわれても、なかなか強くこびりついた記憶の影響はとり去ることができないのです。

だからこそまずは、他者に囚われず、自己に囚われる。成功に囚われず、成長に囚われることが必要となります。

失敗を自己の学びのモチベーションにつなげるためには、まずは自分が成長しているという実感、そしてその記憶を脳に強く植えつけていく必要があります。その意識づけが、まさにグロースマインドセット、自分の能力、知能が変化・成長することの理解につながります。

単に意識を向けるだけでなく、自分の成長、できている部分に注意を向け、そのことを強く脳に記憶していく、グロースメモリー（成長した記憶）を育む必要があります。

そのためには、自己の成長を書き留めたり、他者に伝えたりすることで、強い記憶になるようにする工夫が必要です。

どんな体験にも、どんな成功失敗にも、学びはあります。成長の要素はあります。あらゆる体験を学びに、成長につなげる、マインドセット、脳フィルターのありよう、そしてそれを記憶痕跡化するアクティビティにより、グロースメモリーが育まれます。

グロースメモリーという、自己が成長する確かな証拠が、自己の脳に神経細胞という物質の物理的変化によってもたらされ、その横断的、俯瞰的な記憶へのアクセスが、確固たる、あなた自身のなかに存在する根拠のある自信を生み出していきます。

そんな体験を積み重ねている人は、**あらゆる体験から学び、そしてそれに伴う喜び・快感が脳に刻み込まれ、成長を求める脳になります。それが、成長ドリブン脳**です。

成長ドリブン脳は、さまざまな体験に成長を見出そうとする脳のありようです。より強い反応の成功や失敗、あるいは他責の素材、言い訳に囚われることなく、さまざまな体験を自己の成長につなげようとする脳です。

それは短期的に突如手に入るものではなく、意識的に、セントラルエグゼクティブ

グロースメモリーを育む

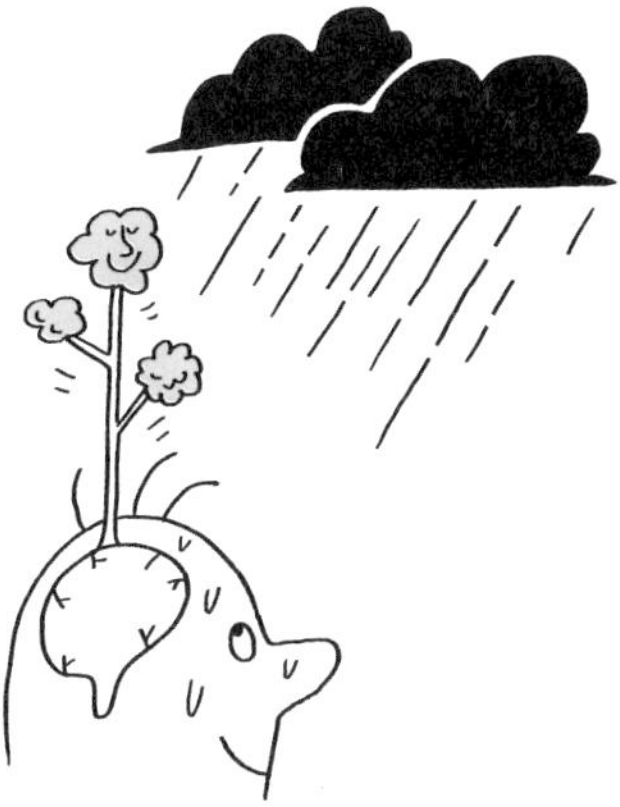

ネットワークを活用し、成長情報に注意を向け、それを味わい、記憶に痕跡を残していくことを習慣化することで手に入ります。徐々に、デフォルトモードネットワークで自動的にどんな体験も自己の成長につなげようとする脳になるのです。

04

希望脳
——根拠なき自信をもてる脳

根拠なき自信をもてるとは1つの能力である

あなたのまわりにも根拠なき自信をもっている人がいると思います。その人は、少しバカっぽく見えるかもしれません。しかし、一見どこか抜けたバカそうな人が、なぜかいい大学に行ったり、学歴なんかは大したことはないのに、会社を起こして成功していたりするものです。

じつは脳の面から見ると、バカっぽい人のほうが大成しやすいかもしれません。バカっぽい人のほうが、根拠なしの自信という能力を活用しやすいからです。そういう意味では、バカっぽい人は、バカではないのです。そして、その力は、ダークストレスをブライトストレスに書き換えてしまう強力な能力といえるでしょう。

世の中のバカというレッテルは、いわゆる勉強ができないことに対して、無謀そうなことをすることに対して貼られることが大半でしょう。世間の多くは、根拠なく自信のある人を見ると、「あいつはバカだな」とか、「もっと自分を見たほうがいいよ」などと、とにかく冷笑のネタにすることが多いように感じられます。

もっとタチの悪いケースになると、本当の親切心から、その一見バカそうな根拠なしの自信を打ち砕こうとします。「君の成績からは、絶対にその学校には行けません、志望校を変えなさい」とか、「君の力量で新規事業を立ち上げることなんて無理だ」など。相手のためを思って伝えていることも多いので、少し厄介です。

確かに、自分を見ること、現実を知ることもとても大切です。しかし、自分を見ることを促すことや、現実を教えてあげることと、相手を低く評価する、相手に無理だと勧告することはまったく別であることを認識しなくてはなりません。**「君のいまの成績でこの学校に受かる確率は1パーセント」という現実を教えることと、「その学校に君は受からない」と告げることはまったく別次元**のことです。

1パーセントという現実を提示され、それをどう受け止め、どう前に進むのかは、まわりが決めることではありません。ましてや赤の他人に、他人の夢を打ち砕く権利などはどこにもありません。

よって、あなたの成し遂げたいこと、夢を、あなたのことを大して知りもせず、単に一面的な尺度から評価する人がいたとしたならば、現実的なことは学びつつも、その人の考える「あなたの道」に関する意見はあくまで参考であると、客観視できなくてはなりません。

「ああ、なるほど。そういう考えもあるな」と。あるいは、聞いてみてください。たとえば、「その失敗する99パーセントは、どんな方ですか?」と。「私のような人をサンプルにしていますか?」と。

根拠なき自信の強さ
——1%の可能性にもチャレンジできる

統計が示すような1パーセントという数字は、存在もしない「平均的な人」というサンプルです。たとえば、30代男性というサンプルを考えてみましょう。平均的な30

代男性ってどんな人でしょうか？　甚《はなは》だ疑問です。しかしながら、百歩譲って平均なる人がいたとして、平均的な人はたいてい1日8時間、努力するとしましょう。一方、平均的な人でも、やる気がみなぎり、ほかの人の倍、1日16時間、正しいやり方で努力したとしたら、その人が受かる確率は、もはや1パーセントではないのではないでしょうか。

あなたの努力次第で、統計の数字なんていくらでも変えられるのです。それに、一般的な統計では、人の努力の量など考慮には入れていません。当然あなたのうちに眠る心の高まりや思考法なども考慮には入れられていません。統計的な数字はあくまでも参考値です。単なる参考値なのに、いまの世の中は、その数値にあまりに人生を踊らされすぎている傾向があります。

しかし当然、統計が示す確率を覆すためには、人並みの努力ではかないません。人の何倍も努力する覚悟と勇気が必要です。

そのうえで、世の中の冷や水をむしろ自分のエネルギーに変え、「何とかなるさ」という根拠のない自信をもち続けることが、あなたが継続的にものごとに挑み続けるエネルギーを与え、ダークストレスをブライトストレスに変え、あなたの成功の確率を高め、そして大きな成長をもたらしてくれるのです。

最初からナンバーワンの人なんていません。はじめから成績が優秀な人もいません。はじめから根拠のある自信をもてる人などいないのです。どんなに成功していて、雲の上の存在に感じられる人でも、その人もはじめは、ライバルのなかでも下の位置から始めていたということだって珍しくありません。

ナンバーワンになってもいないのに、ナンバーワンを目指す。成功事例もないのに、成功させようと新規事業を立ち上げる。新しい挑戦に、最初から成功することが確実視できる人なんてどこにもいないでしょう。大切なことは、**はじめは誰でも、根拠なしの自信からスタートする**ということです。そこから、少しずつ根拠のある自信も育んでいくのです。

成功確率がそもそも高いことは、あなたでなくてもきっと誰でも到達することか、もうすでにやり尽くされていることでしょう。なぜひとかどの人物と注目されるようになるのかは、成功確率の低いことに立ち向かい続け、失敗に失敗を重ねて、諦めたくなるような状況であっても、それでも「何とかなる」「何とかする」と根拠なしの自信を燃やし続けることができるからなのです。

根拠なき自信は大切な能力

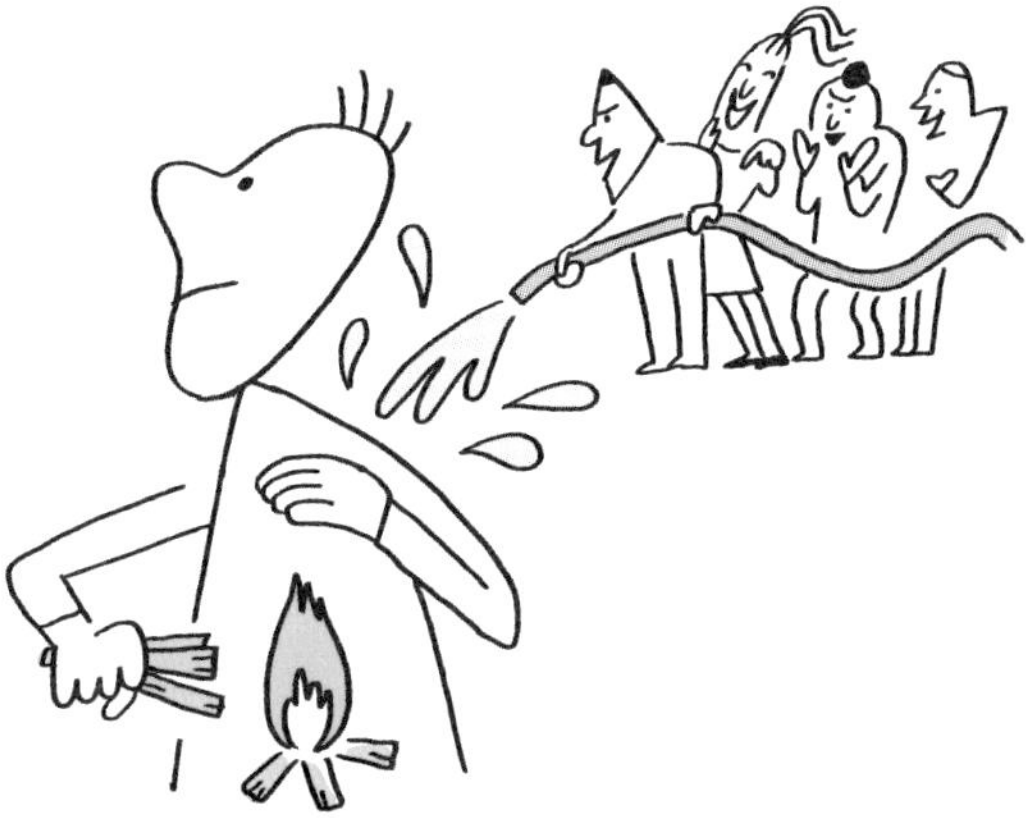

そこまでいくと、まわりはますますあなたに冷や水を浴びせるかもしれません。「なんてバカなの、あれだけ失敗していて、まだやるの？」「あなたには才能がないのよ」「ほかの道だってある」などと。なぜなら、あなたの失敗は、まわりにはまさに成功確率の低さを実証しているようにしか見えないのですから。

だからこそそれによって導かれうるダークストレスをブライトストレスに変える、根拠なしの自信という能力をもち続けることが大切になってきます。むしろ、成功確率の低さにも気後れしない。むしろ、チャンスだとワクワクしてしまう。ワクワクし続けてしまう。それが根拠なしの自信の真骨頂です。

一般的な確率論で、自分の人生を諦めることはじつにもったいないことです。

何か新しいことに挑戦する、あるいはひとかどの人になろうと踏み出したのなら、この「何とかなるさ」という根拠なしの自信は非常に大切です。**根拠なき自信は私たち人類の大きな大切な能力の1つなのです。どうなるのかはわからないけれど、何とかなるんじゃないか、そう思わせてくれる、脳のしくみ**なのです。希望の脳ですね。

自己の能力を高く見積もってしまうのは悪いことではない

次ページの図を見てください。心理学で有名な、ダニング＝クルーガー効果というものを説明する図を簡略化したものです。

図を見てもわかるように、ユーモアのテストだろうと、論理的リーズニングだろうと、文法だろうと、成績の悪い人は、自己の実際のスコアと、自分のとれたであろう予測スコアとの乖離が、成績のいい人に比べて、大きいことが示されています。

実際に、ダニング＝クルーガー効果とは、能力が低い人が自己の言動や容姿に対し

ダニング＝クルーガー効果

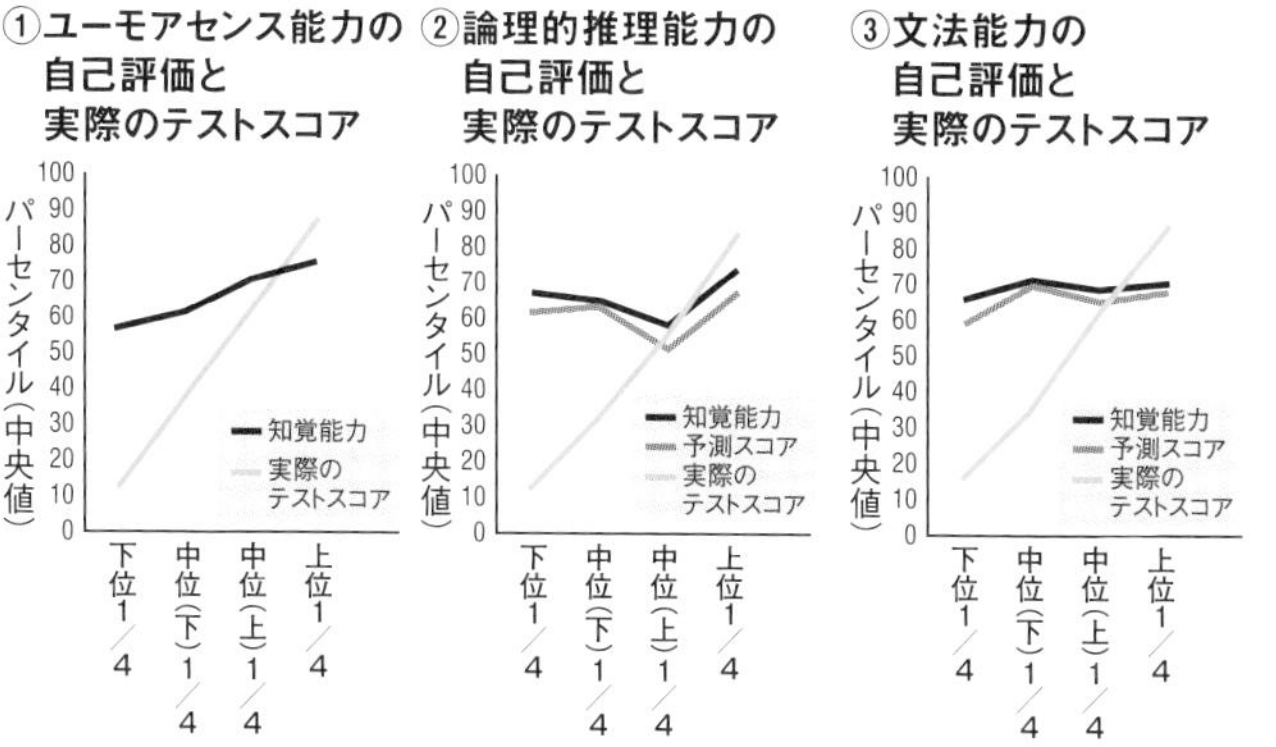

出典：Kruge,J., & Dunning, D. (1999). Unskilled and unaware of it: How difficulties in recognizing one's own incompetence lead to inflated self-assessments. Journal of Personality and Social Psychology, 77(6), 1121-1134

て実際よりも高く評価する「優越の錯覚」として説明されます。能力の低い人は自己の客観視ができていないと。

私の解釈は、一般的な心理学のこのデータの解釈とは異なります。この優越の感覚は、人類の発展に必要不可欠な能力であると考えています。みなさんも、点数がすごく低いときや、あまりに出来が悪いパフォーマンスのときほど、「もうちょっとできた気がしたのになぁ」と感じることが多くはありませんか？　この感覚は、能力の低い人だけが感じるものではありません。

この見誤り、高く見積もってしまう現象は、誤ってしまうダメな能力なのではなく、私たちに新しいことに挑戦させ続けるため

の勇気、大切な能力の一部であると解釈できます。そうです、まさに根拠なき自信の一部です。

そもそも新しい学びにトライしようとした際、はじめは誰も何も知らないわけですから、明確な根拠ありの自信などもてるはずがありません。そんななか、前を向いて学びを始めようとするためには、好奇心やこの根拠なしの自信が必要不可欠です。

そして新しいことにチャレンジすればするほど、自己の立ち位置が見えてきます。現実を体感し、一般的な確率のいわんとしていることに納得感を覚えます。大切なのは、ここからです。人間誰しも、先のダニング=クルーガー効果の例に見られるように、多少の「何とかなるさ」精神はもっています。しかしながら、実体験を積むにつれ、まわりだけではなく、自分のなかの賢い脳が、「おいおいやっぱり難しそうだぞ、やっぱり自分には無理そうだ」、とそんなふうにつぶやくようになります。

多くの人はここで挫折します。誰もが「自分でも何とかなるんじゃないか」と希望をもってスタートします。しかし、多少うまくいかないことがあったり、失敗すると、一般的にいわれている確率論や、自己の失敗から根拠なき自信が砕かれ、自分にも冷や水を浴びせるようになるのです。「自分には才能がない」とか、「自分にはほかの才能があるに違いない」などのように。そんな人は、ずっと才能探しの旅に出ては挫折し、一向に才能を開花させることができないでしょう。

才能はそう、開花させるものなのです。どんなに能力の種をもっていたとしても、鍛錬に鍛錬を重ねて活用されない限りは、能力は一切発揮されません。DNAは、生命の書ともいわれています。精巧でそして自由なプログラムをもち合わせています。生命の書は、もっているだけではただの飾りものです。実際にページを開いて読み込んであげない限り、意味を成しません。**DNAの遺伝子は、活用することによる発現（タンパク質を合成する）を待っているのです。**

ダークストレスをブライトストレスに変え、自分の夢や希望を信じ前に進むためには、誰しもがもっている小さな希望だけでは難しいでしょう。大きな希望に育む必要があります。

ここでいう小さな希望とは、まったくの無知のときに感じる、最初だけ、「何とかなりそう」と感じる根拠なき自信です。これもとても大切ですが、これだけで前進し続けることは不可能です。大きな希望が必要なのです。大きな希望とは、まったくの無知からスタートして、失敗や挫折を繰り返しているにもかかわらず、それでも「何とかなるんじゃないか」と感じられる心であり、そんな根拠のない自信のことを指しています。

根拠なき自信は、じつは脳的には根拠がある

挫折や失敗を繰り返しても根拠のない自信をもち続けることは簡単なことではありません。だからこそ、高等で非常に大切な能力ですし、ダークストレスという闇に光を当てブライトストレスに変換し、継続的成長を促す火種なのです。

Rostrolateral Prefrontal Cortex and Individual Differences in Uncertainty-Driven Exploration（※43）

ｒｌＰＦＣと不確かさドリブンの探索における個人差

これは、ブラウン大学のデイビッド・バッドリ氏らによって発表された論文のタイ

トルとその和訳です。非常に興味深い研究です。このタイトルから、**rlPFC**という脳の部位は、不確かさドリブン（不確かなことに導かれる）によって私たちに何かを探索させるために、重要な役割を担っているということがわかります。

不確かさに導かれた行動を誘引するための脳があるということです。そこが育まれている人とそうでない人がいるという話です。まさに、**不確かで曖昧でどうなるかわからない、根拠がないけれど行動できる、根拠なき自信に通ずる脳**のお話です。

このrlPFCは脳の最先端部分にあり、もっとも高等な情報処理をしている脳部位の1つといえるでしょう。そういえるのにも理由があります。前頭前皮質の情報処理のありようをモデル化したカスケードモデルというものがあるのですが、これによると、高等な情報処理をしている前頭前皮質（PFC）という脳部位は、さらに階層的な機能構造をもっており、前頭前皮質の前側にいけばいくほど、抽象度の高い情報をとり扱い、情報処理にも実際に時間がかかることが示されています。（※44）

情報処理に時間がかかるのは、PFCでの情報の流れが後ろから前にいくため、PFCの前側になればなるほど、その後ろ側の情報を合わせて処理する必要があるからです。後ろ側のPFCであれば、後ろ側の特定の領域だけの情報を処理すればいいのですが、前側のＰＦＣにいくとその後ろ側のＰＦＣの情報も処理対象となるため、より高度で複雑な情報処理となるわけです。

この**根拠なき自信に通ずるｒｌＰＦＣは脳の最先端に位置し、まさに最高峰の高度で複雑な情報処理のうえに成り立っている**のです。

きっとみなさんの感覚のなかでも、失敗に失敗を重ねてもなお、大きな希望を燃やすことが、どれだけ難しいことなのか、イメージできるのではないでしょうか。やはりそれだけ脳にとってもエネルギーを要する大きな処理をして成しえることなのです。

じつは、一見賢く見える人というのは、この根拠なき自信をうまく活用できていないかもしれません。なぜなら、一見賢い人は、脳のもう１つの重要な機能、リスクジャッジメントの奴隷となる可能性があるからです。

リスクジャッジメントは原始的な脳、根拠なき自信は高次の脳

リスクジャッジメントという脳機能は、生物にとって、そして私たち人類にとって

リスクジャッジメントより根拠なき自信が高度なワケ

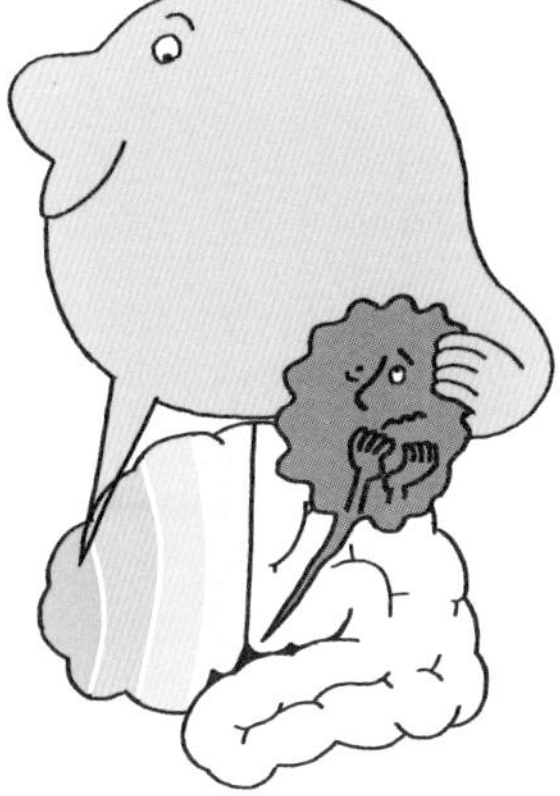

も非常に大切な機能です。その機能があるからこそ、リスクを事前に予測して、回避する確率を高め、生存確率を高めてくれるのですから。

そもそもこのリスクジャッジメントという脳機能は、生きるか死ぬか、そんな生存が危ぶまれる機会に直面した際に活躍していました。私たちのＤＮＡは50万年前のネアンデルタール人の時代から大して変わっていないことを考えると、当時のリスクジャッジメントの脳機能が、現代において過剰に反応している可能性があります。生死を分かつことは昔に比べると激減しているはずですから。

そう考えてみると、このリスクジャッジ

メントという脳機能は、より原始的な機能であるといえます。ほかの哺乳動物でも当然見ることができます。実際に、**リスクジャッジメントは、島皮質と呼ばれる脳部位が大きな役割を担っていて**（※45）、**島皮質はｒＩＰＦＣに比べると後ろ側の脳の領域ですから、先ほどのカスケードモデルを適応すれば、根拠なき自信をもつ脳機能のほうが、はるかに高次の脳機能である**ことがわかるのです。

そして、カスケードモデルの１つの特徴である、より前側の脳領域は、その後ろ側に位置する脳領域の情報をも含めて情報処理する、ということを鑑みると、真の根拠なき自信とは、リスクジャッジしたうえで、なおかつ「何とかなるさ」「何とかする」と脳に前を向かせる状態といえるでしょう。

無謀そうなことにトライし続けている人、夢物語みたいなことを語り続けている人は、その成功確率が低いことなんて、重々承知しているわけです。リスクジャッジ済みなのです。

そのリスクジャッジに伴う、不安感や恐怖感、そんな情動を抑えつつ、なおかつやっていることに希望を見出し、根拠なく自分を信じて、不確かな世界、曖昧な世界、まだ見ぬ世界を冒険するための脳機能を活用している。とても高次な脳機能です。そして、それがダークストレスをブライトストレスに変え、しなやかに頑固にものごとに向き合わせ、何か新しい価値を生み出す可能性を高めるのでしょう。

人工知能は1％の可能性にかけられない

このことは人間の注意のしくみの観点からも説明できます。

私たちの脳は、自分の危機や危険のシグナルにより注意を払うようにできています。どんなに魅力的な楽しい情報が目の前にあったとしても、危機や危険信号にはたいていかないません。すごく楽しい映画を観ていたとして、そこに拳銃をもった男がいきなり乱入してきたら、当然映画どころではないはずです。

極端な例ですが、そうなるのも私たちの脳の注意のシステムが危険・危機信号を優先させて、私たちを危険回避の方向に導いてくれるからです。実際に、脳のACCと呼ばれる部位の機能は、エラー検知（error detection）として知られ、ネガティビティバイアスが働くことは何度か本書でもお話しした通りです。

このような脳の注意のしくみから考えると、新しい挑戦は、リスク、すなわち危険・危機信号にとり囲まれているようなものです。成功確率1パーセントのことなんて、ほぼ失敗するという情報です。ただでさえ私たちの注意は危険信号に向きやすいので、成功の情報、うまくいくイメージにはほとんど注意が払われません。

そうすると、脳はできるイメージよりもできないイメージを、できる理由よりもできない理由を生み出していきます。やっていること、やろうとしていることの魅力や希望、楽しみに目を背け、脳のリスクジャッジメント機能の奴隷となり、新しい挑戦を断念してしまうのです。

「そういうことなら、新しい挑戦の際には、意識的に希望や魅力的なことを思い描けばいいのだろう」と思うかもしれませんが、じつはこれは簡単なことではありません。それも脳機能の特性と深く関わっています。

失敗の連続や、圧倒的に確率の低いことを目指し、「どうなるかわからない」「成功するかわからない」という不確かな状況は、脳にとって非常にストレスフルな状態なのです。それもそのはずで、脳は基本的には、危険回避を優先させますから、確率の悪いところに飛び込むということに対しては、身体としてもダークストレス反応を引き起こし、遠ざけようとするわけです。ある意味、適応的な反応といえるでしょう。

「不確定要素があまりに多い」「成功の保証もない」「努力が無駄になるかもしれない」そんなことを考えると、脳にはきっと多くのストレスホルモン、コルチゾールが届けられるでしょう。

そうすると、扁桃体は活動を強め、ＰＦＣは機能しづらくなり、根拠なき自信ももつことができませんし、冷静に思考することすらできないので、客観的に、意識的に、希望や魅力的なことを想像しようにも、その脳機能が活用できない状態になるのです。だから、新しい挑戦をして、失敗につぐ失敗を経験していると、意識的に希望に目を向けることすらかなわなくなるのです。

これまでに見てきただけでも、根拠なき自信をもつことが大切といっても、その背景にはさまざまな脳機能が関与しており、真の根拠なき自信をもつことが、簡単なことではないことはおわかりいただけたと思います。

真に根拠のない自信をもつとは、体験や情報から推測されるリスクも当然知ったうえで、なおかつそれに伴う不安や恐怖情動を抑制し、できない理由に注意を向けたり、言い訳を生み出す思考を抑制したり、失敗やまわりの冷や水によるストレスにも柔軟に対応しつつ、それでもなお、成し遂げたい世界、やりたいことを想像し、大きな希望を絶やさずに燃やし続ける、そんな能力を指しているといえます。

真の根拠なき自信は、とてつもなく偉大な私たち人間のもつ能力です。**頭のいい人工知能は、確率が1パーセントのことを選択はしないでしょう。分が悪いからです。しかし、私たち人間は、その1パーセントを1パーセントのままで留めない能力をもっています。**

この単なる統計的な1パーセントは、あなたのありようでいくらでも変わるわけです。1パーセントという数字も、あなたが人の何倍も正しいやり方で努力さえすれば、時間とともに確率は上がるでしょう。ずっと1パーセントではないわけです。さらに、たとえ1パーセントの確率であったとしても、100回同じ挑戦をしたならば、1回成功するとも捉えることができます。そのためには99回の失敗から、その過程の堂々巡り、モヤモヤ、葛藤などに学ぶ必要があります。

希望脳：根拠なき自信を育むために

本質的な根拠なき自信、すなわち小さな希望だけでなく大きな希望は、さまざまな脳機能を要する高等な情報処理でした。ですから、この大きな希望をもてる脳、ダークストレスをブライトストレスに変えてしまう一見魔法のような脳の状態、すなわち記憶の形成は、少しずつさまざまな角度の脳機能が育まれることで育まれていきます。**プロセスドリブン脳を育み、レジリエンス脳を育み、成長ドリブン脳を育むことで姿を現す**といえるでしょう。ですから、日々少しずつこれらの脳を育むことが重要となります。

そのためには、いきなり曖昧な世界でこれらの脳を育むというより、比較的ゴールや目的が明確になりやすい世界で、これらのことをしっかりと意識することも大切です。

自分の夢に一見関係のない学校の勉強や資格試験、プロになるわけでもないのにやるスポーツや音楽など。どんな体験も、本質的には学びになります。どんな体験も、プロセスドリブン脳、レジリエンス脳、成長ドリブン脳を育むことが可能です。

そして、それに並行して自分にとってちょっと未知で曖昧な世界、そしてあなたの心の目が感じた興味や好奇心。この声に素直に応える時間も、日常のなかで大切にしてみてください。あまり考えすぎず、心のままに行動し、楽しむ時間です。この延長に、あなたの大きな夢や希望が顔を出すに違いありません。

このような意識で、あらゆる経験や体験に向き合い学んでいれば、いつかあなたが本質的に心から望む、大きな夢や希望に出会った際に、大きな後押しになってくれるに違いありません。

結果に対して不確かで曖昧な挑戦に前を向かせるためには、そのプロセスに価値や意義を見出せるプロセスドリブン脳が必要です。

そんな暗闇に飛び込むと、失敗に失敗を重ね自己の至らなさや外部の批判によって、当初の小さな希望の灯火がかき消されそうになります。**それでも、折れない心で前に向くレジリエンス脳**。また、それを支える脳処理として、**注意が注がれやすい成功や失敗だけでなく、成長にも目を向ける成長ドリブン脳**によって、自己の灯火に冷や水をかけるのではなく、むしろ新たな空気を送り込み、その火を少しずつ大きくしていくことができるのです。

こうして温められ、熱せられ続けた夢や希望は、きっと誰にも冷ますことのできない太陽のような輝きを放ち、まわりにもそのエネルギーを与えるようになることでしょう。

ブライトストレスを手に入れた太陽のような存在は、まわりからも大いなるエネルギーを与えられ、ダークストレスに陥りそうになっても、あなたに光を届けブライトストレスに変え、幸せの循環をもたらすことでしょう。

グロースマインドセット・ワーク
――「プロセスドリブン脳」「レジリエンス脳」「成長ドリブン脳」「希望脳」を総合的に強化する

1 振り返る期間を設定

まず**振り返る期間**を設定しましょう。(例：大学4年間、入社してからの4年間、新しい部署に入ってからの1年、今年度、今シーズン、など)

2 「どんな成功／成長？」かを書き出す

その期間の成功や成長を俯瞰的に捉えてみましょう。その期間での成功を少なくとも3つ、その期間での成長を少なくとも6つ、次の【表1】の**「どんな成功／成長？」**の欄に簡潔に書き出してください。「えっ、そんなにないよ！」と思われる方も多いのですが、どんなにささやかな成功や成長でもかまいません。誰かにとってのものではなく、あなた自身が感じる成功や成長をできる限り絞り出してください。これが成長の俯瞰視です。「ああ、こんなに成長しているなぁ」と実感しながら書き出すこと

表1 成功・成長の俯瞰

成功体験	どんな成功?(簡潔に)	before	after	Happy度	Difficulty度	Total
1						
2						
3						
4						
5						

成長体験	どんな成長?(簡潔に)	before	after	Happy度	Difficulty度	Total
1						
2						
3						
4						
5						
6						
7						
8						
9						
10						

がポイントです。成長を味わうことが、**「成長ドリブン脳」**には不可欠です。

3 「始点」と「終点」を書き出す

次に、**「before」**と**「after」**の欄に、その成功と成長の**「始点」**と**「終点」**（あるいは現在）の状態を具体的に思い出して書いてみてください。「以前は、こんな状態だった、でもいまはこんなふうになれた。おっ、自分やるじゃん」とちょっと呟きながら、自分のbeforeとafterを脳に同時に表現しつつ、その成長を喜びながら行ってください。脳に、体験からの成長の喜びを学んでもらうためです。

4 スコアリングする

その成功と成長の**「Happy 度」**と**「Difficulty 度」**を、1から10段階で相対評価していきます。1が、ささやかなハッピーやささやかな困難。10が大きなハッピー、大きな困難を表します。あなたの成功や成長のなかには、とてもうれしいものもあれば、そこまでではないもの、すごく大変だったものもあれば、簡単だったこともあるでしょう。それぞれの成功や成長を相対的に評価することで、自己の成長や成功を俯瞰視できます。Happy度、Difficulty度を書いたら、それぞれのスコアの合計を、**「Total」**のところに書き出しましょう。どんな体験が自分にディープに刻まれているのか、スコアの高さで見えてくることでしょう。スコアが低いものも、その成功や成長を改めてここで味わってみてください。

5 スコアが高いものを選ぶ

成功や成長の俯瞰視が終わったなら、「Total」のスコアがもっとも高いものをこの後のワークに活用しましょう。スコアが高いものほど、きっと山あり谷あり、かつ感情記憶との紐づきが強く、大きな学びになりやすいでしょう。

6 選んだ成功／成長のプロセスで起きた出来事を具体的に書く

選択した成功／成長体験のプロセスを俯瞰的に捉えましょう。352ページの【表2】に、思い出せる順に、**「いつくらい」**のことか、**「どんな出来事」**であったかを具体的に書いていきます。大きな印象的なことから、成長のマイルストーン、他者からの声がけ、自身にとってハッピーなこと、ささやかなこと、つらかったこと、うまく

表2 体験の俯瞰

いつくらい	具体的にどんな出来事?	P or N	強度	象徴的感情

いかなかったこと、伸び悩んだことなどまで、思い出される順にどんどんと書き出すことが大切です（一見、関係ないと思えることでも、そのことをテーマに思い出して脳に登場する記憶は、書き出しておきましょう）。

7 選んだ成功／成長のプロセスにおける感情を相対視・俯瞰視する

そしてそれらが**「P（ポジティブ）」**な出来事だったか、**「N（ネガティブ）」**な出来事だったかを**「P」**と**「N」**で書き出してください。書き出したなら、それらの体験の**「強度」**を、相対的に1から5で評価してください。大きな感情の動きが5、小さな感情の動きが1です。そして、そのときの象徴的な感情を、**「象徴的感情」**に書き出してください。（例：ワクワク、不安、ドキドキ、うれしい、など）

8 成功／成長の紆余曲折の体験をつなぐ

【表2】を参考にしながら、だいたいの時間軸（横）と、PとNのスコア（縦）をプロットし、線でつないで354ページのような成功や成長の紆余曲折を描いてください。

このように線でつなぐことが、あなたの脳でいろいろな体験をコネクト（つなぐ）してくれるのです。そう、コネクティングドットです。単に一時点の記憶を思い返すのではなく、横断的に俯瞰的に思い出す、その記憶をつないでいくことに意味があります。

9 成功／成長の過程の出来事を抽象化する

それぞれの点がつながったら、それぞれの点での出来事を、簡潔に、ひと言（一文程度）で表現してください。【表2】で書いた具体的体験の**「要約（抽象化）」**です。この抽象化作業が、脳に強い記憶として保存していくコツになります。先ほど、具体的に表に書き、そして抽象化して、この図の点に短く表すことで、それぞれの点が同

成功・成長の紆余曲折の体験をつなぐ

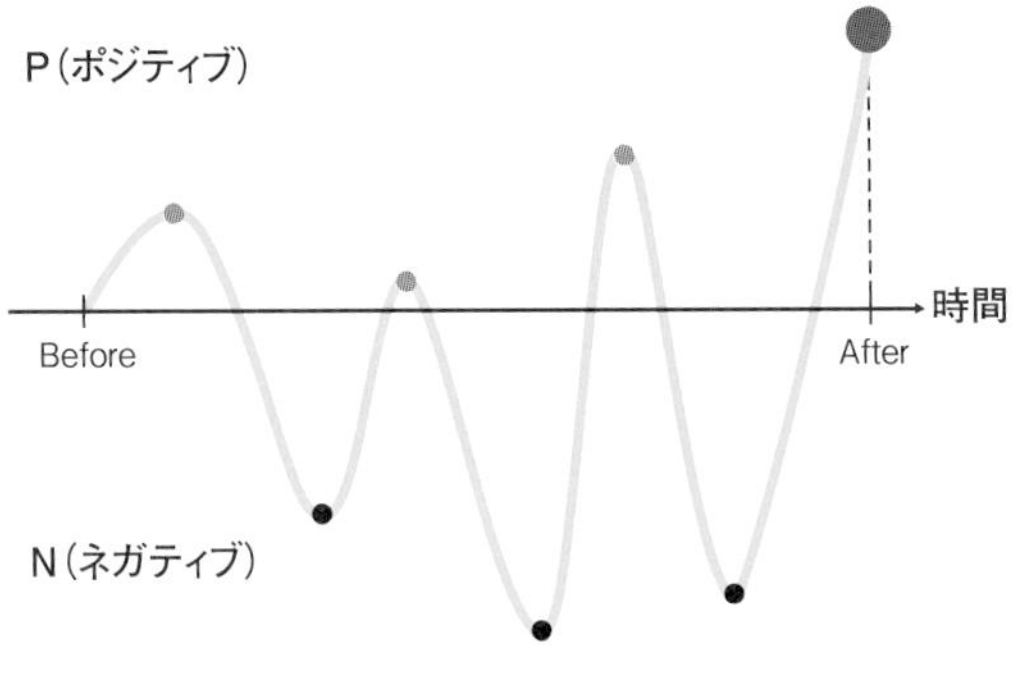

時に脳に表現されやすくなります。また、感情の動きが記憶に強く残されますから、**「象徴的感情」**も書いておきましょう。

10 成功／成長のストーリーにタイトルをつける

さて、図ができあがったなら俯瞰です。まずそのあなたのアップダウンの大冒険に、タイトルをつけましょう。これぞ、その体験の最たる抽象化です。そのタイトルを思い出すことが、全体像を思い出させ、細かい出来事も思い出させる、その流れを意識してタイトルをつけましょう。タイトルは面白おかしく印象に残りやすいタイトルにしましょう。これが脳の記憶形成の流れでもあります。（できる人は、この体験のプロセ

成功・成長の過程の出来事を抽象化する

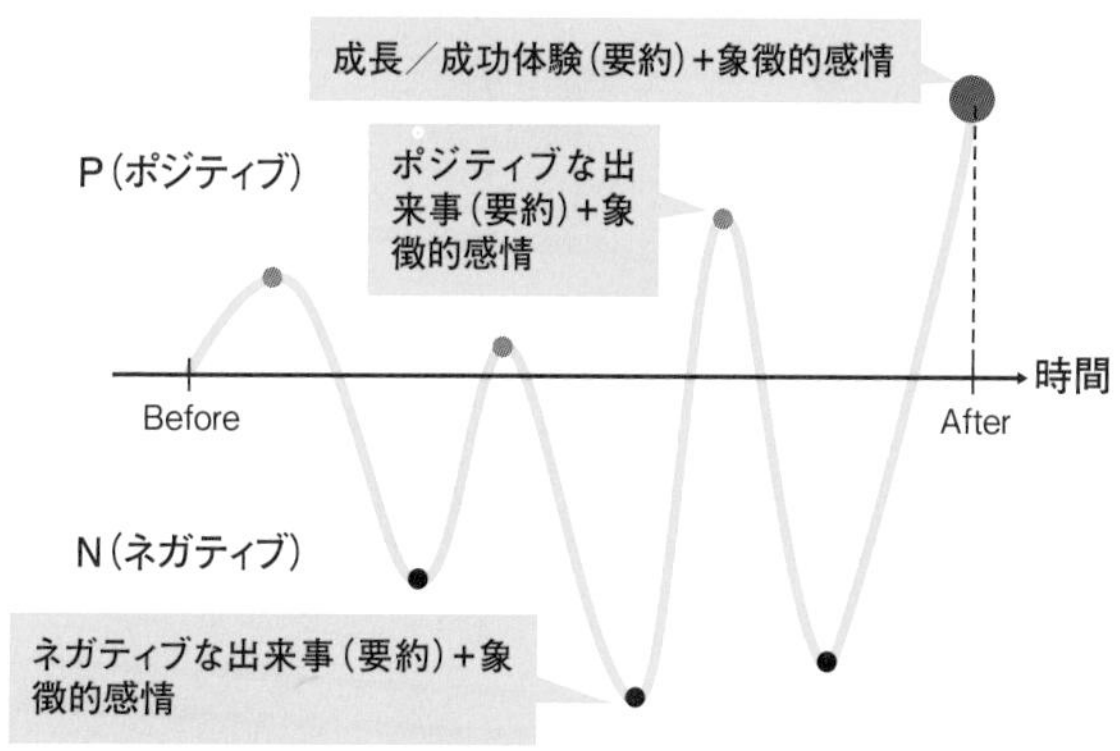

スをロゴ化してもいいでしょう。必ずしも言語で表さなくても、その抽象化の象徴をつくってみてください）

11 成功／成長へのポジティブなプロセスを脳に刻み込む

ここまでできたなら、ここからはあなたの成功・成長の軌跡を俯瞰的に脳に学習させる番です。まず終着点の喜びを大いに脳に表現しながら、そのプロセスにあったさまざまなポジティブな出来事を思い出してください。あなたのその大きな成功や成長には、このプロセスにあったポジティブな出来事もきっと寄与しているはずです。そして、結果だけでなく、プロセスにも大きな意味や意義があることを脳は感じることでしょう。プロセスにあった心地よさ、そしてそのプロセスが成功や成長のワンピースであることの学習が、結果ドリブンだけでなく、**「プロセスドリブン脳」**を育みます。

12 成功／成長へのネガティブなプロセスを脳に刻み込む

同様に終着点の喜びを大いに脳に表現しながら、そのプロセスにあった数々のネガティブな出来事を思い出してください。あなたのその大きな成長や成功は、このプロセスにあったネガティブな出来事もきっと寄与しているはずです。「あーこんな苦しいときもあった、でもこんなに大きく成長した、成功した」。苦難やストレスがあなたに大きな成長をもたらしてくれたことに、ありがとうと感謝しながら、笑い話にしながら、うれしい感情を出しながら思い出してください。あなたの脳が、苦難や葛藤、ストレスが自分を成長させてくれる、大切なモーメントでもあることを脳が学習する瞬間です。単に、失敗して、その一時点で反省しても、このような学習は起こりません。うまくいった際に、つらい体験を引き出し、脳で同時発火することで、脳の記憶たちは紐づけられ、ブライトストレスを導く**「レジリエンス脳」**になります。失敗や苦悩、ストレスが自分の成長に寄与している、成功の一部であると強い記憶の配線をもっている人が、次に心挫《くじ》かれそうになっても前を向ける、レジリエンス脳の持ち主になるのです。また、そんなときでも、リスクや粗だけでなく、夢や希望に注意を向ける**「希望脳」**を育んでくれるのです。そのことを深く理解し、意識しながら、コネクティングドットしてください。できれば、仲間と共有するとなお効果的です。

タイトル：

※あなたの成功・成長の体験にタイトルをつけましょう（手順 10）

※成功・成長の曲線を描き（手順8）、ポジティブな出来事とネガティブな出来事を言語化・抽象化し（手順9）、それらの出来事と成功・成長とを紐づけ、脳に強く印象づけましょう（手順11、12）

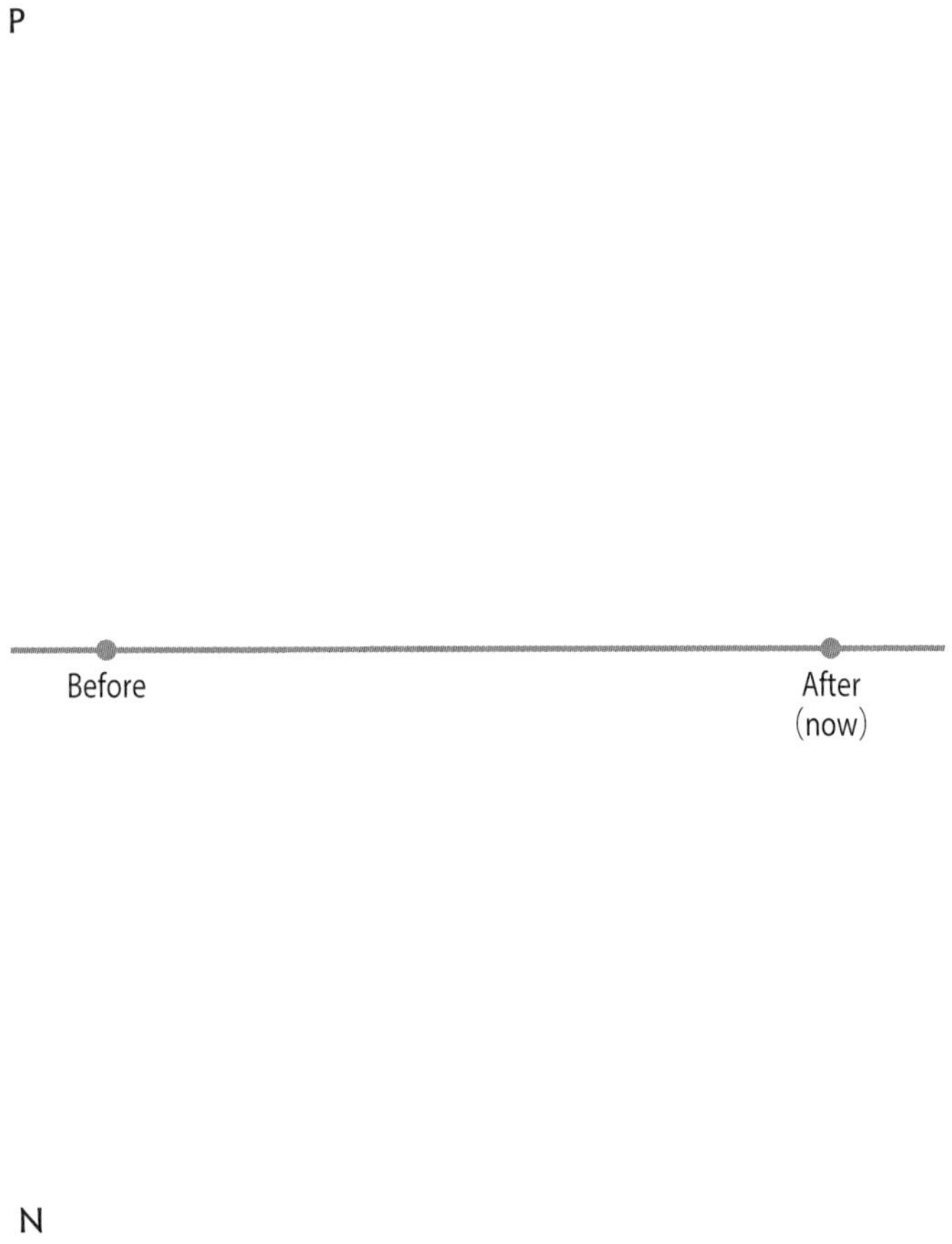

コミュニティ・ワーク
――ストレスを力に変える場をつくる

ここまでストレスの効能を、自己の体験と紐づけて振り返っていただきましたが、できればこの「ストレスストーリー」をコミュニティやチームで共有し合ってみてください。そうすることで、間違いなくワークの効果は高まります。

チームやコミュニティを形成する際のポイントがいくつかあります。

1 ストレスを力に変えたい意欲がある人で構成する

まず、**ストレスを力に変えたいと願っている人同士でつながること**が重要です。同じ目的の同志と学び合うことで、よりストレスを力に変えることを促進してくれます。もちろん、ストレスに全面的に否定的な人がいてもいいのですが、コミュニティやチームの成熟には時間がかかります。また、その成熟に至るための難易度が高まります。私たちの限られた時間と注意の対象をそのような人に向けることは、ますますストレスを力に変える方向から遠ざける可能性があります。ですから、まずストレスを何とか力に変えたいと思うならば、同じようにストレスを力に変えたいという思いをもった人たち、そんなコミュニティ、チームをつくることが大切です。

2 ストレス反応の違いを受け入れる

つねに**「一人ひとりのストレス反応は異なる」という前提を確認しながら前に進むこと。**この前提がないと、ある人のストレス反応のあり方に「それは違うなぁ」「その考え方は間違っているよ」など、批判的なネガティビティバイアスが生まれてしまう可能性があります。ですから、チームやコミュニティで集まる際には、必ず「一人ひとりのストレス反応は異なる。それを受け入れる」ということを共通認識として毎回もつことが重要となります。そしてさらに**「一人ひとりのストレス反応の違いが、自分自身の学びにもつながる」**そんな認識をお互いに確認し合うこともとても重要です。そうすると、「なるほど、私はこう考えていたけれど、こんなふうにものごとを捉える人もいるのだな」と多角的な学びを通じて、自分の考え方の特徴なども俯瞰的に学ぶことができます。

3 ポジティビティバイアスの場にする

ポジティビティバイアスの場にするというのは、ふだんは脳が使いづらいところをフルに活用する場にするということです。ふだん使われやすい脳のネガティビティバイアスではなく、ふだん使われにくいポジティビティバイアスを使う場にしてみるのです。そのために、**話の聞き手は、4つの観点でフィードバックをする**と自然と場がポジティビティバイアスに変わります。それは、**「素敵」「共感」「独特」「学び」**です。

純粋に話を聞いて、「素敵だなぁ」「共感するなぁ」と感じたところは、素直に伝えることで、話し手にポジティブな感情が芽生え、話した内容がより記憶に残りやすくなります。フィードバックは、「なんとなく」素敵だと感じたり、共感するということでもいいのです。脳では「素敵」「共感」が表現されていても、うまく言語化できないこともあります。その感覚が何なのか、どこからきたのかということを言語化することは、自己の内部感覚をモニタリングするサリエンスネットワークの強化になりますが、うまく言語化できていないことを否定する必要も、そして無理に言語化する必要もありません。「何かわからないけれど、素敵に感じたんだよ」、それも重要な情報として共有してください。また、この場で共有する内容は、個々人のストレス体験やストレスに対する考え方、感じ方ですから、それぞれ異なります。その「違い」を、「批判」で反応するのではなく、「学び」としてとり入れましょう。その違いを個性、ユニークさとして表現してみるのです。すると話し手側も、「なるほど自分のこういう捉え方、考え方、感じ方はほかの人とは異なるらしい」と、自己の客観視に大いに役立ちますし、何より素直に受けとれるぶん、学習も進みやすくなるのです。

4 失敗、苦難の共有に感謝する

「失敗や苦難の共有に感謝する」というマインドセットをチームやコミュニティでもつことも非常に大切です。多くの教育現場や職場で、失敗はネガティブなフィードバックの対象です。ですから、このストレスを力に変える場では、逆を行います。**ネガティブフィードバックの格好の的である「失敗」を、勇気を出して共有してくれた仲間には、「感謝」で応える**のです。その「失敗」は実際、聞き手にとって大きな学びになるはずです。また苦難やストレスにまさに立ち向かっている状態、そんな脆い状態をさらけ出してくれていることにも感謝します。そして、その苦難やストレスに挑戦することが自己の成長につながることをともに確認し、ありがたいと感じ合うことも大切です。このように、設計する場をポジティブな感情の誘発と学びの誘発に振り切ることで、ストレスを力に変え、成長を促進し、幸せを感じやすくなる脳は育まれやすくなります。もちろん、この方法がすべてではないので、このような場の設計思想を参考にどんどんアレンジを加えていってください。

5 定期的につながる

そして最後に、場を設計するうえで重要なのは、そのような**コミュニティやチームで定期的に体験を共有し合うこと**です。ポジティブなバイアスをもった存在、場をもつことは成長と幸せに大きく貢献します。第2章でお話ししましたが、心理的安全性をもたらす確かな場が存在すると、新しい挑戦や学びに積極的になれます。

ストレスを力に変えるコミュニティをつくるうえで大切なのは、失敗を受け入れてくれて、自分も受け入れてくれて、そして一緒に前を向いてくれる、そんな心の拠りどころをつくることです。参加者一人ひとりにどんな内容や方針を教えるのかということでは決してありません。

「どうやったらうまくいくでしょう？」そんなことを聞く場ではないのです。最初からうまくいくようなことは大して価値がありません。うまくいかないながらも、試行錯誤する自分を受け入れ応援してくれる。失敗しながらも、それが学びで、成長の一歩であることを再認識させてくれる。そんな場があれば、人は勝手に学び、勝手にどんどん成長していきます。自分を受け入れてくれる場があることで、人は挑戦しやすくなりますから、どんどん新たな学びの機会を得るのです。すなわち心の拠りどころは成長の推進力を与えるのです。

ですから、ぜひ思いをともにする仲間たちと一緒に、互いの成長と幸せを喜び、支え合う場を創造し、高め合ってください。

おわりに ―― HAPPY STRESS、ブライトストレスとは？

ブライトストレスは、暗闇に一筋の光を与えるような、そんなストレスです。人間の脳の特性からして回避しがちな暗闇に身を置いたとしても、それでもなお光を見出し、むしろその冒険にワクワクしてしまう、そんな脳の状態はブライトストレスによって導かれます。

あらゆる分野における開拓者（パイオニア）たちは、このような脳の力を遺憾なく発揮してきました。そして、このような脳力に恵まれた一部の限られた人は、天賦の才に恵まれたのだ、とこれまで説明されてきました。

しかしながら、真っ暗な洞窟に迷い込んだとしても、わずかな望みを頼りに、前を向き、何とか一縷の光を見出そうというこの能力は、決して先天的なものではないことがわかってきたのです。

まるでアニメのヒーローがもち合わせていそうな能力ではありますが、この能力は後天的に育むことができますし、誰しもがもつことができるものです。すなわち、**誰**

もがヒーローやヒロインになるチャンスがあるということです。

しかしそれは誰かにとってのヒーローやヒロインになるというわけではなく、自分を自分にとってのヒーローやヒロインにするということです。なぜなら、人間誰しも自分という存在を広げる開拓者になりうるからです。自分の可能性を広げ、自己を開拓する冒険をし続けた人が、初めて誰かにとってのヒーローやヒロインにもなる可能性を秘めているといえるでしょう。

よってブライトストレスとは、（他者にとってではなく）自分にとっての未知の世界に踏み出し、（他者にとっては暗闇ではなくとも）自分にとっての暗闇と向き合い、（ほかの誰かだけに頼るのではなく）自分自身で自分自身の暗闇に光を灯す、そんな生体反応のことを指しているのです。

そして**ブライトストレスとうまくつき合える人は、曖昧で未知な情報にあふれたVUCAの時代を学びの宝庫として、その無目的好奇心から新たな世界を築き、新たな目的も生み出す**でしょう。

未知な暗闇を暗闇とせず、宝箱と認識できる人は、当然、その人のポジティブな情動を誘導する確率も高め、幸せの表面積もきっと増えていくことでしょう。

ネガティブな情報に囲まれてもポジティブな情報に注意を向けることができ、楽しみを受け身でなく能動的に見出し、刺激的なものだけにポジティブな情動を引き出すのではなく、ささやかなことにもポジティブな情動反応を導くことができる人は、他者のポジティブ情動も引き出し、愛され、ますます自己の幸せの表面積を増やすことでしょう。

そう、**ブライトストレスとうまくつき合える能力は、単にパフォーマンスを高めるだけにとどまらず、その一人ひとりの人生に豊かな彩りを与え、幸せ、HAPPYにおいても大切な能力となりえる**のです。

上皇后・美智子さまのお言葉にこんな言葉があります。

幸せな子を育てるのではなく、どんな境遇にあっても幸せになれる子を育てたい。

そう、ブライトストレスを活用できる人は、決して誰かにそのような環境を用意してもらう人ではなく、ある人から見たら不幸や不遇に見える世界すら、闇さえも暖かな光に包まれた世界に見えてしまう。そのように世界を見ることができる人のことを指します。

冒頭でお話しさせていただいたように、ストレスは、ちょっと柄の悪い地元の「あんちゃん」のような、とっつきにくい存在です。けれど本書を通じ、ストレスと少し深く対話することで、その人情味というか、素直さに魅了されるかのように、ストレスも案外頼もしいパートナーだな、と少しでも感じていただけたなら幸いです。

科学書でもないのにかなりの専門用語も入った、少し小難しい本書を手にとって、読んでくださったみなさまに、心から感謝申し上げます。

最後に、執筆活動中、ふとダークストレスに苛まれそうになる私に、エネルギーを与え続けてくれた、妻と娘、また、私の無目的な好奇心ドリブン人生を後押しし続け、信じ続けてくれた両親と弟に、心から感謝を述べたいと思います。

青砥瑞人

2021年春

P154、P155、P160、P162、P187、P188、P233、P246、P247、P248、P252

○プロセスドリブン

何らかのとり組みや挑戦に対して、結果よりも、むしろプロセスに価値や意義を見出していこうとする考え方。プロセスドリブン脳を育むことで、結果が不確かで曖昧な挑戦であっても、前向きにとり組むことができる可能性を高められる。

P294、P295、P298、P299、P300、P301、P302、P304、P307、P310、P313、P316、P317、P345、P346、P348、P356

○ホメオスタシス(恒常性)

外部からの刺激や環境の変化によって身体や脳内に一時的な変化が起こっても、それを自動的に元の状態に戻そうとする、生体があらかじめもっている性質。

P68、P69

(ま)

○マインドセット

あるものごとに対する基本的な考え方のこと。「マインドセットをもつ」という表現は、心がけを行っている状態である一方、「マインドセットにする」という表現は、脳がその考え方をデフォルト的に行う状態を指す。

P80、P81、P86、P87、P221、P254、P255、P292、P316、P317、P323、P324、P348、P362

○ミエリン鞘

神経細胞の軸索を覆い包んでいる膜。同じ神経細胞が繰り返し何度も活動すると、ミエリン鞘が太くなることが確認されている。またミエリン鞘は絶縁体でできており、太くなることで、軸索からの電気の漏洩確率が低くなり、情報を伝導する確率が高まる。

P214、P215、P218、P219、P220、P266

○見返りバイアス

誰かに何かをしてあげた際、見返りを期待しやすくなること。この反応が強くなりすぎると、健全な貢献心をもち続けたり、相手との信頼関係を維持するうえで、妨げになり得る。

P147、P148、P149、P150、P151

○メタ認知

メタ(高次の)という言葉が指すように、自己の認知のあり方をさらに認知すること。つまり、自分がどのように考え、感じ、記憶し、判断しているか、などを知ること。

P193、P298、P306

(ら)

○ラベリング

英語で「ラベル(レーベル)を貼ること」を指す。言語化しづらいものを言語化することなどを本書ではラベリングと表現している。

P92、P122、P123、P139、P182、P193、P259、P260

(や)

○予測値差分/期待値差分

過去の体験や記憶によって意識的、または無意識的につくられる報酬予測や期待値と、実際に得られた報酬とのギャップ。この差分は心理的ストレッサーとしてストレス反応を引き起こす可能性が高い。

P132、P133、P135、P140、P143、P150、P185、P207、P256

象。パターン学習は、海馬の後ろ側から前側にかけて行われ、海馬の前側にいけばいくほど抽象化され、強い記憶になることが最近の研究でわかってきている。

—— P142、P279、P280、P284

○扁桃体

脳の側頭葉の内側、海馬のやや内前方に左右対称に位置しているアーモンド形の器官。扁桃体の「扁桃」はアーモンドの意味。扁桃体は不安や恐怖によって活性化することが知られており、不安や恐怖といった感情に大きく関わっている器官である。また、感情に関する記憶を保持することでも知られている。

—— P50、P51、P66、P75、P104、P105、P141、P142、P180、P181、P258、P307、P308、P312、P343

○フィックスマインドセット

人の能力は固定的で努力や経験によって変わらないという考え方を意味する言葉。

—— P254、P255

○副交感神経

自律神経の1つ。Rest(休息)またはDigest(消化活動)の神経系といわれ、これらの際に優位に働く。人間がエネルギーを蓄えるために重要な神経系。

—— P164、P165、P166、P167、P169、P170、P171、P187、P188

○副腎皮質

副腎(腎臓の上にある小さな組織)の周囲に位置する部分。副腎皮質ホルモンの生産を通してストレス反応を調停する。

—— P103

○不確かさドリブン

「不確かであること」が原動力となっていることを表す単語。近年の研究で、不確かさドリブンで人が探索行動をする際に重要となる脳領域が前頭葉の一部にあることが示唆されている。

—— P336、P337

○物理的ストレッサー

接触、寒冷刺激、痛み信号、光や音などの波長などによる、触覚、視覚、聴覚に訴えるストレッサーのこと。

—— P72、P73、P130

○プラシーボ効果

薬理学的にはまったく効果のない薬(偽薬)を投与することによって見られる治癒効果。転じて、何かを強く信じ込むことによって、本来なら理論的には起こりえないことが実現すること、その結果。

—— P80

○プルーニング

よく使われるシナプスが強められる一方で、あまり使われていないシナプスが除去されていく現象。脳のエネルギー浪費を減らす目的で起こると考えられている。

—— P48、P226、P227、P261

○ベータエンドルフィン

脳内で合成されるモルヒネに類似した快楽性物質。モルヒネの数倍の鎮痛効果があり、気分が高揚したり幸福感が得られるという作用がある。VTAからのドーパミン放出を抑制するNACCを抑制することにより、ドーパミンを合成しやすい脳の状態に導く。好きな食べ物を食べたり、音楽を聞いたり、お気に入りの空間にいるときに合成されやすい。

○島皮質

側頭葉と頭頂葉との境目にあるくぼみの少し奥側にあり、自己の内側の感覚と感情の状態をモニタリングする機能がある。前側、中央部分、後ろ側と3つのパートに分かれており、前側は体験や知覚を主観的に把握するときに使われ、後ろ側は心臓、筋肉、腎臓、膀胱など身体の内部感覚の状態を感じとる。中央部分は、前側や後ろ側、扁桃体などと連絡し、感覚や感情の情報をポリモーダル(多様式)に統合する。

— P142、P192、P340

○ドーパミン

主にVTAや黒質から放出されることが知られている神経伝達物質。何かを求めていたり、向かわせる際に放出されることからモチベーションに大きな影響を与えている。また、ドーパミンが働きかけた神経細胞への記憶の強化なども観察されており、学習面においても重要な役割を担っている。

— P105、P187、P188、P195、P233、P238、P241、P242、P243、P244、P245、P246、P247、P248、P249、P250、P251、P252、P292

○ドリブン

ドライブ(drive)の過去分詞形。「—ドリブン」という複合語の形で、それが原動力であることを表す。

— P159、P281、P294、P295、P296、P297、P298、P299、P300、P301、P302、P303、P304、P307、P310、P313、P316、P317、P324、P345、P346、P348、P350、P356

な

○内因性ストレッサー

自己の内側から導かれるストレッサーのこと。たとえば、上司に怒鳴られたことを思い出すと、ストレス反応が導かれるなど。生物的ストレッサーと心理的ストレッサーに二分される。

— P65

○認知バイアス

自己の思い込みや周囲からの影響によって生まれる、思考や判断における偏り。

— P185

○ネガティビティバイアス

人がもつ認知バイアスの1つ。私たちの注意が向く対象はポジティブなものよりも、ネガティブなものが優先される傾向にあるという特徴。

— P33、P34、P35、P36、P37、P39、P41、P51、P54、P76、P107、P132、P199、P277、P307、P341、P360、P361

○ノルアドレナリン

神経伝達物質の1つで、交感神経により「闘争または逃走」反応が誘導されたときに放出されやすい。プレッシャーがかかったときなどに、身体を興奮状態にすることで生産性、活動性を高めてくれる効果もある。

— P75、P105、P238、P239、P240、P241、P242、P243、P244、P246、P249

は

○(脳の)パターン学習

体験や知識などの記憶に関して、脳のなかでそのルールや普遍性を見出そうとする現置するのが前頭葉であり、霊長類で大きく進化した脳部位として知られ、高次の運動や認知機能などに大きく寄与する。

P268

○ セントラルエグゼクティブネットワーク

dlPFCと後部頭頂葉を中心とした神経ネットワーク。脳の司令塔に当たる。人が意識的に注意を向けたり、意図したことを考えたりするときに活用される脳のネットワーク。

P88、P89、P90、P91、P92、P93、P95、P104、P115、P244、P259、P267、P268、P281、P319、P322、P324

た

○ 大脳辺縁系

脳の中央部に位置する構造体。海馬や扁桃体なども大脳辺縁系の一部であり、感情や記憶に大きく寄与する構造体。

P27

○ ダニング=クルーガー効果

一般に「優越の錯覚」とも呼ばれる、能力の低い人が自分の行動や容姿に対して、実際よりも高く評価する傾向のこと。

P332、P333、P334

○ 短期記憶

一般に、数秒から長くても数十分程度しか保持されない記憶。

○ 長期記憶

年単位にわたって長期間保持される記憶。短期記憶とは貯蔵場所やプロセスのしくみが異なると考えられている。陳述記憶(エピソード記憶、意味記憶)と非陳述記憶(手続き記憶、プライミングなど)に大別される。

P88、P114、P141、P221、P222

○ 長期記憶化された神経細胞

繰り返し、何度も使用される特定の神経回路を構成する神経細胞のうち、情報伝導伝達効率が極めて向上したものを指す。

P217、P218

○ 手続き記憶(非陳述記憶)

長期記憶の一種で、運動技能などのように思考を介さずに獲得したり、再現したりすることができる記憶。

P214

○ デヒドロエピアンドロステロン(DHEA)

ストレスホルモンの一種。神経成長因子(NGF)に作用して、神経細胞の死滅を防いだり、神経新生を手助けしたりすることで、神経回路のメンテナンスに寄与する。

P66、P199、P233、P249、P250、P252

○ デフォルトモードネットワーク

vmPFCとPCCを中心とした神経ネットワーク。記憶と深く関わる部位が活動することから、その人が経験してきた記憶がベースとなった行動や意思決定を導く脳のネットワークといえる。自己の情報(記憶)に注意を向ける際に活動する。

P88、P89、P90、P91、P92、P93、P94、P98、P114、P115、P268、P273、P279、P281、P284、P319、P325

○ 同時発火された神経細胞は結びつく

Neurons that fire together wire togetherと同義。

P95、P96、P97、P293、P302、P310

P121、P122、P123、P124、P125、P126、P127、P128、P129、P130、P133、P134、P135、P138、P151、P152、P154、P156、P159、P160、P161、P162、P163、P166、P167、P169、P170、P171、P172、P173、P174、P176、P186、P187、P192、P194、P195、P198、P199、P204、P205、P206、P207、P208、P209、P210、P212、P213、P227、P233、P234、P235、P236、P237、P238、P242、P246、P247、P248、P249、P250、P252、P253、P255、P256、P258、P260、P261、P263、P271、P274、P275、P277、P278、P290、P292、P293、P294、P307、P310、P312、P314、P319、P322、P326、P327、P329、P331、P335、P336、P341、P342、P343、P345、P347、P357、P359、P360、P362、P363、P365、P366、P367、P368

○ストレスメディエーター（ストレス反応）
人が「ストレス」と感じるときのシグナルであり、体内や脳内で起きる異変のこと。端的にいえば、ストレスの直接の原因。ただし、ストレスメディエーターが体内で合成されていたとしても、気づくことができなければ、ストレスとしては認識されない。

P1、P56、P57、P58、P59、P60、P61、P62、P63、P64、P65、P66、P67、P68、P69、P70、P71、P73、P75、P76、P77、P79、P81、P90、P92、P93、P94、P95、P97、P98、P100、P102、P104、P105、P106、P107、P108、P109、P110、P113、P115、P119、P120、P121、P122、P124、P125、P128、P129、P130、P131、P132、P133、P134、P135、P136、P137、P138、P140、P142、P143、P146、P147、P149、P150、P154、P156、P157、P160、P163、P173、P174、P175、P185、P198、P200、P234、P235、P250、P255、P257、P260、P261、P274、P275、P276、P277、P278、P286、P342、P360

○ストレッサー
ストレスメディエーター（ストレス反応）を導くような情報や刺激のこと。ストレスの間接的な要因。外因性ストレッサーと内因性ストレッサーに二分される。

P62、P63、P64、P65、P66、P69、P70、P72、P73、P119、P120、P121、P122、P123、P124、P125、P126、P127、P128、P129、P130、P132

○生物的ストレッサー
炎症や感染、あるいは空腹などに伴うストレス反応

P72、P73、P74、P130

○絶縁体
電流を極めて通しにくい物質。神経細胞の軸索を覆うミエリン鞘は絶縁体であり、これが太くなることによって、情報の伝導確率が高められ、結果的に脳の情報処理にかかるエネルギー効率がよくなると考えられている。

P214

○セロトニン
リラックスしたり、落ち着いた気分であるときに放出されやすい神経伝達物質。気分のコントロールや精神の安定に深く関わっており、不足すると、ストレス障害やうつ、睡眠障害などを招く可能性がある。

P157、P158、P159、P160、P162、P167、P187、P188

○前頭葉
大脳皮質は大まかに、前頭葉、後頭葉、頭頂葉、側頭葉に分けられる。そのうち前側に位

○ **神経科学**

脳を含む神経系に関する研究を行う自然科学の一分野。ヒトを含む動物の記憶、認知、感情、意思決定といった重要なテーマに関して、ミクロ・マクロの両方のレベルから探究していく学問。近年ではAIをはじめ、他分野とコラボレーションすることで、人間がどのように外界を知覚し、相互作用しているのか、新しい知見を生み出し続けている。

―― P1、P2、P42、P47、P51、P56、P57、P60、P61、P96、P122、P167、P180、P211、P216、P227、P243、P293、P310

○ **神経細胞**

神経系の基本単位といわれる細胞。細胞体、樹状突起、軸索から成り、情報処理と情報伝達に特化した機能をもっている。人の脳には、約1,000億個あると推定される。

―― P47、P49、P50、P75、P91、P95、P96、P97、P141、P199、P211、P213、P214、P215、P216、P217、P218、P219、P220、P221、P222、P226、P228、P249、P256、P262、P263、P279、P281、P293、P294、P302、P310、P315、P324

○ **神経新生**

新しい神経細胞が生まれること。大人になると神経新生は起こらないと長年考えられてきたが、近年の研究で、海馬などで神経新生が続くことが確認された。

―― P199、P249

○ **神経成長因子(NGF)**

神経細胞の分裂や成長に寄与するタンパク質。nerve growth factor。免疫機構を高めたり、心身の調子を整える効果もあることが知られている。

―― P199、P249

○ **神経伝達物質**

情報を伝達する神経細胞からシナプスに放出される化学物質。情報を受けとる細胞には、興奮や抑制といった反応が引き起こされる。ノルアドレナリン、セロトニン、ドーパミンなどはその一種である。

―― P154、P215、P216、P218、P220、P235、P238、P243

○ **心理的安全性**

恐怖や不安を感じることなく、安心して思考や行動ができる状態のことを指す。心理的安全性が確保されていないと、扁桃体の活動が高まる一方で前頭前皮質の活動は低下し、その結果、感情的な反応に陥りやすく、理想的な行動がとれない可能性が高まる。

―― P102、P103、P117、P118、P119、P278、P319、P320、P322、P323、P363

○ **心理的ストレッサー**

不安や悩み、思い出すことによる不快な感情など、内因性のストレッサー。

―― P72、P73、P74、P75、P76、P130

○ **ストレス**

私たちが「ストレスである」と認識した、ストレスメディエーター(ストレス反応)のこと。また、体内や脳内で無意識に起こるストレス反応に対して、意識を向けた状態を指す。

―― P1、P2、P3、P4、P5、P20、P25、P31、P37、P54、P55、P56、P57、P58、P59、P60、P61、P62、P63、P64、P66、P67、P68、P69、P70、P71、P72、P74、P75、P77、P78、P79、P80、P81、P82、P83、P84、P85、P86、P87、P88、P90、P91、P92、P93、P94、P95、P96、P97、P98、P100、P102、P103、P104、P108、P109、P110、P114、P117、P119、P120、

○コルチゾン
ステロイドホルモンの一種。副腎皮質ステロイドに分類される。コルチゾールの前駆体でもある。コルチゾールが活性体であるのに対し、コルチゾンは不活性体である。
── P162

さ

○細胞体
神経細胞から信号を送る突起を除いた部分。核が存在する神経細胞の本体を指す。
── P215

○サリエンスネットワーク
ACCとAIを中心とした脳のネットワーク。身体内で起きている反応に"気づく"ために大切な役割を担っている。また、無意識下でもオートマチックに情報処理や指示出しをする「デフォルトモードネットワーク」と、自発的に意識を向けたときに活発に働く「セントラルエグゼクティブネットワーク」の切り替え役を担う。
── P46、P47、P67、P68、P79、P91、P93、P258、P268、P361

○軸索
神経細胞がもつ突起状の構造。通常は太い1本が伸びており、この内側を電気信号が伝導する。
── P214、P215

○シナプス
信号を送る神経細胞と、受けとる神経細胞との間の接合部分。ここに神経伝達物質が放出され、相手側が受けとることによって、情報が伝達される。
── P47、P48、P215、P220、P224、P225、P226、P227、P228、P266

○自律神経
人の意志とは関係なく働く神経。とくに、消化や血液の流れなど、生命を維持するための重要な機能を司る。交感神経と副交感神経とに二分される。
── P26、P66、P164

○樹状突起
神経細胞がもつ枝状の突起。通常、自分以外の多くの細胞から情報を受けとる場所として多数発達している。受けとった情報は統合されながら、細胞体へ伝わっていく。
── P215

○受容体
身体内を巡る化学物質などの情報を受けとる構造体のこと。送られてくる化学物質に対して特異的な立体構造をもつことで信号を受けとることができる。
── P104、P216、P219、P220、P266

○情動反応記憶
感情記憶と同義。
── P141

○神経回路
神経細胞同士がシナプスを介して多数つながったネットワーク構造。遺伝的プログラムにより大まかに形成されたあと、神経活動に応じて再編され、成熟した回路になっていく。大人になってからも可変である。
── P91、P97、P125、P140、P217、P218、P219、P220、P221、P222、P223、P226、P232、P253、P254、P255、P256、P261、P284

覚、外部からやってくる情報を脳や脊髄などの中枢神経系に送る神経系の総称。

P202、P216

○感情記憶

喜怒哀楽などの感情にまつわる記憶。主に扁桃体に保存されることが知られている。脳は、単に出来事だけを記憶化するのではなく、そのときどきの感情の情報も記憶するということである。

P50、P51、P75、P84、P116、P141、P180、P181、P214、P279、P296、P297、P298、P300、P303、P312、P315、P322、P351

○記憶痕跡(Memory Trace)

何らかの体験をすると、特定の神経細胞群が活性状態となり、そのことにより脳内に残った物理的な構造変化を伴った痕跡のことをいう。

P31、P37、P49、P50、P90、P93、P210、P211、P212、P213、P214、P216、P252、P256、P260、P272、P279、P281、P298、P324

○記憶ドリブン

これまで経験してきた記憶、やってきたこと、振る舞ってきたことをベースにして感じたり、考えたり、意思決定したり、行動すること。

P281

○グロースマインドセット(成長型マインドセット)

自己の能力や知能は、努力や経験しだいで伸ばすことができる、可変であるという考え方を意味する言葉。

P255、P316、P317、P323、P348

○結果ドリブン

結果が出ることがわかっている際など、結果への報酬予測で駆り立てられるモチベーションのこと。

P295、P296、P297、P298、P302、P303、P304、P307、P313、P316、P356

○交感神経

自律神経の1つ。Fight(闘争)またはFlight(逃走)の神経系といわれる。たとえば、心臓へ作用して拍動を活発化させ、全身に血液を巡らせ、エネルギー源であるグルコースなどを全身へ届けやすくしたり、膀胱が拡張して、排尿しにくいようにしたりする。

P66、P164、P165、P166、P167、P169、P171、P199、P238、P240

○コネクティングドット

Connecting Dots(点と点をつなげる)。イノベーションにつながる新しい概念は、意味のあるデータや情報(点)をつなげて発見されるということ。アップルの創業者であるスティーブ・ジョブズがスタンフォード大学の卒業式で行ったスピーチでも有名になった概念。本書においては、自己の体験において大切な情報を俯瞰的に捉え結びつけることを指す。

P314、P354、P357

○コルチゾール

副腎皮質ホルモンである糖質コルチコイドの一種。全身のさまざまな臓器に作用して、糖質、脂質、タンパク質代謝に影響を与えたり、血糖値を上げたり、体の炎症やアレルギー反応を抑える働きがある。しかし過剰なストレスがかかると、これらの代謝のバランスが崩れ、心身に悪影響を及ぼす。

P66、P77、P103、P104、P142、P162、P171、P172、P198、P239、P242、P249、P343

り合成され、脳における快楽やストレスの緩和につながっている例を挙げている。ランナーズハイなどとの関係も研究されている。

P246、P247、P252

○オキシトシン
「愛情ホルモン」「愛の分子」「抱擁ホルモン」などと呼ばれる神経伝達物質。誰かを抱きしめたりした際に脳の下垂体と呼ばれる部位から放出される。人と人とのつながりや距離感を感じさせてくれる大切な化学物質。

P173、P174、P175、P176、P177、P179、P187、P188

か

○海馬
エピソード記憶、空間把握に関係する脳の部位としてよく知られている。大脳辺縁系の一部である。

P50、P75、P77、P140、P141、P180、P280、P283、P312

○外因性ストレッサー
物理的ストレッサーと化学的ストレッサーに分類される。五感に訴えかけるようなストレッサー。

P65、P67

○化学的ストレッサー
味覚や嗅覚に訴えかけるようなストレッサー。

P72、P73、P130

○核／神経核
神経核とも呼ばれる。神経細胞の本体である細胞体の中心にあり、DNAなどの遺伝情報をもち、神経細胞内で新しいタンパク質合成などする際に重要な役割を担っている。

P26、P215

○下垂体
さまざまなホルモンの働きをコントロールしている部位。下垂体の前側から副腎皮質刺激ホルモンが放出されることで、副腎皮質からストレスホルモンが放出される。

P173

○カスケードモデル
前頭前皮質の階層構造のこと。カスケード(cascade)とは、何段も連なった小さな滝のこと。転じて、同じものがいくつも数珠つなぎに連結された構造や、連鎖的あるいは段階的にものごとが生じる様子を表す。前頭前皮質の前側は後ろ側より高等な情報処理をする階層構造を表す言葉。

P337、P340

○価値記憶
感覚と感情を伴った体験が強くパターン化された記憶のこと。主にvmPFCに強い反応として現れる。いわゆる一人ひとりの価値観のようなものを生み出し、感情の発露、思考や行動に大きな影響を与える。

P142、P147、P149

○カテコラミン
ストレスホルモンの一群で、ノルアドレナリンやドーパミンを含む。血中濃度が高くなると、心臓の拍動を高め、骨格筋への血流量を増やし、交感神経と協同的に機能しパフォーマンスを高めてくれる場合がある。

P199

○感覚神経
末梢神経系の一部であり、体や内臓の感

○ RAS
網様体賦活系。Reticular Activating Systemの略。全身から多くの入力情報が届けられ、情報の選別をするフィルターのような役割を担っている。

―― P26、P27

○ Use it or Lose it.
使えば結びつき、使わなければ消えていく。神経科学の重要な原則の1つで、神経可塑性(神経細胞は可変である)を表す際によく使われる言葉。正確には、脳を構成する神経細胞と神経細胞の結び目であるシナプスという構造体は、その対象の神経細胞たちが使われれば結びつき、そうでなければそのままなのではなく、Lose、すなわち失われるということを指す。

―― P47、P76、P108、P211、P226、P227、P293

○ VTA(Ventrotegmental Area)
腹側被蓋野。Ventrotegmental Areaの略。大脳辺縁系や大脳皮質へドーパミンを供給する脳部位として知られており、モチベーションや認知機能、行動に大きな影響を与えている。

―― P243、P247

○ VUCA
あらゆるものの変化速度が速く、新たなものばかりが出てくる現代社会を象徴する言葉。Volatility(変動性)、Uncertainty(不確実性)、Complexity(複雑性)、Ambiguity(曖昧性)の頭文字をとった造語。これらの要素を受け入れ、楽しみながら生きる人材の育成やマインドセットを育むことが重要と考えられている。

―― P200、P203、P205、P226、P256、P257、P285、P286、P289、P366

○ Well-being
自分が幸せであることを十分かつ、持続的に感じられている状態を指す言葉。身のまわりのささやかな幸せに気づいたり、過去の幸せな体験を意識的に味わうことにより、主体的にWell-being を育んでいくことができる。VUCAの時代を生きるうえで重要な概念。

―― P49

(あ)

○ アウェアネス
自己のなかで起きている反応に気づく能力。たとえば、葛藤によるストレス反応に気づくことができるようになると、そこから学びを深めることや慢性的なストレスを意識的に避けることが可能となる。

―― P270

○ 意味記憶
陳述記憶(イメージや言語として意識上に内容を想起でき、その内容を陳述できる記憶)の1つ。言葉の意味や一般的な知識や常識などに関する記憶のこと。ものごとを暗記する場合、暗記した情報は意味記憶に貯蔵される。

―― P214

○ エピソード記憶
陳述記憶(イメージや言語として意識上に内容を想起でき、その内容を陳述できる記憶)の1つ。個人が経験した出来事に関する記憶。

―― P50、P75、P141、P180、P214、P279、P296、P303、P312、P321、P322

○ エンドカンナビノイド
マリファナに類似した内因性の快楽性物質。本書では多種あるカンナビノイドのうちAnandamideと呼ばれるものが、運動によ

用語集

脳の解剖学的見地からの機能、役割は、多岐にわたります。よって、本用語集におきましては、本文に関わる機能、役割を中心にご紹介いたします。

A〜Z

○AI
前側の島皮質。Anterior Insulaの略。体験や知覚の強度を主観的に把握するときに使われる。

―― P192

○ACC
前帯状皮質。Anterior Cingulate Cortexの略。培ってきた情報と相違ないかなど、エラー検知の役割を果たす。そのため、違和感を感じたり、葛藤しているような状態で活動する。

―― P32、P33、P142、P192、P258、P268、P341

○DNA
両親から受け継いだ遺伝情報が詰まった化学物質。「生命の書」とも呼ばれる。

―― P4、P59、P218、P227、P256、P259、P305、P335、P339

○NACC
側坐核。Nucleus Accumbensの略。快楽、快感の反応に大きく寄与している。腹側被蓋野へGABAという抑制系の伝達物質を放出し、ドーパミンの放出を抑制することも知られている。

―― P247

○Neurons that fire together wire together
同時発火された神経細胞は結びつく。神経科学の重要な原則の1つ。ヘッブ則を説明する神経科学で有名な言葉。心理学におけるパブロフの原理を説明する際にも活用される。

―― P96、P180、P293、P301、P310

○PCC
後帯状皮質。Posterior Cingulate Cortexの略。ACCと解剖学的に結びついており、その後ろに位置する。デフォルトモードネットワークの一部として働き、海馬と結びつき、記憶の処理において重要な役割を担う。

―― P268

○PFC/dlPFC/rlPFC /vmPFC
前頭前皮質。Prefrontal Cortexの略。さまざまな高次の実行処理機能をもつ。PFCはさらに細かい領域に区分され、dl、rl、vmは、前頭前皮質の細かい部位を指している。dは背側、vは腹側、lは外側、mは内側、rは前(吻)側を表す。よってdlPFCは背外側前頭前野、rlPFCは吻側外側前頭前野、vmPFCは腹内側前頭前野と訳される。dlPFCは主に意識的な注意や思考、rlPFCは主にパターン学習や認知、vmPFCは主に瞬時の判断、デフォルトモードの一部として寄与する。

―― P106、P107、P109、P110、P113、P225、P283、P284、P336、P337、P338、P340、P343

neurology, 139(Pt 5), 1325-1347.
※37 Carol S. Dweck『Mindset: The New Psychology of Success』Ballantine Books
※38 Carol S. Dweck『Mindset: The New Psychology of Success』Ballantine Books
※39 Bush, G., Luu, P., & Posner, M. I. (2000). Cognitive and emotional influences in anterior cingulate cortex. Trends in Cognitive Sciences, 4(6), 215-222.
※40 Sekeres, M. J., Winocur, G., & Moscovitch, M. (2018). The hippocampus and related neocortical structures in memory transformation. Neuroscience letters, 680, 39-53.
※41 Weilbächer, R. A., & Gluth, S. (2016). The Interplay of Hippocampus and Ventromedial Prefrontal Cortex in Memory-Based Decision Making. Brain sciences, 7(1), 4.
※42 Redondo, R. L., Kim, J., Arons, A. L., Ramirez, S., Liu, X., & Tonegawa, S. (2014). Bidirectional switch of the valence associated with a hippocampal contextual memory engram. Nature, 513(7518), 426-430.
※43 Badre, D., Doll, B. B., Long, N. M., & Frank, M. J. (2012). Rostrolateral Prefrontal Cortex and Individual Differences in Uncertainty-Driven Exploration. Neuron, 73(3), 595-607.
※44 Alexander, W. H., & Brown, J. W. (2018). Frontal cortex function as derived from hierarchical predictive coding. Scientific Reports, 8(1), 3843.
※45 Mohr, P. N. C., Biele, G., & Heekeren, H. R. (2010). Neural Processing of Risk. The Journal of Neuroscience : The Official Journal of the Society for Neuroscience, 30(19), 6613-6619.

巻末付録

FOSTER HAPPY STRESS

ストレスを武器に変える書き込み式テンプレート

本書で紹介したエクササイズとワークを書き込めるようにしてまとめました。これらは、教育現場における研修や企業の研修などで実際に使用しているものです。ぜひストレスを武器に変えるツールとしてご活用ください。

テンプレートダウンロード
こちらのQRコードもしくはURLよりテンプレートをダウンロードしてお使いいただくこともできます。
https://isbn2.sbcr.jp/04769/

EXERCISE 01

ポジティブを脳に刻み込む

本文38ページ

次のポイントを意識して、日常や自然に現れる、ささやかなポジティブな側面を見出して書き出し、少し時間をとって味わってみましょう。

1. 自然とは、動植物、人、風景などのことです。
2. 旅行などの大きな環境変化におけるものではなく、日常生活から見出してください。
3. 大きく心が揺れ動くようなポジティブな感情ではなく、ささやかな反応に注意を向けましょう。
4. 「間」をもちましょう。その瞬間の心地よさを感じている自分に意識を向け、その状態に気づくことが大切です。
5. ポジティブな感覚を、少し目を閉じて、すぐに脳で追体験します。

EXERCISE 02

ストレスの効果を脳に刻み込む

本文85ページ

次のポイントを意識して、ストレスの恩恵を言語化し、物語をつくってみましょう。

1. これまでの人生で、大きなストレスやプレッシャーのなか成し遂げられたこと、達成できたことはどんなことですか？
2. それをやり遂げた瞬間、どんな感情が芽生えましたか？
3. その過程で、どんな苦難、挑戦、ストレスがありましたか？
4. その苦難、挑戦、ストレスの過程で、どんな感情が芽生えましたか？
5. そのようなストレスのなか、どうやって自分を前に向かせることができたのでしょうか？　誰かの支えもありましたか？
6. 最後に、この一連の苦難、挑戦、ストレス、前を向いた自分、支えてくれた人に、「ありがとう」を伝えて締めくくってください。

EXERCISE 03

「ストレス＝学び」を脳に刻み込む

本文100ページ

次のポイントを意識して、ストレス反応に気づいたときの自分なりの「身体的ルーティン」をつくり、繰り返し行ってみましょう。

1. 独創性のあるユニークな動作であること。
2. 最初は習得にあまり時間のかからない簡単な動作がおすすめ。
3. その動作をする際、「ストレスは私たちを大きく成長させてくれる。ありがとう」というようなストレスに前向きになれる言葉を心から唱えること。
4. 毎日10秒でもいいから繰り返し行うこと。
5. 心を込めて行うこと。
6. ストレスを感じたらこのルーティンを行うことを続けること。

EXERCISE 04

「心理的安全性」を脳に刻み込む

本文118ページ

次のポイントを意識して、あなたを心理的安全性に導いてくれる存在を書き出し、脳内でありありと表現してみましょう。

1 「①人」「②場所」「③～をしているとき」の3つのカテゴリから、心理的安全性を導く存在を選び出し書き出してください。これまで、あまり意識してこなかった方は、心理的安全性に導くポテンシャルをもっていそうなものでもいいですし、こんな存在をこれからは自分の心理的安全性の場にしようと、新たに創造しても結構です。

2 「①」「②」「③」にどんな心地よさを感じているのかを書き出してみましょう。

3 「①」「②」「③」への感謝を言語化してみてください。

EXERCISE
05

ストレッサーを手放す

本文123ページ

次の手順で、あなたが感じているストレスを書き出し、ラベリングしたり対処法を考えたりして、ストレスを手放す練習をしてみましょう。

1. あなたがいま感じているストレスはどこからくるのか、小さなことでもいいので全部、書き出してみてください。
2. それらを1つずつ眺め、「大したことない」とラベリングしたり、「こうすればいい」と対処法を明確にしたり、「悩んでもしょうがない」と手放したりしてみましょう。ここでは手放すことが重要ですから、無理に問題解決しようとはしないでください。
3. ストレッサーに気づき、それを手放したことで、落ち着いたという感覚を味わいましょう。

EXERCISE 06

無意識の期待というストレッサーに気づく

本文139ページ

次のステップで最近の日常のなかから、無意識の期待を導き出してみましょう。

1. 最近誰かとコミュニケーションをするなかで、頭にきたことやイラッとしたことは何ですか？　紙に書き出してください。
2. その人にどんなことを期待していましたか？　どんな思いがあったから、そんな状態になったのでしょうか？　書き出してみてください。
3. 書き出したものを客観的に見てみましょう。ささいなことだと気づいたならば、ラベリングして手放し、コミュニケーション不足が原因だと気づいたならば、どんな期待値の調整が必要そうか書いてみましょう。

EXERCISE 07

価値観というストレッサーに気づく

次の4つを思い出して考察し、あなたの価値観を確認しておきましょう。

1 怒りの経験

最近、強く怒りを覚えたことは何でしたか？　そのとき、その相手にどんなことを求めて(期待して)いましたか？　なぜ、そのような期待をしたのでしょうか？　その理由は、きっとあなたの大切な価値観に通じているはずです。あなたが何を大切に思っていたから、そのような怒りに通じたのか振り返ってみましょう。

2 感動した作品

あなたが感動した作品(映画や本など)はどんなものでしょうか？　家族愛？　兄弟愛？　友情？　正義？　きっと、その作品のなかには、あなたの心を揺さぶる出来事が登場するはずです。その出来事は、自分のなかで大切にしていることにタッチしているはずです。それは何か考えてみましょう。

本文144〜145ページ

③ お気に入りの名言

あなたのお気に入りの名言はなんでしょうか？　パッと思い出せない方は、インターネットでいろいろな名言を見てみてください。あなたの脳に、心にビビッとくる名言はどれでしょうか？　なぜビビッときたのでしょうか？　きっとその名言には、あなたの大切にしてきた何か、あるいは体験と重なるところがあるでしょう。

④ 尊敬する人

あなたの尊敬する人は誰ですか？　その人のどんなところに憧れを抱いていますか？　きっとそこには、あなたのそうありたいという願望があるはずです。そして、その願望は、あなたの大切にしている価値観にも通じるはずです。

「リラックスできるもの／リフレッシュできるもの」を可視化し記憶化する

「リラックスできる／リフレッシュできる」瞬間をできる限り思い返してみましょう。もの／こと／人／動物／場所／時間／姿勢など、本当にささいなことも含めどんどん書き出してください。そしてそれぞれの「身近さ」（A：10段階）と「出会う頻度」（I：10段階）のスコアをつけてください。

	Relax, Refresh 系	A 1→10	I 1→10		Relax, Refresh 系	A 1→10	I 1→10
1				11			
2				12			
3				13			
4				14			
5				15			
6				16			
7				17			
8				18			
9				19			
10				20			

「面白いもの／趣味のもの」を
可視化し記憶化する

あなたが「面白いと感じていたり、趣味にしているもの」をできる限り思い返してみましょう。もの／こと／人／動物／場所／時間／姿勢など、本当にささいなことも含めどんどん書き出してください。そしてそれぞれの「身近さ」(A：10段階)と「出会う頻度」(I：10段階)のスコアをつけてください。

	Fun, Hobby系	A 1→10	I 1→10		Fun, Hobby系	A 1→10	I 1→10
1				11			
2				12			
3				13			
4				14			
5				15			
6				16			
7				17			
8				18			
9				19			
10				20			

「愛しているもの／ケアしてくれるもの」を可視化し記憶化する

あなたが「愛しているもの」あなたを「ケアしてくれるもの」をできる限り思い返してみましょう。もの／こと／人／動物／場所／時間／姿勢など、本当にささいなことも含めどんどん書き出してください。そしてそれぞれの「身近さ」（A：10段階）と「出会う頻度」（I：10段階）のスコアをつけてください。

	Love, Care系	A 1→10	I 1→10		Love, Care系	A 1→10	I 1→10
1				11			
2				12			
3				13			
4				14			
5				15			
6				16			
7				17			
8				18			
9				19			
10				20			

グロースマインドセット・ワーク

「プロセスドリブン脳」「レジリエンス脳」
「成長ドリブン脳」「希望脳」を総合的に強化する

1 振り返る期間を設定

大学4年間、入社してからの4年間、今シーズなど、振り返る期間を設定しましょう。

2 どんな「成功／成長」かを書き出す

表1 の「どんな成功？」の欄に少なくとも3つ、「どんな成長？」の欄に少なくとも6つ、簡潔に書き出してください。

3 「始点」と「終点」を書き出す

表1 の「before」と「after」の欄に、その成功／成長の「始点」と「終点(あるいは現在)」の状態を書いてください。

4 スコアリングする

その成功／成長の「Happy度」と「Difficulty度」を、1から10段階で評価して書き出し、それぞれのスコアの合計を「Total」の欄に書き入れましょう。

5 スコアが高いものを選ぶ

「Total」のスコアがもっとも高いものをワークに活用します。

6 選んだ成功／成長のプロセスで起きた出来事を具体的に書く

表2 に思い出せる順に、「いつくらい」のことか、「どんな出来事」であったかを具体的に書いていきます。

7 選んだ成功／成長のプロセスにおける感情を相対視・俯瞰視する

表2 に書き出した出来事を「P(ポジティブ)」か「N(ネガティブ)」で表現し、それらの「強度」を1から5段階で評価。そのときの「象徴的感情」を書き出してください。

8 成功／成長の紆余曲折の体験をつなぐ

16ページを使って、**表2** の体験を、だいたいの時間軸とPとNのスコアにより点でプロットし、それらを線でつないで成功／成長の紆余曲折を描いてください(本文P354参照)。

9 成功／成長の過程の出来事を抽象化する

それぞれの点での出来事を簡潔にひと言で表現してください。またそのときの象徴的感情も書いておきましょう(本文P355参照)。

10 成長／成功のストーリーにタイトルをつける

この成長・成功のストーリー曲線にタイトルをつけてください。

11 成功／成長へのポジティブなプロセスを脳に刻み込む

成功・成長の喜びを大いに感じながら、そのプロセスにあったポジティブな出来事を思い出してください。

12 成功／成長へのネガティブなプロセスを脳に刻み込む

成功・成長の喜びを大いに感じながら、そのプロセスにあったネガティブな出来事を思い出してください。

表1 成功・成長の俯瞰

成功体験	どんな成功?(簡潔に)	before	after	Happy度	Difficulty度	Total
1						
2						
3						
4						
5						

成長体験	どんな成長?(簡潔に)	before	after	Happy度	Difficulty度	Total
1						
2						
3						
4						
5						
6						
7						
8						
9						
10						

表2 体験の俯瞰

いつくらい	具体的にどんな出来事？	P or N	強度	象徴的感情

タイトル：

※あなたの成功・成長の体験にタイトルをつけましょう（手順 10）

※成功・成長の曲線を描き（手順8）、ポジティブな出来事とネガティブな出来事を言語化・抽象化し（手順9）、それらの出来事と成功・成長とを紐づけ、脳に強く印象づけましょう（手順11、12）

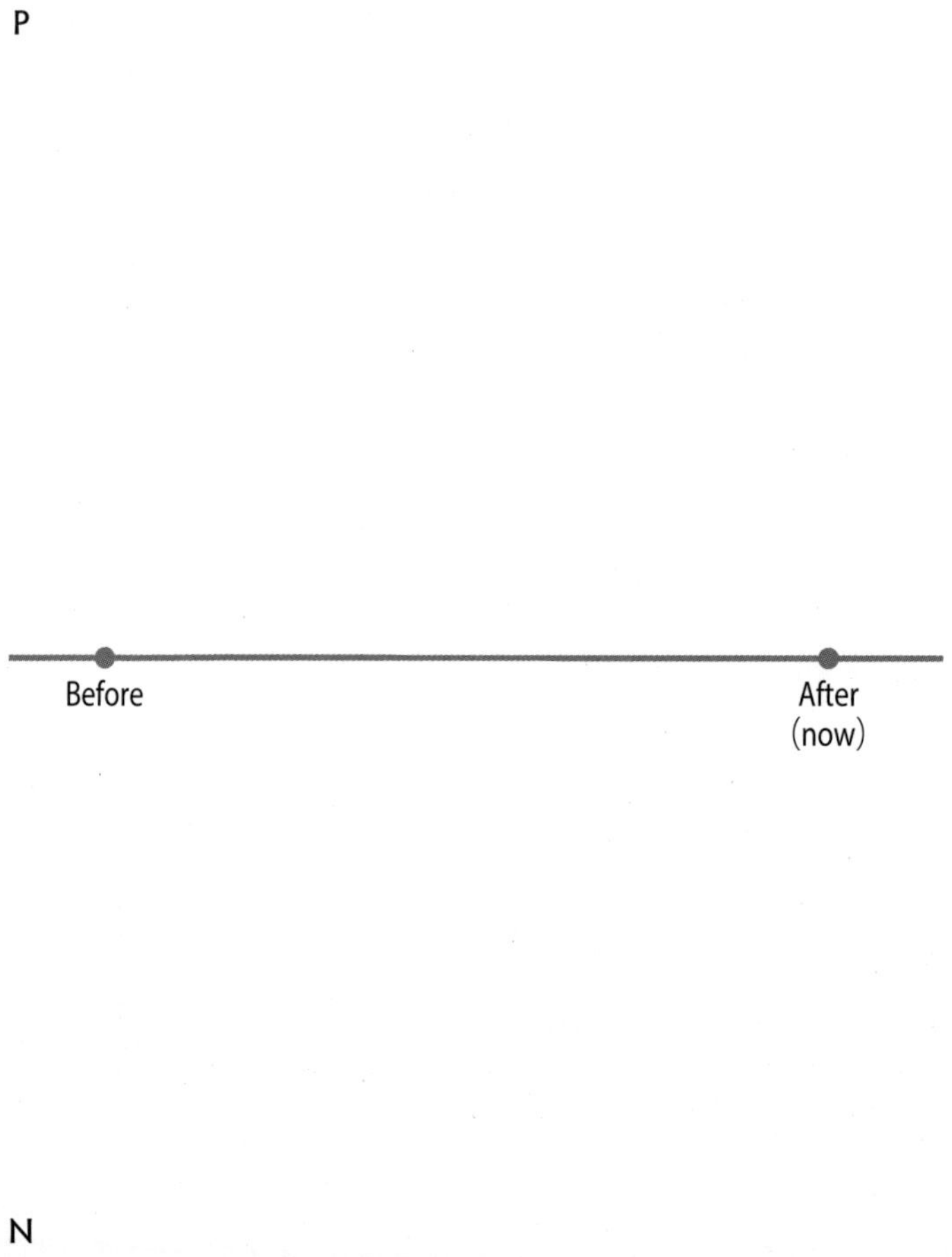

青砥瑞人（あおと・みずと）

応用神経科学者。株式会社DAncing Einsteinの代表。小中高は野球漬け。高校は中退。しかし、脳の不思議さに誘引され米国UCLA（カリフォルニア大学ロサンゼルス校）の神経科学学部を飛び級卒業。神経科学を心理学や教育学などとコネクトし、人の理解を深め、その理論を応用、また実際の教育現場や企業とコネクトし、人の成長やWell-beingのヒントを与えられたらと、2014年にDAncing Einsteinを創設。対象は、未就学児童から大手企業役員まで多様。空間デザイン、アート、健康、スポーツ、文化づくりと、神経科学の知見を応用し、垣根を超えた活動を展開している。また、AI技術も駆使し、NeuroEdTech®/NeuroHRTech®という新分野も開拓。同分野にて、いくつもの特許を保有する「ニューロベース発明家」の顔ももつ。近年では、海外や国連関連のイベントでの講演活動に加え、大手企業やNPO、教育機関と連携、提携し、新しい学び方、生き方、文化づくりに携わる。著書に『BRAIN DRIVEN パフォーマンスが高まる脳の状態とは』（ディスカヴァー・トゥエンティワン）、『4 Focus 脳が冴えわたる4つの集中』（KADOKAWA）がある。

HAPPY STRESS（ハッピーストレス）
ストレスがあなたの脳を進化させる

2021年4月26日　初版第1刷発行

著者　青砥瑞人
発行者　小川 淳
発行所　SBクリエイティブ株式会社
〒106-0032　東京都港区六本木2-4-5
電話：03-5549-1201（営業部）
デザイン　西垂水 敦・市川さつき（krran）
イラスト　市村 譲
図版作成　荒井雅美（トモエキコウ）
DTP　荒木香樹
編集担当　杉本かの子（SBクリエイティブ）
印刷・製本　株式会社シナノパブリッシングプレス

ISBN 978-4-8156-0476-9
本書をお読みになったご意見・ご感想を下記URL、右のQRコードよりお寄せください。
https://isbn2.sbcr.jp/04769/

参考文献

本書は、後述の先行研究および専門書のもと、執筆することができました。
参考文献として明記させていただくとともに、深く、敬意を表します。
※書籍以外は、APA 6th Editionにしたがって記載(doi省略)。
※書籍は、著者名『タイトル』出版社名の順に記載。

※1 Faraguna, U., Ferrucci, M., Giorgi, F. S., & Fornai, F. (2019). Editorial: The Functional Anatomy of the Reticular Formation. Frontiers in Neuroanatomy, 13, 55.

※2 Willis, J.『Research-Based Strategies to Ignite Student Learning: Insights from a Neurologist and Classroom Teacher』Assn for Supervision & Curriculum

※3 Bush, G., Vogt, B. A., Holmes, J., Dale, A. M., Greve, D., Jenike, M. A., & Rosen, B. R. (2002). Dorsal anterior cingulate cortex: a role in reward-based decision making. Proceedings of the National Academy of Sciences of the United States of America, 99(1), 523-528.

※4 Hanson, R.『Hardwiring happiness: The New Brain Science of Contentment, Calm, and Confidence』Harmony Books

※5 Lotto, B.『Deviate: The Science of Seeing Differently』Weidenfeld & Nicolson

※6 Chong, J., Ng, G., Lee, S. C., & Zhou, J. (2017). Salience network connectivity in the insula is associated with individual differences in interoceptive accuracy. Brain structure & function, 222(4), 1635-1644.

※7 Lamprecht, R., & LeDoux, J. (2004). Structural plasticity and memory. Nature Reviews Neuroscience, 5(1), 45-54.

※8 Malvaez, M., Shieh, C., Murphy, M. D., Greenfield, V. Y., & Wassum, K. M. (2019). Distinct cortical-amygdala projections drive reward value encoding and retrieval. Nature Neuroscience, 22(5), 762-769.

※9 Joëls, M., & Baram, T. Z. (2009). The neuro-symphony of stress. Nature Reviews Neuroscience, 10(6), 459-466.

※10 Schmid, S., Wilson, D. A., & Rankin, C. H. (2015). Habituation mechanisms and their importance for cognitive function. Frontiers in Integrative Neuroscience, 8, 97.

※11 田中正敏『ストレスの脳科学 予防のヒントが見えてくる』講談社

※12 Moica, T., Gligor, A., & Moica, S. (2016). The Relationship between Cortisol and the Hippocampal Volume in Depressed Patients - A MRI Pilot Study. Procedia Technology, 22, 1106-1112.

※13 Crum, A. J., Salovey, P., & Achor, S. (2013). Rethinking stress: the role of

mindsets in determining the stress response. Journal of Personality and Social Psychology, 104(4), 716-733.
※14 Paneri, S., & Gregoriou, G. G. (2017). Top-Down Control of Visual Attention by the Prefrontal Cortex. Functional Specialization and Long-Range Interactions. Frontiers in Neuroscience, 11, 545.
※15 Arnsten, A. F. T. (2009). Stress signalling pathways that impair prefrontal cortex structure and function. Nature Reviews Neuroscience, 10(6), 410-422.
※16 Sekeres, M. J., Winocur, G., & Moscovitch, M. (2018). The hippocampus and related neocortical structures in memory transformation. Neuroscience Letters, 680, 39-53.
※17 アレン・クライン『笑いの治癒力』創元社
※18 Benedetti, F., Mayberg, H. S., Wager, T. D., Stohler, C. S., & Zubieta, J. K. (2005). Neurobiological mechanisms of the placebo effect. The Journal of Neuroscience : The Official Journal of the Society for Neuroscience, 25(45), 10390-10402.
※19 Jeong, Y. J., Hong, S. C., Lee, M. S., Park, M. C., Kim, Y. K., & Suh, C. M. (2005). Dance movement therapy improves emotional responses and modulates neurohormones in adolescents with mild depression. International Journal of Neuroscience, 115(12), 1711-1720.
※20 Heijnen, S., Hommel, B., Kibele, A., & Colzato, L. S. (2016). Neuromodulation of Aerobic Exercise-A Review. Frontiers in Psychology, 6, 1890.
※21 Heijnen, S., Hommel, B., Kibele, A., & Colzato, L. S. (2016). Neuromodulation of Aerobic Exercise-A Review. Frontiers in Psychology, 6, 1890.
※22 Gračanin, A., Bylsma, L. M., & Vingerhoets, A. J. (2014). Is crying a self-soothing behavior? Frontiers in Psychology, 5, 502.
※23 Baumgartner, T., Heinrichs, M., Vonlanthen, A., Fischbacher, U., & Fehr, E. (2008). Oxytocin Shapes the Neural Circuitry of Trust and Trust Adaptation in Humans. Neuron, 58(4), 639-650.
※24 Pavuluri, M., & May, A. (2015). I Feel, Therefore, I am: The Insula and Its Role in Human Emotion, Cognition and the Sensory-Motor System. AIMS Neuroscience, 2(1), 18-27.
※25 Lazaridis, I., Charalampopoulos, I., Alexaki, V. I., Avlonitis, N., Pediaditakis, I., Efstathopoulos, P., Calogeropoulou, T., Castanas, E., & Gravanis, A. (2011). Neurosteroid dehydroepiandrosterone interacts with

nerve growth factor (NGF) receptors, preventing neuronal apoptosis. PLoS biology, 9(4), e1001051.
※26 Camina, E., & Güell, F. (2017). The Neuroanatomical, Neurophysiological and Psychological Basis of Memory: Current Models and Their Origins. Frontiers in Pharmacology, 8, 438.
※27 Tomassy, G. S., Dershowitz, L. B., & Arlotta, P. (2016). Diversity Matters: A Revised Guide to Myelination. Trends in Cell Biology, 26(2), 135–147.
※28 Lamprecht, R., & LeDoux, J. (2004). Structural plasticity and memory. Nature Reviews Neuroscience, 5(1), 45–54.
※29 Arnsten, A. F. T. (2009). Stress signalling pathways that impair prefrontal cortex structure and function. Nature Reviews. Neuroscience, 10(6), 410-422.
※30 Arnsten, A. F. T. (2009). Stress signalling pathways that impair prefrontal cortex structure and function. Nature Reviews. Neuroscience, 10(6), 410-422.
※31 Arnsten, A. F. T. (2009). Stress signalling pathways that impair prefrontal cortex structure and function. Nature Reviews. Neuroscience, 10(6), 410-422.
※32 Salamone, J. D., Yohn, S. E., López-Cruz, L., San Miguel, N., & Correa, M. (2016). Activational and effort-related aspects of motivation: neural mechanisms and implications for psychopathology. BRAIN : A JOURNAL OF NEUROLOGY, 139(Pt 5), 1325–1347.
※33 Folkes, O. M., Báldi, R., Kondev, V., Marcus, D. J., Hartley, N. D., Turner, B. D., Ayers, J. K., Baechle, J. J., Misra, M. P., Altemus, M., Grueter, C. A., Grueter, B. A., & Patel, S. (2020). An endocannabinoid-regulated basolateral amygdala-nucleus accumbens circuit modulates sociability. The Journal of Clinical Investigation, 130(4), 1728–1742.
※34 Lazaridis, I., Charalampopoulos, I., Alexaki, V. I., Avlonitis, N., Pediaditakis, I., Efstathopoulos, P., Calogeropoulou, T., Castanas, E., & Gravanis, A. (2011). Neurosteroid dehydroepiandrosterone interacts with nerve growth factor (NGF) receptors, preventing neuronal apoptosis. PLoS biology, 9(4), e1001051.
※35 Kamin, H. S., & Kertes, D. A. (2017). Cortisol and DHEA in development and psychopathology. Hormones and Behavior, 89, 69–85.
※36 Salamone, J. D., Yohn, S. E., López-Cruz, L., San Miguel, N., & Correa, M. (2016). Activational and effort-related aspects of motivation: neural mechanisms and implications for psychopathology. Brain : a journal of